Hollys Mann Gerry ist tot. Und Holly weiß nicht, wie sie alleine weiterleben soll. Doch dann entdeckt sie, dass Gerry ihr während seiner letzten Tage Briefe geschrieben hat. Mit Aufgaben für Holly. Sich endlich eine Nachttischlampe zu kaufen, beispielsweise. Oder öffentlich Karaoke zu singen. Aufgaben, die Holly ins Leben zurückführen.
Holly trauert – und Holly feiert. Holly weint – und Holly lacht. Holly erlebt das schwerste Jahr ihres Lebens – und mit Gerrys Hilfe eines voller Erlebnisse, Überraschungen, ungeahnter Freundschaft und Liebe.

»Ein wunderbarer Roman, der Mut macht, sich auch nach harten Schicksalsschlägen der Zukunft zu stellen.« *Kölner Stadtanzeiger*

Cecelia Ahern ist eine der erfolgreichsten Autorinnen der Welt. Sie wurde 1981 in Irland geboren und studierte Journalistik und Medienkommunikation in Dublin. Mit 21 Jahren schrieb sie ihren ersten Roman, der sie sofort international berühmt machte: ›P. S. Ich liebe Dich‹, verfilmt mit Hilary Swank. Danach folgten Jahr für Jahr weitere weltweit veröffentlichte Bücher in Millionenauflage; auch ihr Roman ›Love, Rosie – Für immer vielleicht‹ wurde fürs Kino verfilmt. Die Autorin wurde für ihr Werk vielfach ausgezeichnet und hat nun, ganz neu, auch zwei Romane für junge Erwachsene geschrieben: ›Flawed – Wie perfekt willst du sein?‹ und ›Perfect – Willst du die perfekte Welt?‹.
Cecelia Ahern lebt mit ihrem Mann und ihren beiden Kindern im Norden von Dublin.
www.cecelia-ahern.de

Cecelia Ahern bei FISCHER

›P. S. Ich liebe Dich‹ · ›Für immer vielleicht‹ · ›Zwischen Himmel und Liebe‹ · ›Vermiss mein nicht‹ · ›Ich hab dich im Gefühl‹ · ›Zeit deines Lebens‹ · ›Ich schreib dir morgen wieder‹ · ›Ein Moment fürs Leben‹ · ›Solange du mich siehst‹ · ›Hundert Namen‹ · ›Der Ghostwriter‹ · ›Die Liebe deines Lebens‹ · ›Das Jahr, in dem ich dich traf‹ · ›Der Glasmurmelsammler‹ · ›Flawed – Wie perfekt willst du sein?‹ · ›Perfect – Willst du die perfekte Welt?‹

Weitere Informationen finden Sie auf *www.fischerverlage.de*

Cecelia Ahern

P.S. Ich liebe Dich

Roman

Aus dem Englischen von
Christine Strüh

FISCHER Taschenbuch

FSC
www.fsc.org
MIX
Papier aus verantwortungsvollen Quellen
FSC® C083411

Limitierte Sonderausgabe

Erschienen bei FISCHER Taschenbuch
Frankfurt am Main, September 2016

Die Originalausgabe erschien 2004
unter dem Titel »PS I love you«
im Verlag HarperCollins, London
Die deutsche Erstausgabe erschien 2004 bei
Krüger, einem Verlag der S. Fischer Verlag GmbH

Satz: Pinkuin Satz und Datentechnik, Berlin
Druck und Bindung: CPI books GmbH, Leck
Printed in Germany
ISBN 978-3-596-29715-3

P.S.
Ich liebe Dich

Eins

Holly drückte den blauen Baumwollpulli fest ans Gesicht. Als ihr der vertraute Geruch in die Nase stieg, war es wie ein Schlag in den Magen. Ein überwältigender Schmerz packte ihr Herz, ihr Nacken kribbelte, und plötzlich hatte sie einen Kloß im Hals, der sie fast zu ersticken drohte. Panik machte sich breit. Abgesehen vom leisen Summen des Kühlschranks und vom Knacken der Heizungsrohre war es still im Haus. Sie war allein. Ihr kam die Galle hoch, und sie rannte ins Badezimmer, wo sie vor der Toilette in die Knie ging.

Gerry war fort, und er würde nie wiederkommen. Das war die Realität. Nie mehr würde sie die Finger durch seine weichen Haare gleiten lassen, nie mehr mit ihm über einen Witz lachen, den nur sie beide verstanden, nie mehr würde sie sich bei ihm verkriechen können, wenn sie von der Arbeit nach Hause kam und dringend jemanden brauchte, der sie in den Arm nahm. Nie mehr würde sie mit ihm in einem Bett schlafen, nie mehr von seinen morgendlichen Niesanfällen geweckt werden, nie mehr mit ihm herumalbern, bis ihr der Bauch wehtat vor Lachen, nie mehr mit ihm darüber streiten, wer aufstehen und das Schlafzimmerlicht ausmachen musste. Nichts war geblieben außer einem Bündel Erinnerungen und seinem Bild in ihrem Kopf, das jeden Tag blasser wurde.

Sie hatten einen ganz einfachen Plan gehabt: Sie wollten für den Rest ihres Lebens zusammenbleiben. Ein Plan, den eigentlich jeder für durchführbar gehalten hatte, denn alle wussten, dass Holly und Gerry beste Freunde, Geliebte und Seelenverwandte waren, dazu bestimmt, ein Paar zu sein. Doch dann beschloss das Schicksal, diesen Plan zu durchkreuzen.

Viel zu schnell war das Ende gekommen. Nachdem Gerry ein paar Tage über Migräne geklagt hatte, war er widerstrebend Hollys Rat gefolgt und zum Arzt gegangen, am Mittwoch in der Mittagspause. Sie waren davon ausgegangen, dass es an Stress oder Müdigkeit lag, schlimmstenfalls daran, dass er eine Brille brauchte. Das mit der Brille hatte Gerry überhaupt nicht gefallen. Aber er hätte sich darüber keine Sorgen machen müssen, seine Augen waren nämlich vollkommen in Ordnung. Doch in seinem Gehirn wuchs ein Tumor.

Die Fliesen waren eiskalt. Mit zitternden Händen betätigte Holly die Spülung und stand schwankend auf. Gerry war dreißig Jahre alt geworden. Gut, er war vielleicht nicht der gesündeste Mensch der Welt gewesen, aber doch gesund genug, dass er … na ja, dass er davon ausgehen konnte, ein normales Leben zu führen. Als er dann todkrank war, machte er tapfer Witze darüber, dass er nicht immer so auf Nummer sicher hätte gehen sollen. Er hätte Drogen nehmen, viel mehr trinken und reisen sollen, aus einem Flugzeug springen und sich dabei die Beine rasieren … die Liste ließ sich endlos fortsetzen. Ja, er scherzte darüber, aber Holly konnte das Bedauern in seinen Augen sehen – das Bedauern darüber, dass er für so vieles nie Zeit gehabt, dass er so viele Orte der Welt nie gesehen hatte. Er trauerte um seine Zukunft, all die Erfahrungen, die er gerne noch gemacht hätte. Ob er auch das Leben bedauerte, das er zusammen mit Holly gehabt hatte? Zwar zweifelte sie nie daran, dass er sie liebte, aber vielleicht meinte er ja, dass er Zeit verschwendet hatte.

Plötzlich wurde das Älterwerden etwas Erstrebenswertes, statt wie früher als unangenehme, unvermeidliche Perspektive am Horizont zu schweben. Wie vermessen sie gewesen waren, dass sie es nie als Leistung und Herausforderung angesehen hatten, alt zu werden!

Schluchzend wanderte Holly von einem Zimmer zum nächsten, und dicke Tränen liefen ihr über die Wangen. Ihre Augen waren rot und brannten, doch die Nacht schien kein Ende nehmen zu wollen. In keinem Zimmer fand sie Trost. In der verhassten Stille blickte sie um sich und erwartete halb, dass die Couch die Arme nach ihr ausstrecken würde. Aber selbst die schien sie zu ignorieren.

So würde ich Gerry überhaupt nicht gefallen, dachte sie, holte tief Atem, wischte sich die Augen und versuchte, wieder zur Vernunft zu kommen. Nein, Gerry wäre ganz und gar nicht mit ihr zufrieden, wenn sie sich so gehen ließ.

Am nächsten Tag sah man ihr an, dass sie die ganze Nacht geweint hatte. Wie so oft in den letzten Wochen war sie irgendwann in den frühen Morgenstunden vor Erschöpfung eingeschlafen. Völlig verspannt erwachte sie dann, immer auf einem anderen Möbelstück. Meistens weckte sie ein Anruf von einem besorgten Freund oder Familienmitglied. Wahrscheinlich dachten sie alle, sie würde nichts anderes tun als schlafen. Aber warum rief niemand an, wenn sie ziellos wie ein Zombie durchs Haus streifte und die Zimmer absuchte nach … ja, wonach eigentlich? Was hoffte sie denn zu finden?

»Hallo?«, meldete sie sich benommen. Vom Weinen war ihre Nase ständig verstopft, aber sie hatte schon lange aufgehört, für irgendjemanden eine tapfere Miene aufzusetzen. Ihr bester Freund war nicht mehr da, da half kein Make-up, keine frische Luft, kein Einkaufsbummel – nichts davon konnte das schwarze Loch in ihrem Herzen füllen.

»Oh, tut mir Leid, Liebes, hab ich dich geweckt?«, kam die besorgte Stimme von Hollys Mutter aus dem Hörer. Immer die gleiche Frage. Ihre Mutter rief jeden Morgen an, um zu sehen, ob Holly eine weitere einsame Nacht überlebt hatte. Zwar hatte sie immer Angst, ihre Tochter zu wecken, aber andererseits war sie jedes Mal erleichtert, dass Holly noch atmete und den Geistern der Nacht einmal mehr getrotzt hatte.

»Nein, ich hab sowieso nur noch gedöst. Ist schon okay.« Auch die Antwort war stets die gleiche.

»Dein Dad und Declan sind nicht da, und ich hab an dich gedacht, Liebes.« Warum stiegen ihr beim Klang dieser sanften, mitfühlenden Stimme immer die Tränen in die Augen? Sie konnte sich das Gesicht ihrer Mutter vorstellen, die Stirn in sorgenvolle Falten gelegt. Aber das tröstete sie nicht. Es machte ihr nur noch deutlicher, warum sich alle Sorgen machten. Es war nicht richtig! Alles sollte normal sein! Gerry sollte neben ihr sitzen, die Augen verdrehen und versuchen, sie zum Lachen zu bringen, während ihre Mutter plapperte. Wie oft hatte Holly ihm den Hörer in die Hand gedrückt, wenn sie selbst einen Lachkoller bekam. Dann sprach er weiter, als wäre nichts passiert, und ignorierte Holly, die ums Bett herumhopste und Grimassen schnitt, um ihn abzulenken. Aber das funktionierte äußerst selten.

Mit viel »Hmm« und »Aha« mogelte sie sich irgendwie durch das Gespräch, ohne wirklich etwas mitzubekommen.

»Es ist wunderschön draußen, Holly. Ein Spaziergang würde dir bestimmt gut tun. Ein bisschen frische Luft.«

»Hmm, kann schon sein.« Da war sie wieder, die Antwort auf alle Probleme.

»Vielleicht ruf ich später noch mal an, dann können wir in Ruhe plaudern.«

»Lass, Mum, danke. Mir geht's gut.«

Schweigen.

»Na schön, dann … dann ruf mich einfach an, wenn du es dir doch anders überlegst. Ich hab den ganzen Tag Zeit.«

»Okay.«

Erneutes Schweigen.

»Trotzdem vielen Dank.«

»Gut … pass auf dich auf, Liebes.«

»Mach ich.« Gerade wollte Holly auflegen, als ihre Mutter noch einmal ansetzte.

»Oh, Holly, fast hätte ich es vergessen. Hier liegt immer noch der Umschlag für dich, du weißt schon. Vielleicht möchtest du ihn abholen, er liegt jetzt schon seit Wochen hier. Vielleicht ist es was Wichtiges.«

»Kann ich mir nicht vorstellen. Da ist bloß wieder eine Karte drin.«

»Nein, das glaube ich nicht, Liebes. Es steht etwas drauf … Moment mal, ich hole ihn schnell …«

Der Hörer wurde weggelegt, man hörte Schritte über die Fliesen zum Tisch klappern, Stühle scharrten, dann wurden die Schritte wieder lauter, das Telefon wurde aufgenommen …

»Bist du noch da?«

»Ja.«

»Okay, hier steht: ›Die Liste‹. Vielleicht von deiner Arbeit oder so.«

Holly ließ den Hörer sinken.

Zwei

»Gerry, mach das Licht aus!« Kichernd sah Holly ihrem Mann beim Ausziehen zu. Er tanzte im Zimmer herum, als wollte er einen Striptease vorführen, und knöpfte sich ganz langsam mit seinen langen, schmalen Fingern das Hemd auf. Dann zog er die linke Augenbraue hoch, fixierte Holly, ließ das Hemd von der Schulter rutschen, fing es mit der rechten Hand auf und schwenkte es über dem Kopf.

Wieder musste Holly kichern.

»Das Licht ausmachen? Damit du das alles verpasst?« Er grinste frech und ließ seine Muskeln spielen. Holly fand, dass er allen Grund gehabt hätte, eitel zu sein, was er zum Glück nicht war. Sein Körper war kräftig und gut proportioniert, mit langen, muskulösen Beinen – Ergebnis der Stunden im Fitnessstudio. Zwar war er mit seinen eins sechsundsiebzig nicht sehr groß, aber doch groß genug, dass Holly sich mit ihren eins zweiundsechzig neben ihm sicher fühlte. Sie liebte es, dass ihr Kopf genau bis unter sein Kinn reichte, wenn sie sich umarmten. Dann spürte sie, wie sein Atem leise durch ihre Haare strich und sie am Kopf kitzelte.

Ihr Herz tat einen Sprung, als er seine Boxershorts herunterzog, mit den Zehenspitzen auffing und zu Holly hinüberschleuderte. Die Unterhose landete auf ihrem Kopf.

»Na ja, wenigstens ist es hier drunter etwas dunkler«, prustete sie. Er schaffte es immer, sie zum Lachen zu bringen. Wenn sie müde und verärgert von der Arbeit nach Hause kam, hatte er immer ein offenes Ohr für ihr Gejammer. Sie stritten sich selten, und wenn doch, dann ging es meistens um irgendwelche blöden Kleinigkeiten, über die sie später lachen mussten. Wer den ganzen Tag das Verandalicht angelassen hatte zum Beispiel, oder wer abends vergessen hatte, den Wecker zu stellen.

Gerry beendete seinen Striptease und hechtete ins Bett. Dort kuschelte er sich an sie und stopfte seine eiskalten Füße unter ihre Beine, um sie aufzuwärmen. »Iiiih! Gerry, du hast ja Eisklötze statt Füße!« Sie wusste ganz genau, dass er in dieser Position nicht gewillt war, sich auch nur einen Zentimeter vom Fleck zu rühren. »Gerry«, sagte sie mit warnender Stimme.

»Holly«, äffte er sie nach.

»Hast du nicht was vergessen?«

»Nicht dass ich wüsste«, antwortete er frech.

»Und was ist mit dem Licht?«

»Ach ja, das Licht«, meinte er schläfrig und fing laut an zu schnarchen.

»Gerry!«

»Gestern Abend musste ich aufstehen und es ausmachen, das weiß ich noch genau.«

»Ja, aber du hast vor einer Sekunde noch direkt neben dem Lichtschalter gestanden.«

»Ja … vor einer Sekunde«, wiederholte er müde.

Holly seufzte. Sie hasste es, wieder aufstehen zu müssen, wenn sie es sich im Bett schon richtig gemütlich gemacht hatte. Man musste über den kalten Holzfußboden zum Lichtschalter und dann im Dunkeln wieder zurücktapsen. Sie brummelte vorwurfsvoll.

»Ich kann das nicht jeden Abend für dich erledigen, weißt du, Holly. Vielleicht bin ich irgendwann nicht mehr da, und was dann?«

»Dann schick ich meinen neuen Mann los«, gab Holly von oben herab zurück, während sie versuchte, seine kalten Füße wegzuschieben.

»Ha!«

»Oder ich vergesse einfach nicht mehr, das Licht auszumachen, bevor ich ins Bett krieche.«

Gerry schnaubte. »Das halte ich für nicht sehr wahrscheinlich, meine Liebste. Da müsste ich schon einen Zettel am Lichtschalter hinterlassen, bevor ich dahinscheide.«

»Wie rücksichtsvoll von dir. Aber es wäre mir lieber, du würdest mir dein Geld hinterlassen.«

»Und einen Zettel auf der Heizung«, fuhr er unbeirrt fort.

»Ha, ha.«

»Und einen auf der Milchpackung.«

»Du bist wirklich sehr komisch, Gerry.«

»Ach ja, und an den Fenstern, damit du sie morgens nicht aufmachst und die Alarmanlage auslöst.«

»Hey, warum hinterlässt du mir in deinem Testament nicht eine Liste mit Anweisungen, wenn du glaubst, ich bin ohne dich so aufgeschmissen?«

»Keine schlechte Idee«, lachte er.

»Na gut, dann mach ich jetzt eben das blöde Licht aus.« Widerwillig kroch Holly aus dem Bett, schnitt eine Grimasse, als ihre Füße den eiskalten Boden berührten, und knipste flink das Licht aus. Dann streckte sie die Arme aus und tastete sich durch die Dunkelheit zurück zum Bett.

»Hallo?!!! Holly, bist du noch da? Ist jemand da draußen, draußen, draußen?«, rief Gerry in die Finsternis.

»Ja, ich bin da, aaaautsch!«, jaulte sie, als sie mit dem Zeh gegen den Bettpfosten stieß. »Scheiße, Scheiße, Scheiße, verdammte Scheiße, blöder Mist!«

Unter der Bettdecke hörte sie Gerry kichern. »Nummer zwei auf meiner Liste: Achte auf den Bettpfosten …«

»Ach, halt den Mund, Gerry, und hör mit diesem morbiden Scheiß auf«, fauchte Holly, während sie sich ihren armen verletzten Fuß hielt.

»Soll ich dein Füßchen küssen, damit es nicht mehr so wehtut?«, bot er großzügig an.

»Nein, ist schon okay«, entgegnete sie traurig. »Wenn ich meine Füßchen nur hier zu dir stecken kann, damit sie warm werden …«

»Aaaaah! Verdammte Hacke, die sind eiskalt!«
»Hi hi hi«, kicherte sie gemein.

So war der Witz mit der Liste entstanden. Eine alberne Idee, von der sie auch bald ihren Freunden erzählten. Mit Sharon und John McCarthy waren sie am engsten befreundet. Die beiden waren auch schon seit der Schule zusammen, und es war John gewesen, der, als sie siebzehn waren, auf dem Schulkorridor auf Holly zugegangen war und die berühmte Frage an sie gerichtet hatte: »Mein Kumpel möchte gern wissen, ob du mal mit ihm ausgehst.« Nach Tagen endloser Diskussionen und mehrerer Krisensitzungen mit ihren Freundinnen hatte Holly schließlich zugestimmt. »Ach, komm schon, Holly«, hatte Sharon gedrängelt, »er ist doch ganz witzig und hat wenigstens nicht das ganze Gesicht voller Pickel wie John.«

Wenn Sharon ihre Zustimmung gab, dann war die Sache okay. Wie sehr Holly sie momentan hasste! Sharon und John hatten im gleichen Jahr geheiratet wie Holly und Gerry. Holly war mit ihren dreiundzwanzig das Baby der Truppe gewesen, die anderen drei waren vierundzwanzig. Manche Leute hatten ihr einreden wollen, sie wäre zu jung, und ihr bei jeder Gelegenheit Vorträge gehalten, dass man in diesem Alter in der Welt herumreisen und sich amüsieren sollte. Stattdessen waren Gerry und Holly zusammen in der Welt herumgereist und hatten sich gemeinsam amüsiert. Wenn sie getrennt waren … tja, dann hatte Holly immer das Gefühl, dass ihr ein lebenswichtiges Organ fehlte.

Allerdings war ihr Hochzeitstag nicht gerade der schönste Tag ihres Lebens gewesen. Wie die meisten kleinen Mädchen hatte sie immer von einer Märchenhochzeit geträumt: sie in einem Prinzessinnenkleid, bei Sonnenschein an einem romantischen Ort, umringt von allen, die ihr lieb und wert waren. Sie hatte sich ausgemalt, wie sie mit all ihren Freunden tanzte, wie sie von allen bewundert wurde und sich als etwas ganz Besonderes fühlte. Aber die Wirklichkeit hatte ganz anders ausgesehen.

Im Haus ihrer Familie wurde sie von lauten Schreien geweckt.

»Ich kann meine Krawatte nicht finden!« (ihr Vater), »mein Haar sieht grausig aus!« (ihre Mutter), aber der unbestreitbar beste Beitrag lautete: »Ich sehe aus wie ein verfluchter Walfisch! Auf gar keinen Fall gehe ich so zu dieser blöden Hochzeit! Mum, schau mich an! Holly soll sich gefälligst eine andere Brautjungfer suchen, ich komm nämlich nicht mit! Kommt nicht in die Tüte! Jack, gib mir sofort den bescheuerten Fön zurück, ich bin noch nicht fertig!« (Dieser unvergessliche Vortrag stammte von Hollys jüngerer Schwester Ciara, die regelmäßig Wutanfälle bekam und sich weigerte, das Haus zu verlassen, weil sie nichts anzuziehen hatte, obwohl ihr Kleiderschrank überquoll. Zurzeit war sie irgendwo in Australien und schickte ihnen höchstens alle paar Wochen eine E-Mail.) Den Rest des Vormittags waren alle damit beschäftigt, Ciara davon zu überzeugen, dass sie die schönste Frau der Welt war, während Holly sich alleine anzog und dabei gar nicht gut fühlte. Schließlich erklärte sich Ciara doch bereit, das Haus zu verlassen, und zwar nachdem ihr ansonsten extrem ruhiger Vater sie aus Leibeskräften angebrüllt hatte: »Ciara, heute ist Hollys großer Tag, *nicht deiner*! Und du *wirst* mitkommen, und wenn Holly die Treppe runterkommt, wirst du ihr sagen, dass sie wunderschön aussieht, und ich möchte den *Rest des Tages* keinen *Piep* mehr von dir hören!«

Als Holly unter allgemeinen Bewunderungsrufen die Treppe herunterschritt, blickte Ciara, die dreinschaute wie eine Achtjährige, die gerade vom Papa gemaßregelt worden ist, sie mit zitternder Unterlippe an und sagte: »Du siehst wunderschön aus, Holly.« Dann quetschten sie sich alle sieben in die gemietete Limousine – Hollys Eltern, ihre drei Brüder, Ciara und sie –, verharrten jedoch den ganzen Weg zur Kirche in ängstlichem Schweigen.

Inzwischen kam ihr der Tag wie ein Traum vor, der im Flug an ihr vorübergezogen war. Sie hatte kaum Gelegenheit gehabt, mit Gerry zu sprechen, denn sie wurden ständig in entgegengesetzte Richtungen gezerrt, weil Holly unbedingt Großtante Betty begrüßen musste, die in irgendeinem Kaff am Arsch der Welt wohnte und Holly seit ihrer Geburt nicht mehr gesehen hatte, während Gerry seinem Großonkel Toby aus Amerika die Hand schüttelte, von dem man nie zuvor gehört hatte, der aber auf einmal ein *ganz* wichtiges Familienmitglied war.

Außerdem hatte ihr keiner gesagt, dass es so anstrengend werden würde. Am Ende des Tages hatte Holly vom Lächeln ein verkrampftes Gesicht und ihre Füße taten höllisch weh, weil sie den ganzen Tag in diesen absolut albernen Schühchen herumgerannt war, die eindeutig nicht zum Drinrumlaufen gemacht waren. Sie wäre so gern bei ihren Freunden am Tisch gewesen, die sich offensichtlich gut amüsierten. Aber sobald sie mit Gerry die Flitterwochen-Suite betrat, fiel der Stress von ihr ab, und alles hatte sich gelohnt …

Erneut liefen die Tränen, und auf einmal wurde Holly klar, dass sie sich schon wieder stundenlangen Tagträumereien hingegeben hatte. Wie versteinert saß sie auf der Couch, das Telefon noch immer in der Hand. Die Zeit schien im Moment einfach an ihr vorüberzuziehen, ohne dass sie richtig mitkriegte, wie spät, oder auch nur, welcher Tag es war. Es war, als lebte sie außerhalb ihres Körpers, als wäre sie betäubt, aber sich dennoch ständig des Schmerzes in ihrem Herzen, ihren Knochen, ihrem Kopf bewusst. Und sie war so müde … Ihr Magen grummelte, und ihr fiel ein, dass sie sich nicht erinnern konnte, wann sie zum letzten Mal etwas gegessen hatte.

Schließlich stand sie auf und schlurfte in Gerrys Bademantel und ihren Lieblingshausschuhen – den pinkfarbenen »Disco-Diva«-Slippern, die Gerry ihr letzte Weihnachten geschenkt hatte – in die Küche. Er hatte immer gesagt, sie sei seine kleine Disco-Diva. Immer als Erste auf der Tanzfläche und als Letzte wieder runter. Wo war diese Holly geblieben?

Holly öffnete den Kühlschrank und starrte in die leeren Fächer. Ein schrecklicher Gestank schlug ihr entgegen: Vergammeltes Gemüse und Joghurts, die längst abgelaufen waren. Nichts Essbares in Sicht. Sie musste lächeln, als sie die Milchpackung schüttelte. Auch die war leer. Der dritte Punkt auf Gerrys Liste …

Vor zwei Jahren war Holly kurz vor Weihnachten mit Sharon losgezogen, um sich ein Kleid für den jährlichen Ball im Burlington Hotel zu kaufen. Mit Sharon shoppen zu gehen war immer eine riskante Unternehmung, und John und Gerry machten immer Witze darüber, dass sie an Weihnachten bestimmt leer ausgehen würden, weil ihre Frauen das ganze Geld auf ihren Einkaufstouren für sich selbst verschleuderten. So ganz Unrecht hatten sie damit nicht. »Unsere armen vernachlässigten Ehemänner«, so nannten Holly und Sharon sie dann immer.

Diesmal gab Holly bei Brown Thomas einen horrenden Betrag für das schönste weiße Kleid aus, das sie je gesehen hatte. »Scheiße, Sharon, das reißt mir ein Riesenloch ins Budget«, sagte Holly schuldbewusst und biss sich auf die Unterlippe, während sie die Finger über den weichen Stoff gleiten ließ.

»Ach was, Gerry stopft das schon wieder«, entgegnete Sharon mit ihrem infamen Kichern. »Und hör auf, mich ›Scheiße-Sharon‹ zu nennen. Das machst du jedes Mal beim Shoppen, und wenn du nicht aufpasst, bin ich irgendwann beleidigt. Schließlich ist bald Weihnachten, das Fest der Liebe und so weiter.«

»Gott, du hast echt einen schlechten Einfluss auf mich, Sharon. Eigentlich sollte ich nie wieder mit dir einkaufen gehen. Das Kleid hier kostet mich ungefähr mein halbes Monatsgehalt. Wovon soll ich den Rest des Monats leben?«

»Holly, was ist wichtiger: essen oder toll aussehen?«

»Ich nehme das Kleid«, sagte Holly aufgeregt zu der Verkäuferin.

Das Kleid war weit ausgeschnitten, was Hollys hübsche kleine Brüste gut zur Geltung brachte, und bis zum Oberschenkel geschlitzt, sodass man ihre schlanken Beine sah. Gerry konnte die Augen nicht von ihr lassen. Aber nicht, weil sie so schön aussah, sondern weil er einfach nicht verstand, wie so ein Stückchen Stoff dermaßen teuer sein konnte. Doch beim Ball übertrieb Ms. Disco-Diva es mal wieder mit dem Alkohol und ruinierte ihr Kleid, indem sie Rotwein draufschüttete. Sie schaffte es nicht, die Tränen zurückzuhalten, während die Männer am Tisch sie – ebenfalls mehr als leicht angesäuselt – darüber informierten, dass Punkt vierundfünfzig der Liste ausdrücklich verbot, Rotwein zu trinken, solange man ein teures weißes Kleid anhatte. Dann wurde beschlossen, dass Milch ein geeigneter Ersatz wäre, denn Milchflecke konnte man auf teuren weißen Kleidern nicht sehen.

Als Gerry später sein Bier umwarf und es über die Tischkante auf Hollys Schoß tröpfelte, verkündete sie unter Tränen, aber sehr ernsthaft ihren Freunden und auch einigen Nebentischen: »Regel fümmunfünfssig der Liste: newwer ewwer teure weiße Kleider kaufn!« Die Regel fand allgemeine Zustimmung, und Sharon erwachte aus ihrem Koma irgendwo unter dem Tisch, um Hollys bahnbrechendem Tipp zu applaudieren und ihr uneingeschränkte moralische Unterstützung zuzusichern. So wurde (nachdem der Kellner ein Tablett voller Milchgläser angeschleppt hatte) ein Toast auf Holly und ihren neuesten wichtigen Beitrag zur Liste ausgebracht. »Iss echt schaade wegen deinem teuern weißen Kleid, Holly«, hickste John noch, ehe er aus dem Taxi fiel und Sharon neben sich her zu ihrem Haus schleifte.

Konnte es sein, dass Gerry Wort gehalten und ihr vor seinem Tod eine Liste geschrieben hatte? Aber sie hatte doch jede Minute mit ihm verbracht. Er hatte nichts davon erwähnt, und sie hatte ihn auch nie beim Schreiben erwischt. Nein, Holly, reiß dich zusammen. Das ist Blödsinn. Sie sehnte sich so danach, er würde zurückkommen, dass sie sich schon alle möglichen verrückten Dinge einbildete.

Drei

Holly lief über eine wunderschöne Blumenwiese voller Tigerlilien, eine sanfte Brise bewegte die seidigen Blütenblätter, und sie strichen im Vorbeigehen über ihre Fingerspitzen. Unter ihren bloßen Fußsohlen war der Boden weich und federnd, und sie bewegte sich so leicht und mühelos, dass es ihr fast vorkam, als schwebte sie. Um sie herum sangen Vögel ihre fröhlichen Lieder. Die Sonne schien so hell vom Himmel herab, dass sie schützend die Hand über die Augen legen musste, und mit jedem Windhauch, der über ihr Gesicht strich, stieg ihr der süße Duft der Lilien in die Nase. Sie fühlte sich so … so glücklich, so frei.

Plötzlich wurde der Himmel dunkel, und die Sonne verschwand hinter einer dicken grauen Wolke. Der Wind wurde stärker, die Luft kalt und frostig. Ringsum sausten die Blütenblätter wild durch die Luft und nahmen ihr die Sicht. Auf dem Boden erschienen scharfe Kieselsteine, die sich bei jedem Schritt in ihre Fußsohlen bohrten. Die Vögel hatten aufgehört zu singen, sie hockten reglos auf den Ästen und starrten auf Holly herab. Irgendetwas stimmte nicht, sie bekam Angst. In einiger Entfernung war ein grauer Stein im hohen Gras zu sehen. Sie wollte zurücklaufen, zurück zu den hübschen Blumen, aber zuerst musste sie sich den grauen Stein ansehen.

Im Näherkommen hörte sie ein lautes Bum! Bum! Bum! Sie beschleunigte ihre Schritte, rannte über die spitzen Steine und durch das scharfkantige Gras, das ihr Arme und Beine zerkratzte. Bei dem grauen Stein fiel sie auf die Knie und als sie sah, was es war, stieß sie einen Schmerzensschrei aus: Gerrys Grab! Bum! Bum! Bum! Er versuchte herauszukommen! Er rief ihren Namen, sie konnte ihn hören!

Das laute Klopfen an der Tür riss Holly schließlich aus dem Schlaf. »Holly! Holly! Ich weiß, dass du da bist! Bitte lass mich rein!«, rief Sharon verzweifelt. Bum! Bum! Bum! Verwirrt und noch halb schlafend ging Holly zur Tür und fand dort eine völlig aufgelöste Sharon vor.

»Mensch, was hast du denn gemacht? Ich hämmere hier schon seit einer Ewigkeit gegen die Tür!«

Noch immer nicht ganz auf der Höhe, blickte Holly sich draußen um. Es war hell und ziemlich frisch, wahrscheinlich früher Vormittag.

»Willst du mich nicht reinlassen?«

»Doch, klar, Sharon. Entschuldige, ich hab auf der Couch ein bisschen geschlafen.«

»Gott, Holly, du siehst furchtbar aus«, meinte Sharon mitfühlend und musterte Hollys Gesicht, nachdem sie sie fest umarmt hatte.

»Herzlichen Dank.« Holly schloss die Tür. Sharon nahm kein Blatt vor den Mund, aber genau deshalb liebte Holly sie ja so. Und deshalb hatte sie ihre Freundin auch den ganzen letzten Monat nicht besucht. Weil sie die Wahrheit nicht hören wollte. Sie wollte nicht hören, dass sie mit ihrem Leben weitermachen musste, sie wollte nur … ach, sie hatte keine Ahnung, was sie wollte. Sie war damit zufrieden, sich elend zu fühlen. Irgendwie fühlte sich das richtig an.

»Gott, hier drin erstickt man ja! Wann hast du denn das letzte Mal gelüftet?« Sharon marschierte im Haus herum, riss die Fenster auf, sammelte leere Tassen und mit Schimmel bedeckte Teller ein, schleppte alles in die Küche und stellte die Spülmaschine an. Dann machte sie sich ans Aufräumen.

»Ach, lass doch, Sharon«, protestierte Holly schwach. »Ich mach das schon …«

»Wann? Nächstes Jahr? Ich will nicht, dass du hier vergammelst, während wir so tun, als ob wir es nicht merken. Du gehst jetzt erst mal in Ruhe duschen, und wenn du wieder runterkommst, trinken wir zusammen eine Tasse Tee.« Sie lächelte ihre Freundin aufmunternd an.

Duschen. Wann hatte sie das zum letzten Mal gemacht? Sharon hatte Recht, sie sah bestimmt widerlich aus mit ihren fettigen Haaren und ihrem schmutzigen Bademantel. Gerrys Bademantel. Aber den wollte sie auch gar nicht waschen, niemals. Nur verschwand Gerrys Geruch leider allmählich und wurde von ihrem eigenen Körpergeruch überdeckt.

»Okay, aber ich hab keine Milch. Ich bin nicht dazu gekommen …« Holly schämte sich, weil sie sich so wenig um das Haus und um sich selbst kümmerte. Um keinen Preis durfte sie zulassen, dass Sharon einen Blick in den Kühlschrank warf, sonst ließ sie Holly bestimmt einliefern.

»Ta-da!«, rief Sharon und hielt eine Tasche in die Höhe, die Holly gar nicht aufgefallen war. »Keine Sorge, ich hab das schon geregelt. Wie du aussiehst, hast du seit Wochen nichts mehr gegessen.«

»Danke, Sharon.« Holly hatte einen dicken Kloß im Hals, Tränen stiegen ihr in die Augen. Sharon war so nett zu ihr.

»Halt, stopp! Keine Tränen heute. Jetzt aber schnell unter die Dusche!«

Als Holly aus der Dusche kam, fühlte sie sich fast wieder wie ein Mensch. Sie hatte einen blauen Frottee-Jogginganzug angezogen, und ihr langes blondes Haar (am Ansatz dunkel) fiel locker über die Schultern. Unten im Haus waren alle Fenster offen, und die kühle Luft rauschte durch Hollys Kopf, als wollte sie alle bösen Gedanken vertreiben. Sie lachte, weil ihre Mutter ironischerweise mal wieder Recht gehabt hatte. Dann erwachte sie ruckartig aus ihrer Trance und schnappte unwillkürlich nach Luft, als sie sich im Haus umsah. Sie hatte bestimmt nicht länger als eine halbe Stunde zum Duschen gebraucht, aber in der Zwischenzeit hatte Sharon aufgeräumt und geputzt, Staub gesaugt, die Kissen aufgeschüttelt und in jedem Zimmer Raumspray verteilt. Sie folgte den Geräuschen in die Küche, wo Sharon gerade den Herd schrubbte. Die Arbeitsplatten strahlten bereits vor Sauberkeit, die silbernen Armaturen und das Abtropfgitter an der Spüle glänzten.

»Sharon, du bist echt ein Engel! Das kannst du doch nicht alles in der kurzen Zeit gemacht haben!«

»Du warst über eine Stunde weg, ich hatte schon Angst, du wärst durch den Abfluss gerutscht. Wäre durchaus möglich, so dünn wie du geworden bist.« Sie musterte Holly von oben bis unten.

Eine Stunde! Anscheinend war sie doch wieder in ihre Tagträume versunken.

»Okay, ich hab ein bisschen Obst und Gemüse mitgebracht, da drin ist Käse und Joghurt und natürlich Milch. Ich wusste nicht, wo Nudeln und so was hinkommen, deshalb steht das alles noch da drüben. Ach ja, im Gefrierschrank sind ein paar Mikrowellengerichte. Das müsste eine Weile reichen, wahrscheinlich ein ganzes Jahr, wenn du weiter so wenig isst. Wie viel hast du abgenommen?«

Holly sah Sharon überwältigt an. Sie war so nett zu ihr, dass Holly vor Rührung gar nicht wusste, was sie sagen sollte. Aber was war das mit dem Abnehmen? Sie sah an ihrem Körper hinab; der Trainingsanzug warf am Hintern Falten, und obwohl sie den Hosenbund so eng wie möglich zugezogen hatte, rutschte er ihr trotzdem bis auf die Hüften. Ihr war gar nicht aufgefallen, dass sie so dünn geworden war. Wieder holte Sharons Stimme sie in die Realität zurück. »Da sind ein paar Kekse zum Tee. Jammy Dodgers, deine Lieblingssorte.«

Die Kekse brachten das Fass zum Überlaufen, und schon liefen ihr wieder die Tränen übers Gesicht. »Ach Sharon«, schluchzte sie, »vielen, vielen Dank. Du bist so nett zu mir, und ich bin so eine grässlich miese Freundin.« Weinend saß sie am Tisch, und Sharon, die sich ihr gegenübergesetzt hatte, wartete geduldig, bis es vorüber war. Genau davor hatte Holly sich gefürchtet – dass sie bei jeder passenden und unpassenden Gelegenheit vor anderen Leuten anfangen würde zu weinen. Aber irgendwie war es ihr jetzt gar nicht peinlich. Sharon schlürfte gelassen ihren Tee und hielt Hollys Hand, als wäre alles ganz normal. Schließlich versiegten die Tränen.

»Danke.«

»Holly, ich bin deine beste Freundin! Wenn ich dir nicht helfe, wer denn dann?« Sharon drückte ihre Hand und lächelte sie ermutigend an.

»Eigentlich sollte ich mir selber helfen.«

»Pah!«, machte Sharon und wedelte abwehrend mit der Hand. »Das kannst du machen, wenn du so weit bist. Kümmere dich nicht um die ganzen Leute, die dir einreden wollen, du sollst nach einem Monat wieder sein wie früher. Weinen gehört dazu.«

Irgendwie schaffte es Sharon, immer genau die richtigen Dinge zu sagen.

»Ja, aber das mache ich doch schon so viel. Ich kann schon nicht mehr.«

»Wie kannst du nur!«, meine Sharon mit gespielter Empörung. »Dabei ist dein Mann gerade mal einen Monat unter der Erde.«

»Ach, hör auf! Genau das werde ich zu hören kriegen, oder?«

»Wahrscheinlich schon, aber die können dir allesamt den Buckel runterrutschen. Es gibt schlimmere Sünden auf der Welt, als zu lernen, wieder glücklich zu sein.«

»Ja, wahrscheinlich.«

»Wie läuft die Zwiebeldiät?«

»Wie bitte?«, fragte Holly verdutzt.

»Ach, du weißt schon: Die ›Ich kann nicht aufhören zu weinen und hab überhaupt keinen Appetit‹-Diät.«

»Ach, die. Die funktioniert sehr gut, danke.«

»Freut mich für dich, noch ein paar Tage, dann bist du ganz verschwunden.«

»Ja. Ist gar nicht so leicht.«

»Das stimmt. Ich bewundere dich.«

»Vielen Dank, Ms. Sharon.«

»Versprich mir, dass du heute was isst.«

»Versprochen.«

»Danke, dass du da warst, Sharon, das Reden hat mir richtig gut getan«, sagte Holly und umarmte ihre Freundin. »Ich fühle mich schon ein ganzes Stück besser.«

»Weißt du, Holly, es ist gut, wenn man gelegentlich unter Leuten ist. Freunde und Familie können helfen. Na ja, wenn ich es mir recht überlege, dann eher wir Freunde als deine Familie.«

»Oh, das ist mir jetzt auch klar geworden. Ich dachte nur, ich werde allein damit fertig, aber das klappt irgendwie nicht.«

»Versprich mir, dass du nicht ständig allein hier rumsitzt. Dass du wenigstens ab und zu mal aus dem Haus gehst.«

»Versprochen«, meinte Holly und schnitt eine Grimasse. »Du hörst dich schon fast an wie meine Mum.«

»Ach, wir machen uns bloß alle Gedanken um dich. Okay, dann bis bald«, sagte Sharon und gab Holly einen Kuss auf die Wange. »Und vergiss das Essen nicht«, fügte sie hinzu und piekte ihre Freundin in die Rippen.

Lächelnd winkte Holly ihrem Auto nach. Jetzt war es schon wieder fast dunkel. Sie hatten den Tag damit verbracht, über alte Zeiten zu reden und zu lachen, sie hatten geweint und gelacht und wieder geweint. Bisher war Holly gar nicht auf den Gedanken gekommen, dass ja auch Sharon und John ihren besten Freund verloren hatten, sie war zu beschäftigt damit gewesen, an sich selbst zu denken. Es tat ihr gut, die Dinge einmal aus einer anderen Perspektive zu betrachten, und sie hatte es genossen, einen lebendigen Menschen um sich zu haben, statt ständig nur die Geister der Vergangenheit. Morgen war ein neuer Tag, und sie hatte sich vorgenommen, als Erstes diesen seltsamen Umschlag abzuholen.

Vier

Am nächsten Morgen stand Holly früh auf. Obwohl sie voller Optimismus zu Bett gegangen war, traf die Realität sie von neuem wie ein Schlag ins Gesicht. Wieder wachte sie allein in einem stillen Haus auf, und jeder einzelne Augenblick erschien ihr wie eine Last, die kaum zu bewältigen war. Dass sie zum ersten Mal seit über einem Monat ohne Hilfe des Telefons aufgewacht war, konnte zwar als Fortschritt gewertet werden, aber sie musste sich wie immer erst einmal damit abfinden, dass die Träume der letzten zehn Stunden, in denen sie mit Gerry zusammen gewesen war, nichts weiter waren als – Träume eben.

Sie duschte und zog sich bequem an: Ihre Lieblingsjeans, Turnschuhe und ein rosa T-Shirt. Sharon hatte Recht, sie war wirklich dünner geworden – die früher hautengen Jeans saßen auch mit Gürtel nicht ganz rutschfest. Sie zog ihrem Spiegelbild eine Grimasse, denn sie fand sich hässlich. Dunkle Ringe unter den Augen, aufgesprungene Lippen, glanzlose Haare. Als Erstes musste sie zu ihrem Friseur. Vielleicht konnte er sie irgendwo dazwischenquetschen.

»Herrje, Holly!«, rief ihr Leo voller Entsetzen zu. »Wie siehst du denn aus? Aus dem Weg, Leute, aus dem Weg! Wir haben hier eine gut zwanzigjährige junge Frau in einem äußerst kritischen Zustand!« Er zwinkerte ihr zu – »von wegen zwanzig!« –, bahnte ihr mit großen Gesten den Weg durch den Salon, zog einen Stuhl für sie heraus und bugsierte sie hinein.

»Danke, Leo. Jetzt fühle ich mich so richtig attraktiv«, brummelte Holly und versuchte, ihr puterrotes Gesicht zu verbergen, so gut es ging.

»Fang damit gar nicht erst an, du bist nämlich vollkommen verwahrlost. Okay, misch mir das Übliche zusammen, Sandra, hol die Folie, Colin, lauf nach oben und bring mir meine kleine Trickkiste, Tania, ach ja, und sag Paul, er kann seinen Lunch heute vergessen, weil er meinen Zwölf-Uhr-Termin übernehmen muss.« Hektisch kommandierte Leo seine Angestellten herum, wild mit den Händen fuchtelnd und mit einer Dringlichkeit, als müsste er gleich eine Notoperation durchführen. Damit war die Situation ja vielleicht auch durchaus vergleichbar.

»Tut mir echt Leid, Leo, ich wollte dir nicht deinen ganzen Terminplan über den Haufen werfen.«

»Aber natürlich wolltest du das, mein Herz, warum kommst du sonst am Freitagmittag ohne Termin hier reingeschneit? Um den Weltfrieden zu sichern?«

Schuldbewusst nagte Holly an der Unterlippe.

»Ich würde es für niemand anderen tun außer für dich, Herzchen.«

»Danke.«

»Wie geht's denn überhaupt so?«, fragte er und schwang sich mit seinem knochigen kleinen Hintern auf die Theke gegenüber von Holly. Leo war schon fünfzig, hatte aber immer noch eine makellose Haut und natürlich einen perfekten Haarschnitt, sodass er gut als fünfunddreißig durchgehen konnte. Mit seinen blonden Haaren, die genau zu seiner das ganze Jahr über honigfarbenen Haut passten, wirkte er enorm jung. Außerdem war er immer sehr gut angezogen. Im Vergleich zu ihm konnte man sich leicht verwahrlost vorkommen.

»Mir geht es schrecklich«, beantwortete sie seine Frage.

»Ja, das sieht man dir auch an.«

»Danke.«

»Na ja, wenn du hier wieder rausmarschierst, dann hast du wenigstens eins von deinen Problemen im Griff.«

Holly lächelte dankbar, denn auf seine etwas eigene Weise zeigte Leo, dass er sie verstand.

»Sag mal, Holly, als du hier hereinspaziert bist, hast du da vielleicht das Wort ›Zauberer‹ an der Tür gesehen? Oder stand da nicht schlicht und einfach ›Friseur‹? Vorhin war nämlich diese Frau hier, Schaf als Lämmchen verkleidet. Ging schon stark auf die sechzig zu, würde ich sagen, hält mir eine Zeitschrift mit Jennifer Anniston auf dem Cover hin und sagt: ›So möchte ich aussehen.‹«

Holly lachte. Leo hatte nicht nur sehr ausdrucksvolle Gesten, auch seine Mimik war nicht zu verachten.

»Herrje, hab ich gesagt, ich bin bloß Friseur, kein Schönheitschirurg. Die einzige Chance, dass Sie dem Bild ähnlich sehen, besteht darin, dass Sie's sich übers Gesicht kleben.«

»Nein! Das hast du ihr doch nicht wirklich gesagt, Leo!«

»Natürlich hab ich das! Wie hätte ich der Frau denn sonst helfen sollen? Kommt hier reingesegelt wie eine Teenie-Version von sich selbst.«

»Und was hat sie gesagt?« Holly wischte sich die Tränen aus den Augen. So hatte sie seit Monaten nicht mehr gelacht.

»In der Zeitschrift war auch ein sehr hübsches Foto von Joan Collins, und da habe ich die Dame überzeugt, dass so etwas eher ihrem Stil entspräche. Damit schien sie ganz zufrieden zu sein.«

»Aber Leo, wahrscheinlich hatte sie nur Angst, dir zu gestehen, dass sie es scheußlich fand.«

»Ach, wen kümmert's, ich hab genug Freunde.«

»Kann man sich kaum vorstellen«, lachte Holly.

»Nicht bewegen!«, befahl Leo. Plötzlich war er schrecklich ernst und zog vor lauter Konzentration eine Schnute, während er Hollys Haare fürs Auftragen der Farbe scheitelte. Bei seinem Anblick bekam Holly den nächsten Lachanfall.

»Na, reiß dich zusammen, Holly«, meinte Leo ungeduldig.

»Ich kann nichts dafür, Leo, du hast mich zum Lachen gebracht, und jetzt kann ich gar nicht mehr aufhören!« Leo hielt in seiner Arbeit inne und betrachtete seine Kundin amüsiert.

»Ich hab schon immer den Verdacht gehabt, dass man dich eigentlich im Irrenhaus unterbringen sollte. Aber auf mich hört ja keiner.«

Sie lachte noch lauter.

»Oh, tut mir echt Leid, Leo, ich weiß auch nicht, was mit mir los ist. Ich kann einfach nicht aufhören.« Inzwischen tat ihr schon der Bauch weh und sie merkte, dass die anderen Kunden sie verstohlen musterten, aber sie kam einfach nicht dagegen an. Es war fast, als müsste sie das gesamte Lachen nachholen, das ihr in den letzten Monaten entgangen war.

Leo legte Kamm und Schere weg, ging zurück zum Spiegel, ließ sich wieder auf der Theke nieder und sah Holly an. »Du brauchst kein schlechtes Gewissen zu haben, Holly, lach ruhig, so viel du willst. Lachen ist gut fürs Herz.«

»Ach, so hab ich seit Ewigkeiten nicht mehr gelacht«, kicherte Holly.

»Na, du hattest auch nicht viel zu lachen«, meinte Leo mit einem traurigen Lächeln. Gerry und Leo hatten sich sehr gut verstanden; sie hatten sich gern gegenseitig auf den Arm genommen. Schließlich raffte Leo sich wieder auf, zauste Holly scherzhaft die Haare und drückte ihr einen Kuss auf den Kopf. »Aber du kommst schon wieder zurecht, Holly Kennedy«, versicherte er ihr.

»Danke, Leo«, sagte sie und beruhigte sich allmählich unter seiner Fürsorglichkeit. Er kehrte an die Arbeit zurück, aber als er sein Konzentrationsgesicht aufsetzte, fing Holly prompt wieder an zu kichern.

»Oh, jetzt lachst du noch, Holly, aber warte nur, bis du Streifen in den Haaren hast. Dann werden wir ja sehen, wer lacht.«

Endlich gewann Holly die Fassung zurück.

»Na, das hat dir jetzt wohl zu denken gegeben, was?«

»Ach Leo, du irrst dich, wenn du denkst, dass du bloß was für die Haare tust. Du bist auch gut fürs Herz.«

»Ja, das macht dann zwanzig Euro extra, vielen Dank.«

»Färbst du nur den Ansatz oder gleich alles?«

»Herr der Barmherzigkeit, ich kann gar nicht glauben, dass du so was fragst. Kommst hier reinspaziert wie ein umgekehrtes Pint Guinness. Was glaubst du denn?«

»Wie bin ich hier reinspaziert?« Hollys Lachmuskeln sahen sich einer neuen Attacke ausgesetzt.

»Wie ein umgekehrtes Guinness. Oben schwarz, unten weiß. Beim Guinness ist es andersrum. Kennst du den Spruch nicht?«

»Nein, den hast du dir doch selbst ausgedacht, oder?«

»Schon.«

»Wie geht's Jamie?«, erkundigte sich Holly, die unbedingt das Thema wechseln wollte, ehe sie sich noch einmal so gehen ließ.

»Er hat mich abserviert«, antwortete Leo kurz angebunden und trat heftig mit dem Fuß auf den Hebel am Stuhl, um Holly ein Stück nach oben zu befördern, wobei er sie gründlich durchrüttelte.

»O Leo, das tut mir aber Leid! Ihr wart so ein nettes Paar!«

Er hörte auf zu pumpen und meinte: »Tja, jetzt sind wir kein nettes Paar mehr. Ich fürchte, er trifft sich mit einem anderen. Also, ich werde zwei Blondtöne einarbeiten, ein Goldblond und den Ton, den du bisher hattest. Sonst kriegt dein Haar diesen seltsamen Kupferton, der Nutten und Strippern vorbehalten bleiben sollte.«

»Ach, Leo, das mit Jamie tut mir aber echt Leid. Wenn er ein bisschen Verstand hat, dann wird er bald merken, was ihm entgeht.«

»Dann hat er wohl keinen Verstand, denn wir haben uns schon vor zwei Monaten getrennt, und er hat es immer noch nicht gemerkt. Oder er hat es doch gemerkt, findet es aber gut so. Jedenfalls hab ich die Nase voll von den Männern. Ich werde einfach hetero.«

»Das ist der dümmste Vorsatz, den ich je gehört habe ...«

Vor Begeisterung über ihre neue Frisur wäre Holly am liebsten aus dem Salon getanzt. Leo war die ganze Zeit so lustig gewesen und hatte ihre Stimmung enorm aufgebessert. Als sie zahlen wollte, wollte er kein Geld von ihr annehmen. Harte Schale, weicher Kern, das traf auf Leo zu wie auf kaum einen anderen. Wenigstens wusste

Holly jetzt, dass sie einen Friseurbesuch ohne Gerry überleben konnte. Ein paar Männer sahen ihr nach, was ihr so unangenehm war, dass sie schnell zu ihrem Auto lief. Hier war sie in Sicherheit und konnte sich noch ein bisschen auf den Besuch bei ihren Eltern vorbereiten. Bis jetzt war der Tag gut gelaufen, und es war eine Superidee gewesen, zu Leo zu gehen. Obwohl er selbst Liebeskummer hatte, hatte er alles drangesetzt, sie aufzuheitern. Das würde sie sich merken.

Sie parkte vor dem Haus ihrer Eltern in Portmarnock, einem Vorort von Dublin, und holte tief Atem. Zum großen Erstaunen ihrer Mutter hatte sie heute früh als Erste angerufen und ausgemacht, dass sie vorbeikommen würde. Jetzt war es halb vier, Holly saß vor der Tür im Auto und hatte Schmetterlinge im Bauch. Abgesehen von den Besuchen, die ihre Eltern ihr im letzten Monat abgestattet hatten, war sie in letzter Zeit nicht mit ihrer Familie zusammen gewesen. Sie fand es furchtbar, so im Mittelpunkt zu stehen, sie wollte nicht, dass man den ganzen Tag neugierige Fragen auf sie abfeuerte – wie es ihr ging und was sie vorhatte. Aber es war immerhin ihre Familie, und ihre Eltern machten sich Sorgen um sie.

Das Haus ihrer Eltern lag direkt am Portmarnock Beach, über dem als Zeichen seiner Sauberkeit eine blaue Flagge wehte. Hier war Holly aufgewachsen, hier hatte sie gelebt, bis sie mit Gerry zusammengezogen war. Sie hatte es geliebt, schon morgens beim Aufwachen die Wellen an die Felsen schlagen und die Seemöwen aufgeregt kreischen zu hören. Es war wundervoll, den Strand praktisch als Vorgarten zu haben, vor allem im Sommer. Sharon hatte direkt um die Ecke gewohnt, und an warmen Sommertagen waren sie in ihren schicksten Sommeroutfits am Strand entlangflaniert und hatten die Jungs begutachtet. Holly und Sharon waren ziemlich unterschiedliche Typen: Sharon hatte braune Haare, blaue Augen, extrem helle Haut und einen ordentlichen Busen. Holly dagegen mit ihren blonden Haaren – sie hatte schon früh mit dem Aufhellen angefangen – war zwar ebenfalls blauäugig, wurde aber schnell braun und hatte wenig Oberweite. Vor allem jedoch war Sharon extrovertiert und ging ganz direkt auf die Jungs zu, die ihr gefielen, während Holly lieber den Mund hielt und nur mit Blicken flirtete; sie fixierte den Knaben, der sie am meisten interessierte, sah aber schnell weg, wenn er auf sie aufmerksam wurde. Eigentlich hatte sich seit dieser Zeit nicht viel verändert.

Holly hatte keine Lust auf einen langen Besuch, sie wollte nur ein bisschen plaudern und vor allem endlich den Umschlag mitnehmen. Sie wollte sich den irren Gedanken, es könnte sich um eine Nachricht von Gerry handeln, endlich aus dem Kopf schlagen. Also holte sie noch einmal tief Luft, klingelte, und setzte ein demonstratives Lächeln auf.

»Hallo, Liebes! Komm rein, komm rein!«, rief ihre Mutter im üblichen herzlichen Ton.

»Hi, Mum. Wie geht's dir?« Holly trat ins Haus, wo ihr ein tröstlicher, vertrauter Geruch entgegenschlug. »Bist du alleine?«

»Ja, dein Vater ist mit Declan losgefahren, um Farbe für sein Zimmer zu kaufen.«

»Jetzt sag bloß nicht, dass ihr immer noch alles für ihn bezahlt.«

»Dein Vater vielleicht schon, aber ich garantiert nicht. Declan geht im Moment abends arbeiten und hat ein bisschen Taschengeld. Für Sachen wie sein Zimmer oder sonst was hier im Haus ist allerdings nie was übrig«, kicherte sie, während sie mit Holly in die Küche ging und Teewasser aufsetzte.

Declan war Hollys jüngster Bruder, das Nesthäkchen der Familie, weshalb die Eltern ihn immer noch gern verwöhnten. Inzwischen war ihr »Baby« zweiundzwanzig, studierte an der Uni Filmproduktion und lief ständig mit einer Videokamera in der Hand herum.

»Was für einen Job hat er denn?«

Mit einem resignierten Augenaufschlag antwortete ihre Mutter: »Er ist in irgendeine Band eingetreten. ›The Orgasmic Fish‹ nennen sie sich, glaube ich. Ich hab die Nase wirklich voll davon, Holly. Wenn ich mir noch einmal anhören muss, wer bei den Auftritten alles anwesend war, wer angeblich fest versprochen hat, die Gruppe unter Vertrag zu nehmen, und wie berühmt sie eines Tages alle sein werden, dann werde ich verrückt.«

»Dann will er also immer noch Kurt Cobain werden?«

»Na ja, wenn er nicht aufpasst, explodieren seine Eltern wahrscheinlich vorher.«

»Ach, der arme Declan. Mach dir keine Sorgen, irgendwann wird er bestimmt vernünftig.«

»Ich weiß. Komisch eigentlich, um ihn mache ich mir von euch allen am wenigsten Sorgen. Er wird seinen Weg schon finden.«

Sie nahmen ihre Teebecher mit ins Wohnzimmer und ließen sich vor dem Fernseher nieder. »Du siehst toll aus, Liebes, deine Haare sind wunderschön. Meinst du, Leo könnte sie mir auch mal schneiden, oder bin ich zu alt dafür?«

»Na ja, solange du nicht aussehen willst wie Jennifer Anniston, dürftest du keine Probleme haben.« Holly erzählte die Geschichte von der sechzigjährigen Frau in Leos Salon, und sie lachten beide herzlich.

»Aber Joan Collins gefällt mir auch nicht, also sollte ich mir vielleicht lieber anderswo die Haare machen lassen.«

»Klingt nach einer klugen Entscheidung.«

»Hast du denn inzwischen irgendeinen Job in Aussicht?« Zwar klang ihre Mutter ganz locker, aber Holly wusste, dass sie sich zurückhielt, ihre Tochter aber liebend gern gründlich ausgequetscht hätte.

»Nein, noch nicht. Um ehrlich zu sein, hab ich noch nicht mal angefangen, mich umzusehen. Ich weiß auch gar nicht, was ich machen möchte.«

»Da hast du vollkommen Recht«, nickte ihre Mutter. »Lass dir Zeit und denk drüber nach, was dir wirklich liegt, sonst triffst du nur wieder eine überstürzte Entscheidung und magst die Arbeit nach kürzester Zeit nicht mehr, wie beim letzten Mal.« Holly staunte, dass ihre Mutter sie so einschätzte. Aber zurzeit erlebte sie öfters solche Überraschungen. Vielleicht hatte sie schlicht einiges falsch gesehen.

Zuletzt hatte Holly als Sekretärin für einen fürchterlichen kleinen Schleimer in einem Anwaltsbüro gearbeitet. Als der Kerl kein Verständnis dafür zeigte, dass Holly mehr freie Zeit brauchte, um ihren sterbenden Mann zu pflegen, hatte sie kurzerhand gekündigt, und jetzt musste sie sich natürlich etwas Neues suchen. Allerdings erschien ihr der Gedanke, morgens zur Arbeit zu gehen, noch völlig abwegig.

Eine Weile plauderten Holly und ihre Mutter noch miteinander, dann endlich fasste sich Holly ein Herz und fragte nach dem Umschlag.

»Oh, natürlich, Liebes, den hatte ich fast wieder vergessen. Hoffentlich ist es nichts Wichtiges, er liegt schon so lange hier herum.«

»Ach, ist nicht so schlimm.«

Sie verabschiedeten sich, und nun konnte Holly gar nicht schnell genug aus dem Haus kommen.

Draußen setzte sie sich auf die Wiese oberhalb des goldenen Sandstrands, blickte hinunter aufs Meer und drehte den Umschlag nachdenklich in den Händen. Ihre Mutter hatte ihn nicht sonderlich gut beschrieben, denn es war eigentlich kein Umschlag, sondern ein dickes braunes Päckchen. Die Adresse war auf einen Aufkleber getippt, also konnte man den Absender nicht an der Handschrift erraten. Aber über der Adresse standen dick und fett zwei Worte: *Die Liste.*

Ihr wurde flau im Magen. Wenn das Päckchen nicht von Gerry stammte, dann musste sie die Tatsache akzeptieren, dass er nicht mehr da war, endgültig verschwunden aus ihrem Leben.

Mit zitternden Fingern riss sie den Klebestreifen auf. Dann drehte sie das Päckchen um und schüttelte den Inhalt auf ihren Schoß. Heraus kamen zehn einzelne kleine Umschläge, wie man sie manchmal mit einem Blumenstrauß bekommt, und auf jedem davon stand ein Monat. Ihr Herz setzte ein paar Schläge aus, als sie auf einem Blatt, das unter den Umschlägen lag, die vertraute Schrift erkannte.

Gerrys Schrift.

Fünf

Holly starrte mit angehaltenem Atem auf den Brief. Sie hatte Tränen in den Augen, und ihr Herz klopfte wild. Vorsichtig strich sie mit dem Finger über die Worte. Der letzte Mensch, der dieses Papier berührt hatte, war Gerry gewesen, und er würde nie wieder etwas schreiben.

Meine liebste Holly,
ich weiß nicht, wo und wann Du diesen Brief lesen wirst, ich hoffe nur, dass es Dir gut geht, dass Du gesund und glücklich bist. Du hast mir einmal gesagt, dass Du nicht alleine weiterleben kannst. Du kannst, Holly.
Du bist stark und tapfer, und du wirst das durchstehen. Wir hatten wunderschöne Zeiten zusammen, und Du warst … Du warst mein Leben. Ich bedaure nicht einen Tag.
Aber ich bin nur ein Kapitel in Deinem Leben, und es wird noch viele davon geben. Vergiss unsere gemeinsamen Erinnerungen nicht, aber hab keine Angst, ihnen neue hinzuzufügen.
Danke, dass Du meine Frau gewesen bist. Dafür und für alles andere bin ich Dir ewig dankbar.
Und denk daran: Ich bin bei Dir, wann immer Du mich brauchst.
In Liebe
für immer Dein Mann und bester Freund
Gerry

P.S. Ich habe dir eine Liste versprochen – hier ist sie. Die Umschläge müssen genau zum darauf angegebenen Monat geöffnet werden und Du musst genau das machen, was darin steht. Ich beobachte Dich, mir entgeht nichts …

Holly konnte nicht mehr. Trauer überwältigte sie. Doch gleichzeitig fühlte sie sich auch getröstet und erleichtert, denn nun würde Gerry noch eine Weile bei ihr sein. Sie blätterte die kleinen weißen Briefumschläge durch und suchte nach den einzelnen Monaten. Jetzt war es April, aber den März hatte sie verpasst, deshalb nahm sie erst einmal diesen Umschlag zur Hand. Ganz langsam öffnete sie ihn, um jeden einzelnen Moment voll auszukosten. Darin war eine kleine Karte, auf der in Gerrys Handschrift stand:

Auf blaue Flecke kannst du verzichten – kauf dir eine Nachttischlampe!
P.S. Ich liebe Dich.

Unter Tränen begann sie zu lächeln: Gerry war wieder bei ihr!

Immer wieder las sie den Brief, in dem Versuch, Gerry zum Leben zu erwecken. Schließlich konnte sie die Worte vor lauter Tränen nicht mehr erkennen und blickte hinaus aufs Meer. Schon als Kind war Holly über die Straße an den Strand gelaufen, wenn sie durcheinander war und nachdenken musste, und ihre Eltern wussten immer, wo sie sie suchen mussten.

Sie schloss die Augen und atmete zum sanften, rhythmischen Seufzen der Wellen aus und ein. Es war, als atmete auch das Meer: Mit dem Einatmen zog es das Wasser zu sich und schob es mit dem Ausatmen wieder zurück auf den Sand. Holly spürte, wie sich ihr Pulsschlag normalisierte und sich Ruhe in ihr ausbreitete. Sie dachte daran, wie sie in Gerrys letzten Tagen neben ihm gelegen und auf seinen Atem gelauscht hatte. Am liebsten wäre sie gar nicht mehr von seiner Seite gewichen, denn sie hatte Angst, dass er sie ausgerechnet dann verlassen würde, wenn sie gerade aufgestanden war, um an die Tür oder aufs Klo zu gehen oder sich etwas zu essen zu machen. Wenn sie zurückkam, saß sie immer erst eine Weile stocksteif und ängstlich auf der Bettkante und starrte auf seine Brust, ob sie sich noch hob und senkte.

Aber er hatte sich nicht in ihrer Abwesenheit davongeschlichen. Mit seiner Kraft und seinem Lebenswillen verblüffte er die Ärzte; er war entschlossen, die Welt nicht kampflos zu verlassen. Bis zum Ende behielt er seinen Humor; zwar war er sehr schwach und seine Stimme fast unhörbar leise, aber Holly hatte seine neue Sprache verstehen gelernt wie eine Mutter ihr Baby, das gerade erst sprechen lernt. Bis spät in die Nacht kicherten sie zusammen, dann wieder hielten sie sich in den Armen und weinten. Auch Holly blieb stark für ihn, denn es war ihre Aufgabe, für ihn da zu sein, wenn er sie brauchte. Rückblickend erschien es ihr fast, als hätte sie ihn mehr gebraucht als er sie. Sie brauchte das Gefühl, dass er sie brauchte – damit sie nicht tatenlos zusehen musste, was passierte, damit sie sich nicht vollkommen hilflos fühlte.

Am 2. Februar um vier Uhr morgens hielt Holly Gerrys Hand fest in der ihren und lächelte ihn an, während er seinen letzten Atemzug tat und die Augen schloss. Sie wollte nicht, dass er Angst haben musste, und sie wollte auch nicht, dass er dachte, sie hätte Angst, denn in diesem Moment hatte sie keine.

Erleichterung, Erleichterung darüber, dass die Schmerzen vorbei waren, Erleichterung, dass sie da gewesen und gesehen hatte, wie friedlich er gestorben war – das war in diesem Moment das vorherrschende Gefühl gewesen. Sie war so froh, ihn gekannt zu haben, ihn zu lieben, von ihm geliebt zu werden, sie war froh, dass ihr Gesicht das Letzte gewesen war, was er gesehen hatte, mit einem Lächeln und der Ermutigung, dass es in Ordnung war, wenn er ging.

Die Tage danach hatte sie nur verschwommen in Erinnerung. Sie hatte sich mit den Beerdigungsvorbereitungen beschäftigt, hatte sich mit Gerrys Verwandten und mit seinen alten Schulfreunden getroffen, die sie seit zehn Jahren nicht mehr gesehen hatte. Weil das alles klare, eindeutige Anforderungen waren, fiel es ihr nicht schwer, stark und ruhig zu bleiben, und sie war dankbar, dass Gerrys Leiden nach all den Monaten nun endlich überstanden war. Damals hatte sie nicht einmal ansatzweise so etwas wie Wut oder Bitterkeit empfunden, nichts von all dem, was sie jetzt fühlte.

Dass man ihr ganzes Leben weggenommen hatte, begriff sie erst, als sie den Totenschein für ihren Mann abholte. Aber da traf sie die Erkenntnis mit ungeahnter Heftigkeit.

Als sie im Wartezimmer der Klinik darauf wartete, dass ihre Nummer aufgerufen wurde, begann sie darüber nachzudenken, warum Gerry sich so früh vom Leben hatte verabschieden müssen. Sie saß eingekeilt zwischen einem ganz jungen und einem älteren Paar; auf der einen Seite sozusagen ein Bild davon, wie Gerry und sie früher gewesen waren, und auf der anderen Seite ein Ausblick darauf, was aus ihnen hätte werden können. Und auf einmal erkannte sie, wie furchtbar unfair es war.

Das Geschrei der Kinder wurde unerträglich laut, sie fühlte sich zwischen den Schultern ihrer Vergangenheit und ihrer verlorenen Zukunft erdrückt, sie bekam keine Luft mehr. Ihr dämmerte, dass sie sich in einer Situation befand, die sie einfach nicht verdient hatte.

Keiner ihrer Freunde hatte so etwas verdient.

Keiner ihrer Familie.

Vielleicht überhaupt niemand.

Denn es war nicht fair.

Nachdem sie bei den Banken und Versicherungen den offiziellen Beweis für den Tod ihres Ehemannes vorgelegt hatte – als wäre der Ausdruck auf ihrem Gesicht nicht Beweis genug gewesen –, kehrte Holly nach Hause in ihr Nest zurück und versteckte sich vor dem Rest der Welt, denn diese Welt enthielt Hunderte von Erinnerungen an ihr verlorenes Leben. Das Leben, das so glücklich gewesen war und über das sie sich kein einziges Mal beklagt hatte. Warum hatte man ihr jetzt ein anderes aufgedrückt, eines, das so viel schlimmer war?

Das war vor zwei Monaten gewesen, und bis heute hatte sie das Haus nicht verlassen. Und wie bin ich empfangen worden, dachte sie, während sie lächelnd auf die kleinen Umschläge hinabsah. Gerry war wieder da, und alles sah schon ein bisschen heller aus.

Holly platzte fast vor Aufregung, während sie mit zitternden Händen Sharons Nummer wählte. Nachdem sie sich ein paar Mal verwählt hatte, beruhigte sie sich schließlich ein wenig und konzentrierte sich auf die Nummer.

»Sharon!«, kreischte sie, sobald der Hörer auf der anderen Seite abgenommen wurde. »Du kommst nie drauf, was passiert ist. O mein Gott, ich glaub's einfach nicht!«

»Äh, nein ... hier ist John, aber ich hole Sharon.« Etwas besorgt rannte John davon.

»Was? Was ist denn los?«, keuchte Sharon atemlos. »Was ist passiert? Alles in Ordnung bei dir?«

»Ja, mir geht's gut!« Holly kicherte hysterisch. Auf einmal wusste sie nicht mehr, ob sie lachen oder weinen sollte, und sie brachte keinen zusammenhängenden Satz mehr heraus.

John beobachtete, wie Sharon sich an den Küchentisch setzte und mit reichlich verwirrtem Gesicht versuchte, aus Hollys Gestammel schlau zu werden. Irgendwie ging es darum, dass Ms. Kennedy Holly einen Umschlag mit einer Nachttischlampe gegeben hatte.

»Stopp!«, rief Sharon schließlich, sehr zu Hollys und Johns Überraschung. »Ich verstehe kein Wort, also schalte jetzt bitte einen Gang zurück und fang noch mal ganz von vorne an, ja?«, sagte sie sehr langsam.

Plötzlich hörte sie vom anderen Ende der Leitung ein leises Schluchzen.

»Ach Sharon«, stieß Holly leise hervor, »er hat mir eine Liste geschrieben. Gerry hat mir eine Liste geschrieben.«

Als John sah, wie seine Frau die Augen aufriss, zog er schnell einen Stuhl neben sie und streckte den Kopf zum Telefonhörer, um mitzuhören.

»Okay, Holly, komm so schnell wie möglich rüber, ja?« Sie hielt inne und scheuchte Johns Kopf weg wie eine lästige Fliege. »Ist das … ist das eine gute Nachricht?«

Eingeschnappt stand John auf, begann in der Küche auf und ab zu gehen und versuchte, aus den Wortfetzen zu erraten, was vorgefallen war.

»O ja, Sharon«, schluchzte Holly. »Es ist wundervoll.«

»Gut, dann mach jetzt bitte, dass du herkommst, damit wir uns in Ruhe darüber unterhalten können.«

»Okay.«

Sharon legte auf und saß eine Weile schweigend da.

»Was ist denn nun eigentlich los?«, wollte John wissen.

»Ach, tut mir Leid, Schatz. Holly ist schon auf dem Weg hierher. Sie … äh … sie hat gesagt, dass … äh …«

»Ja was denn nun?«

»Sie hat gesagt, dass Gerry eine Liste für sie geschrieben hat.«

John starrte sie an und musterte ihr Gesicht eindringlich. Sharons besorgte blaue Augen erwiderten seinen Blick, und ihm wurde klar, dass sie es ernst meinte.

Wieder setzte er sich neben sie, und so starrten sie eine Weile gedankenverloren an die Wand.

»Wow«, war zunächst Sharons und Johns einziger Kommentar. Zu dritt saßen sie um den Küchentisch herum und starrten auf den Inhalt des Päckchens, den Holly vor ihnen ausgebreitet hatte. Die letzten Minuten hatten sie alle kaum etwas gesagt, sondern sich angestrengt bemüht, ihre Gefühle auf die Reihe zu bekommen. Dabei beschränkte sich das Gespräch auf Sätze wie:

»Aber wie hat er es bloß geschafft …?«

»Aber wieso haben wir nichts davon gemerkt, dass er …? Na ja … Wahnsinn.«

»Wann er wohl … was glaubt ihr … hin und wieder war er ja kurz alleine, oder …?«

Holly und Sharon starrten einander größtenteils schweigend an, während John stotterte und stammelte und mit seinen Satzfetzen herauszufinden versuchte, wann, wo und wie sein todkranker Freund es geschafft hatte, diese Idee ganz allein und klammheimlich in die Tat umzusetzen.

»Wow«, wiederholte er schließlich, nachdem er zu dem Schluss gekommen war, dass Gerry die Sache tatsächlich durchgezogen haben musste, ohne jemanden einzuweihen.

»Ihr beide hattet also auch überhaupt keine Ahnung davon?«, hakte Holly sicherheitshalber noch einmal nach.

»Also ich hatte keinen blassen Schimmer, aber sieht doch ganz danach aus, dass John, das Superhirn, dahintersteckt«, meinte Sharon ironisch.

»Ha, ha«, erwiderte John trocken. »Aber er hat Wort gehalten, stimmt's?« Lächelnd sah er die beiden jungen Frauen an.

»Das kann man wohl sagen«, bestätigte Holly leise.

»Alles okay bei dir, Holly? Ich meine, wie geht es dir damit, es muss doch ziemlich … ziemlich seltsam für dich sein?«, erkundigte sich Sharon noch einmal mit deutlicher Besorgnis.

»Mir geht's gut«, antwortete Holly nachdenklich. »Eigentlich finde ich sogar, etwas Besseres hätte mir gerade jetzt gar nicht passieren können! Komisch, dass wir alle so völlig überrascht sind, wo wir doch dauernd über diese Liste geredet haben. Ich meine, wir hätten eigentlich fest damit rechnen müssen!«

»Schon, aber dass er wirklich eine macht …«, meinte John.

»Warum nicht?«, fragte Holly. »Deshalb haben wir die Liste doch überhaupt aufgestellt. Als Hilfe für die Menschen, die man liebt – wenn man mal nicht mehr da ist.«

»Ich glaube, Gerry war der Einzige, der die Sache wirklich ernst genommen hat.«

»Sharon, Gerry ist der Einzige von uns, der gestorben ist. Wer weiß, wie ernst wir das an seiner Stelle genommen hätten.«

Schweigen.

»Na, dann lasst uns die Sache mal näher betrachten«, schlug John vor, der auf einmal munter geworden war. »Wie viele Umschläge gibt es?«

»Hmmm ... zehn«, zählte Sharon, die sich jetzt auch auf das Spiel einließ.

»Gut, welche Monate haben wir?«, fragte John. Holly sortierte den Stapel.

»Es fängt an mit März, das ist der Umschlag mit der Nachttischlampe, den ich schon aufgemacht habe. Dann April, Mai, Juni, Juli, August, September, Oktober, November, Dezember.«

»Oooh, schau mal, Holly, wie groß der Umschlag für Juli ist. Viel dicker als die anderen. Wahrscheinlich ist da ein Packen Geld drin«, lachte Sharon.

»Das hab ich auch schon überlegt. Aber es könnten auch viele kleine Dinge sein, eins für jeden Tag im Juli ...«

Holly strahlte ihre Freunde an. Ganz egal, was Gerry für sie vorbereitet hatte, eines hatte er jedenfalls schon geschafft: Sie fühlte sich fast wieder normal. Mit John und Sharon zu lachen, während sie rätselten, was in diesen Umschlägen sein mochte, war beinahe, als wäre Gerry wieder bei ihnen.

»Wartet!«, rief John mit ernster Stimme.

»Was?«

Johns blaue Augen blitzten. »Es ist April, und du hast den Umschlag hier noch nicht geöffnet.«

»O ja, o Gott, o ja! Soll ich ihn jetzt gleich aufmachen?«

»Ja, los«, ermunterte sie Sharon. »Wir wollen ja nicht riskieren, dass Gerry als Gespenst zurückkommt und uns daran erinnert, oder?«

Holly nahm den Umschlag und riss ihn vorsichtig auf. Danach gab es nur noch acht, sie musste mit Bedacht vorgehen und jeden genießen, ehe er nur noch eine Erinnerung war. Langsam zog sie die kleine Karte heraus.

Eine Disco-Diva muss immer richtig gut aussehen. Kauf dir was Schönes zum Anziehen, das wirst du nämlich nächsten Monat brauchen!
P.S. Ich liebe Dich.

»Ooooh«, riefen John und Sharon wie aus einem Mund, »jetzt wird er auch noch richtig geheimnisvoll!«

Sechs

Holly lag auf dem Bett und knipste mit einem leicht irren Lächeln die Nachttischlampe aus und an. In einem Laden mit dem schönen Namen »Bed Knobs and Broomsticks« in Malahide hatte sie sich mit Sharon schließlich auf dieses Exemplar geeinigt. Die Lampe besaß einen wunderschön geschnitzten Fuß und einen cremefarbenen Schirm, was hervorragend zur ebenfalls in Creme und Holz gehaltenen Einrichtung des Schlafzimmers passte (natürlich war es auch die allerteuerste gewesen, aber sie konnten ja nicht einfach mit der Tradition brechen). Obgleich Gerry beim Einkaufen nicht körperlich bei ihr gewesen war, hatte sie trotzdem das Gefühl, dass sie die Lampe gemeinsam ausgesucht hatten.

Um die Neuerwerbung zu testen, hatte sie die Vorhänge im Schlafzimmer zugezogen. Im Licht der Nachttischlampe wirkte das Zimmer weicher und wärmer. Wie leicht eine Lampe die nächtlichen Wortgefechte zwischen ihnen hätte beenden können. Aber vielleicht hatten sie das beide nicht gewollt. Es war ihnen fast zu einer lieben Gewohnheit geworden, etwas Vertrautes, was sie einander noch näher brachte. Holly hätte alles darum gegeben, noch einmal so einen kleinen Streit erleben zu dürfen. Sie wäre sofort für Gerry aus ihrem gemütlichen Bett gestiegen und mit Freuden über die kalten Fliesen getappt. Es hätte ihr nicht mal etwas ausgemacht, sich im Dunkeln am Bettpfosten zu stoßen. Aber diese Zeit war vorbei, ein für alle Male.

Der Klang von Gloria Gaynors »I Will Survive« holte sie ruckartig zurück in die Gegenwart. Ihr Handy klingelte.

»Hallo?«

»Hallöchen, ich bin wieder da-aa!«, kreischte eine vertraute Stimme.

»O mein Gott, Ciara! Ich wusste gar nicht, dass du heimkommen wolltest!«

»Tja, ich eigentlich auch nicht, aber mir ist das Geld ausgegangen, und da dachte ich, ich überrasche euch alle!«

»Na, bei Mum und Dad hast du das bestimmt geschafft.«

»Ja, Dad hat vor Schreck das Handtuch fallen lassen, als er aus der Dusche kam.«

Holly schlug sich die Hand vor den Mund. »Nein, Ciara, das hast du dir ausgedacht!«

»Da konnte ich ihn nicht mal umarmen«, lachte Ciara.

»Oje, oje, wechseln wir lieber das Thema, ich kriege schon Visionen«, kicherte Holly.

»Okay, was ich dir sagen wollte – ich bin wieder da, wie du inzwischen wahrscheinlich gemerkt hast, und Mum organisiert zur Feier des Tages heute Abend ein Essen.«

»Was will sie denn feiern?«

»Dass ich noch am Leben bin.«

»Oh, okay. Ich dachte, du hast irgendwas zu verkünden oder so.«

»Ja, dass ich lebe.«

»Na schön. Wer kommt denn alles?«

»Die ganze Familie.«

»Hab ich schon erwähnt, dass ich dringend zum Zahnarzt muss? Ich kriege alle Zähne gezogen, da kann ich wirklich nicht kommen, tut mir Leid.«

»Ich weiß, ich weiß, das hab ich Mum auch schon gesagt, aber wir waren schon seit einer Ewigkeit nicht mehr alle zusammen. Weißt du überhaupt noch, wann wir Richard und Meredith das letzte Mal gesehen haben?«

»Ach, der gute alte Dick, er war echt in Hochform bei der Beerdigung. Hatte jede Menge tröstliche Ratschläge für mich, zum Beispiel ›Hast du schon mal daran gedacht, Gerrys Gehirn der medizinischen Forschung zur Verfügung zu stellen?‹ Er ist wirklich ein ganz wundervoller Bruder.«

»Ach Gott, Holly, entschuldige, die Beerdigung hatte ich ganz vergessen.« Die Stimme ihrer Schwester veränderte sich. »Tut mir Leid, dass ich nicht da war.«

»Ciara, sei nicht albern, wir haben doch beide einhellig beschlossen, dass es sich nicht lohnt, extra von Australien herzukommen und gleich wieder zurückzufliegen. Also reden wir nicht mehr darüber, in Ordnung?«, entgegnete Holly energisch.

»Ja, okay.«

Holly wechselte das Thema. »Wenn du sagst, die ganze Familie, meinst du dann …?«

»Ja, Richard und Meredith bringen unsere anbetungswürdige kleine Nichte und unseren anbetungswürdigen kleinen Neffen mit. Aber Jack und Abbey kommen auch, da freust du dich bestimmt. Declan wird körperlich, wenn auch vielleicht nicht geistig anwesend sein, Mum, Dad und ich sind natürlich da, und du musst einfach auch kommen.«

Holly stöhnte, aber so sehr sie auch an ihrer Familie herumnörgelte, hatte sie zu ihrem Bruder Jack doch ein sehr gutes Verhältnis. Er war nur zwei Jahre älter als sie, und er hatte sie immer beschützt. Ihre Mutter hatte die beiden früher »meine zwei kleinen Elfen« genannt, weil sie überall im Haus ihre Streiche spielten (die meist auf ihren ältesten Bruder Richard abzielten). Jack war Holly sowohl äußerlich als auch vom Charakter her sehr ähnlich, und ihrer Meinung nach war er auch der normalste ihrer Geschwister. Natürlich trug auch dazu bei, dass sich Holly mit Abbey, die seit sieben Jahren Jacks Freundin war, bestens verstand. Als Gerry noch lebte, hatten sie sich oft zu viert zum Essen oder in der Kneipe getroffen. Als Gerry noch lebte …

Ciara war ein ganz anderes Kaliber. Jack und Holly waren überzeugt, dass sie vom Planeten Ciara stammte, auf dem es nur ein einziges Lebewesen gab, nämlich Ciara selbst. Mit ihren langen Beinen und den dunklen Haaren kam sie nach ihrem Vater. Von ihren Reisen um die Welt hatte sie die verschiedensten Tattoos und Piercings mitgebracht. Eine Tätowierung für jedes Land, sagte ihr Vater manchmal im Scherz. Holly und Jack glaubten eher, dass es ein Tattoo für jeden Lover war.

Für solche Spinnereien hatte der Älteste der Familie, Richard (oder Dick, wie Jack und Holly ihn nannten) absolut kein Verständnis. Richard war von Geburt an erwachsen gewesen. Sein Leben drehte sich um Regeln und Vorschriften. Als Junge hatte er einen Freund gehabt, mit dem er sich, als sie beide zehn waren, zerstritt. Holly konnte sich nicht erinnern, dass er danach jemals wieder jemanden mit nach Hause gebracht, eine Freundin gehabt oder jemals etwas mit anderen unternommen hätte. Sie und Jack konnten sich nicht erklären, wie und wo er seine freudlose Frau Meredith kennen gelernt hatte. Wahrscheinlich bei einer Tagung des Anti-Spaß-Verbandes.

Nun hatte Holly durchaus nicht das Gefühl, die schlimmste Familie der Welt erwischt zu haben, es war nur so eine seltsame Mischung. Die Persönlichkeiten waren dermaßen unterschiedlich, dass es oft bei den ungünstigsten Gelegenheiten zu Zusammenstößen kam, oder, wie Hollys Eltern es nannten, zu »hitzigen Diskussionen«. Grundsätzlich kamen sie miteinander aus, aber nur, wenn alle sich ehrlich bemühten.

Holly traf sich häufig zum Mittagessen oder zu einem Drink mit Jack. Sie war gern mit ihm zusammen, und für sie war Jack nicht nur ein Bruder, sondern auch ein guter Freund. In letzter Zeit hatten sie sich zwar nicht so oft gesehen wie sonst, aber Jack wusste, dass Holly Zeit und Raum für sich selbst brauchte.

Über das Leben ihres jüngeren Bruders Declan erfuhr Holly nur etwas, wenn er zufällig allein zu Hause war. Declan redete nicht besonders viel und fühlte sich in Gegenwart von Erwachsenen nie richtig wohl, deshalb wusste Holly kaum etwas über ihn. Ein netter Junge, der aber meistens in anderen Sphären schwebte.

Ciara, Hollys Schwester, war das ganze Jahr weg gewesen, und Holly hatte sie sehr vermisst. Zwar gehörten sie nicht zu der Sorte

Schwestern, die ständig Klamotten tauschen und über Jungs kichern – dafür unterschieden sich ihre Geschmäcker viel zu sehr –, aber als die beiden einzigen Mädchen der Familie verstanden sie sich trotzdem sehr gut. Ciara stand Declan sehr nahe, sie waren beide irgendwie Träumer. So blieb immer einer übrig, nämlich Richard. Er war der Außenseiter in der Familie, und Holly hatte den Verdacht, dass ihm diese Position irgendwie gefiel. Holly wartete immer schon auf seine langweiligen, nervigen Vorträge, und besonders hasste sie seine unsensiblen Fragen. Heute würde sie ihn Ciara zuliebe ertragen müssen, und wenigstens würde Jack da sein. Aber freuen tat sie sich auf den Abend wirklich nicht.

Zögernd klopfte Holly an die Tür ihres alten Zuhauses und hörte sofort das Trippeln kleiner Füßchen, die zur Tür gesaust kamen.

»Mummy! Daddy! Es ist Tante Holly, es ist Tante Holly!«

Es war ihr Neffe Timothy, es war ihr Neffe Timothy!

Doch sein Frohsinn wurde rasch unterbunden. (Es war sowieso ungewöhnlich, dass Timothy sich über Hollys Ankunft freute – heute langweilte er sich anscheinend noch mehr als sonst.) »Timothy!«, ertönte eine strenge Stimme. »Was habe ich dir über das Rumrennen im Haus gesagt? Du kannst hinfallen und dir wehtun! Jetzt stell dich in die Ecke da drüben und denk darüber nach, was ich gesagt habe. Habe ich mich klar ausgedrückt?«

»Ja, Mommy.«

»Ach komm, Meredith, wie soll er sich denn auf dem Teppich wehtun?«

Holly lachte in sich hinein: Kein Zweifel, Ciara war zu Hause. Die Tür ging auf, und da stand Meredith. Sie sah noch mürrischer aus als normalerweise.

»Holly«, sagte sie nur und nickte zur Begrüßung.

»Meredith«, antwortete Holly in gleicher Manier.

Im Wohnzimmer sah sie sich gleich nach Jack um, konnte ihn aber zu ihrer Enttäuschung nirgendwo entdecken. Vor dem Kamin stand Richard, erstaunlicherweise in einem farbenfrohen Pulli. Vielleicht hatte er vor, heute Abend mal richtig über die Stränge zu schlagen. Die Hände tief in den Taschen vergraben, wippte er auf den Fußballen hin und her wie ein Professor beim Seminar. Opfer des Vortrags war sein armer Vater, Frank, der unbehaglich wie ein gescholtener Schuljunge in seinem Lieblingssessel kauerte. Richard war so vertieft in seine Rede, dass er Holly nicht bemerkte. Sie warf ihrem Vater ein Kusshändchen zu, denn sie wollte auf gar keinen Fall in dieses Gespräch hineingezogen werden. Ihr Vater lächelte und fing den Kuss auf.

Declan fläzte in zerrissenen Jeans und einem South-Park-T-Shirt auf der Couch und paffte eine Zigarette, befand sich aber – offensichtlich unfreiwillig – in den Klauen von Meredith, die ihm gerade eine Gardinenpredigt über die Gefahren des Rauchens hielt. »Ach wirklich? Das wusste ich ja gar nicht«, sagte er mit besorgter Stimme und drückte die Zigarette aus. Meredith machte schon ein zufriedenes Gesicht, aber Declan griff augenzwinkernd nach der Schachtel und zündete sich den nächsten Glimmstengel an. »Erzähl weiter, ich sterbe vor Neugier.« Empört starrte Meredith ihn an.

Ciara hatte sich hinter der Couch versteckt und bombardierte Timothy, der in der Ecke stand und sich nicht umzudrehen traute, mit Popcorn. Abbey wurde von der fünfjährigen Emily und einer gemein aussehenden Puppe auf dem Boden festgehalten. Sie fing Hollys Blick auf und formte ein »Hilfe!« mit den Lippen.

»Hi, Ciara.« Holly trat auf ihre Schwester zu. »Tolle Haare.«

Sofort sprang Ciara auf und umarmte Holly fest. »Gefallen sie dir?«

»Ja, Rosa ist echt deine Farbe.«

Ciara machte ein zufriedenes Gesicht. »Das hab ich denen da drüben auch begreiflich zu machen versucht«, bemerkte sie und starrte mit zusammengekniffenen Augen zu Richard und Meredith hinüber. »Wie geht's denn meiner großen Schwester?«, fragte sie dann leise und strich Holly liebevoll über den Arm.

»Ach, weißt du, ich mache eben irgendwie weiter«, antwortete Holly mit einem schwachen Lächeln.

»Jack hilft deiner Mum in der Küche, falls du ihn suchst, Holly«, verkündete Abbey und schloss einen weiteren lautlosen Hilfeschrei an.

Holly zog verwundert die Augenbrauen hoch. »Echt? Also, ist das nicht großartig, dass Jack in der *Küche* hilft?«

»Ach Holly, weißt du denn nicht, wie *gerne* Jack kocht – man kriegt ihn kaum aus der Küche raus«, meinte Abbey sarkastisch.

Hollys Vater lachte leise, was Richard abrupt in seinem Vortrag innehalten ließ. »Was ist denn so komisch, Vater?«

Nervös rutschte Frank auf seinem Stuhl herum. »Ich finde es nur bemerkenswert, was alles in so einem kleinen Reagenzglas geschieht.«

Mit einem abschätzigen Seufzer erwiderte Richard: »Ja, aber diese Organismen sind eben auch winzig, verstehst du, Vater. Faszinierend. Sie reagieren mit den …« Und schon legte er wieder los, während sein Vater sich im Sessel zurücklehnte und verzweifelt Hollys Blick mied, um nicht wieder lachen zu müssen.

Auf Zehenspitzen schlich sich Holly in die Küche, wo ihr Bruder auf einem Stuhl saß, die Beine auf den Tisch gelegt, und irgendetwas kaute. »Ah, da ist er ja, der ›naked chef‹ persönlich.«

Jack grinste und stand auf. »Meine Lieblingsschwester!« Er zog die Nase kraus. »Wie ich sehe, hat man also auch dich hierher gelockt.« Mit ausgebreiteten Armen ging er auf sie zu und drückte sie fest an sich. »Wie geht es dir?«, sagte er leise in ihr Ohr.

»Ganz gut, danke«, antwortete Holly mit einem traurigen Lächeln und küsste ihn auf die Wange, ehe sie sich ihrer Mutter zuwandte. »Liebste Mum, ich bin da, um dir in dieser mühseligen Phase deines Lebens meine Hilfe anzubieten«, sagte Holly, während sie auch ihrer Mutter einen Kuss auf die erhitzten Wangen drückte. »Ach, was hab ich für ein Glück, dass ich so aufmerksame Kinder habe«, meinte Elizabeth ein wenig sarkastisch. »Ich sag dir was: Du kannst das Kartoffelwasser abgießen.«

»Mum, erzähl uns von der Hungersnot damals, als du ein kleines Mädchen warst und es keine Kartoffeln mehr gab«, sagte Jack mit einem übertriebenen irischen Akzent.

Elizabeth wedelte mit dem Geschirrtuch nach ihm und gab im gleichen Ton zurück: »Höre, mein Sohn, dies war lange vor meiner Zeit.«

»Bist du dessen ganz gewiss?«, fragte Jack.

»Ja, ganz gewisslich«, mischte sich Holly ein.

Die beiden anderen schauten sie an. »Seit wann gibt es denn das Wort gewisslich?«, lachte ihre Mutter.

»Ach, haltet doch den Mund, alle beide.« Holly setzte sich zu ihrem Bruder an den Tisch.

»Ich hoffe, ihr beiden habt keinen Quatsch vor heute Abend, ich hätte das Haus nämlich zur Abwechslung gern als streitfreie Zone.«

»Mutter, ich bin schockiert, dass du überhaupt auf solche Ideen kommst«, erwiderte Jack und zwinkerte Holly zu.

»Na schön«, meinte ihre Mutter, die ihm natürlich kein Wort glaubte. »Tja, tut mir Leid, Kinderchen, aber hier gibt's für euch nichts mehr zu tun. In ein paar Minuten ist das Essen fertig.« Elizabeth setzte sich zu ihren Kindern an den Tisch, und sie starrten alle drei zur Küchentür und dachten das Gleiche.

»Nein, Abbey«, hörte man Emily schreien, »du musst tun, was ich dir sage!« Dann lautes Geheule. Kurz darauf hörte man Richard dröhnend lachen – wahrscheinlich hatte er einen Witz gemacht, denn er war der Einzige, der lachte.

»Alle mal herhören, das Essen ist fertig!«, verkündete Elizabeth, und alle gingen ins Esszimmer. Wie bei einem Kindergeburtstag herrschte einen Moment Chaos, weil jeder sich anstrengte, einen Platz mit netten Nachbarn zu ergattern. Holly war zufrieden; sie saß zwischen ihrer Mutter und Jack. Abbey zog eine Grimasse: Zwar hatte sie den Platz neben Jack erwischt, aber auf ihrer anderen Seite saß Richard. Declan saß Holly gegenüber, neben ihm war ein leerer Stuhl, auf dem eigentlich Timothy sitzen sollte, dann kamen Emily, Meredith und Ciara. Hollys Vater hatte den schwarzen Peter zwischen Richard und Ciara am Kopfende des Tischs, aber er war so ein entspannter Mensch, dass er dieser Aufgabe von allen am besten gewachsen war.

Unter Oohs und Aahs trug Elizabeth das Essen auf, und bald erfüllte der Duft den ganzen Raum. Holly hatte die Kochkünste ihrer Mutter schon immer geliebt; Elizabeth experimentierte immer wieder mit neuen Gewürzen und Rezepten – das hatte sie ihrer Tochter vererbt. »Hey, Timmy verhungert noch da draußen«, rief Ciara Richard zu. »Der arme Junge hat doch inzwischen wirklich genug Strafe gehabt.«

»Er heißt Timothy«, verbesserte Meredith sie steif.

»Ihr fahrt ganz schön auf diese Strafaktionen ab, was?«, bohrte Ciara weiter. Sie wusste, dass sie sich damit auf dünnes Eis begab, aber sie liebte das Risiko, und noch mehr liebte sie es, Richard zu ärgern. Schließlich war sie ein Jahr lang weg gewesen, da hatte sie viel nachzuholen.

»Ciara, es ist wichtig, dass Timothy weiß, wann er etwas falsch gemacht hat«, erklärte Richard.

»Ja, aber kannst du ihm das nicht einfach sagen?«

Der Rest der Familie musste sich das Lachen verbeißen.

»Er muss lernen, dass seine Handlungen bestimmte Konsequenzen nach sich ziehen, damit sich keine unerwünschten Verhaltensweisen bei ihm einschleifen.«

»Na schön«, entgegnete Ciara und hob die Stimme, »aber jetzt verpasst er das ganze leckere Essen. Hmmmm, mjamm, mmmm«, schmatzte sie.

»Hör auf, Ciara«, schaltete sich Elizabeth ein.

»Sonst musst du in der Ecke stehen«, fügte Jack streng hinzu.

Der ganze Tisch brach in Gelächter aus, natürlich abgesehen von Meredith und Richard.

»Also, Ciara, erzähl uns doch mal was von deinen Abenteuern in Australien«, warf sich Frank rasch in die Bresche.

Ciaras Augen leuchteten auf. »Oh, es war wirklich toll, Dad, ich kann es nur jedem empfehlen.«

»Der Flug dauert so schrecklich lange«, wandte Richard ein.

»Ja, aber es lohnt sich.«

»Hast du neue Tattoos?«, erkundigte sich Holly.

»Ja, schau mal, hier.« Ciara stand auf und zog sich die Hose herunter, um einen Schmetterling auf ihrem Hinterteil zu zeigen.

Ihre Eltern, Richard und Meredith protestierten empört, während die anderen sich vor Lachen ausschütteten. Als Ciara sich endlich entschuldigt hatte und Meredith die Hände von Emilys Augen nehmen konnte, beruhigten sich alle wieder.

»Ich finde sie widerwärtig«, stellte Richard angeekelt fest.

»Ich finde Schmetterlinge hübsch, Daddy«, meinte Emily mit großen unschuldigen Augen.

»Ja, manche Schmetterlinge sind schon hübsch, Emily, aber ich spreche von Tätowierungen. Da kann man sich leicht alle möglichen Krankheiten und Probleme einhandeln.« Emilys Lächeln erlosch.

»Hey, ich hab das keineswegs in irgendeinem schmierigen Etablissement machen lassen, wo man sich die Nadeln mit den Drogendealern teilt, weißt du. Das Studio war blitzsauber.«

»Also das ist nun wirklich ein Widerspruch in sich«, meinte Meredith voller Ekel.

»Warst du in letzter Zeit denn mal in einem Tattoo-Studio, Meredith?«, erkundigte sich Ciara etwas zu heftig.

»Hmm … nnnein«, stotterte sie. »Ich war noch nie in so einem Laden, nein danke, aber ich kann mir vorstellen, wie es da aussieht.« Dann wandte sie sich Emily zu. »Solche Läden sind schmutzig und hässlich, Emily, und nur gefährliche Leute gehen hin.«

»Ist Tante Ciara auch gefährlich, Mommy?«

»Nur für fünfjährige kleine Mädchen mit roten Haaren«, antwortete Ciara und stopfte sich einen großen Bissen in den Mund.

Emily erstarrte.

»Richard, Schätzchen, meinst du nicht, Timmy würde jetzt gern reinkommen und etwas essen?«, fragte Elizabeth höflich.

»Er heißt Timothy«, mischte Meredith sich ein.

»Doch, Mutter, ich denke, das wäre in Ordnung.«

Ein sehr geknickter kleiner Timmy – oder vielmehr Timothy – kam langsam und mit gesenktem Kopf herein und setzte sich still neben Declan. Holly spürte großes Mitleid mit ihm. Es war doch gemein, ein Kind so zu behandeln ... Aber ihre mitfühlenden Gedanken verflogen sofort, als Timothy unter dem Tisch schmerzhaft gegen ihr Schienbein trat.

»Also, Ciara, los, erzähl uns endlich was. Du hast doch da unten bestimmt total abgefahrene Sachen erlebt, oder?«, wandte Holly sich an ihre Schwester.

»O ja, ich hab zum Beispiel Bungeejumping gemacht, ein paar Mal. Davon gibt's sogar ein Foto.« Sie fasste in die hintere Hosentasche, und alle wandten rasch die Augen ab, für den Fall, dass sie weitere nicht jugendfreie Körperteile zu entblößen gedachte. Aber Gott sei Dank holte sie nur ihr Portemonnaie heraus, reichte ein Foto herum und erklärte dabei weiter.

»Das erste Mal bin ich von einer Brücke gesprungen und kopfüber im Wasser gelandet ...«

»O Ciara, das klingt aber richtig gefährlich«, rief ihre Mutter und schlug entsetzt die Hände vors Gesicht.

»Ach was, das war überhaupt nicht gefährlich«, versicherte Ciara. »Die Sprünge werden von Profis organisiert, überhaupt kein Vergleich mit dem, was Declan damals beim Festival gemacht hat.«

Nervös schluckte Declan seinen Bissen hinunter. »Ciara, das waren auch Profis. Du glaubst doch wohl nicht, dass die Veranstalter sonst so was auf ihrem Gelände zugelassen hätten, mit Hunderten von Zuschauern.«

»Ich hab was anderes gehört«, entgegnete Ciara achselzuckend.

Endlich kam das Foto zu Holly, und sie und Jack fingen gleichzeitig an zu lachen. Ciara baumelte kopfüber an einem Seil, das Gesicht von einem Angstschrei völlig verzerrt. Ihre Haare (damals blau gefärbt) sträubten sich in alle Himmelrichtungen, als stünden sie unter Strom.

»Tolles Foto, Ciara! Mum, das musst du rahmen lassen und über den Kamin hängen«, witzelte Holly.

»O ja!« Ciara bekam leuchtende Augen. »Prima Idee.«

»Aber sicher, Schätzchen, ich hänge das Bild von deiner Heiligen Kommunion ab und nehme stattdessen das hier«, meinte Elizabeth ironisch.

»Na ja, ich weiß jedenfalls nicht, welches gruseliger ist«, sagte Declan nachdenklich.

»Holly, was machst du eigentlich an deinem Geburtstag?«, fragte Abbey und beugte sich herüber.

»Ach, stimmt ja!«, rief Ciara. »Du wirst ja bald dreißig!«

»Ich mache überhaupt nichts«, wehrte Holly ab, »und ich möchte auch keine Überraschungsparty oder so was. Bitte.«

»Oh, du musst aber …«, setzte Ciara an.

»Nein, sie muss überhaupt nichts, wenn sie nicht will«, fiel ihr Vater ihr ins Wort und zwinkerte Holly verschwörerisch zu.

»Danke, Dad. Ich geh vielleicht einfach mit ein paar Freundinnen abends einen trinken oder so. Nichts Aufregendes.«

Richard schnalzte tadelnd mit der Zunge, als das Foto bei ihm ankam, und gab es rasch weiter an seinen Vater, der bei Ciaras Anblick leise in sich hineinlachte.

»Ja, ich bin ganz deiner Meinung, Holly«, sagte Richard. »Solche Geburtstagsfeste sind immer ein bisschen peinlich. Erwachsene Menschen benehmen sich plötzlich wie kleine Kinder und trinken viel zu viel. Du hast vollkommen Recht.«

»Eigentlich mag ich Partys, Richard«, konterte Holly. »Nur bin ich dieses Jahr absolut nicht in Feierstimmung.«

Einen Augenblick herrschte Schweigen, dann überbrückte Ciara: »Ein Mädels-Abend also, ja?«

»Kann ich mitkommen und meine Kamera mitbringen?«, fragte Declan.

»Was?«

»Ich brauche ein bisschen Material über die Kneipenszene und so fürs College.«

»Na ja, wenn es dir was bringt … aber wir gehen bestimmt nicht in diese ganzen Trendschuppen, die du so toll findest.«

»Nein, nein, es ist mir ganz egal, wo ihr hing … autsch!«, schrie er auf und starrte Timothy drohend an. Timmy streckte ihm die Zunge heraus, und das Gespräch ging weiter. Als der Hauptgang vertilgt war, verschwand Ciara und kehrte mit einer großen Tasche zurück. »Geschenke!«, verkündete sie. Timmy und Emily jubelten. Holly hoffte, dass Ciara überhaupt an die beiden gedacht hatte.

Ihr Vater bekam einen bunt angemalten Bumerang und tat so, als wollte er damit auf seine Frau werfen. Richard nahm ein T-Shirt mit der Landkarte von Australien entgegen, die er sofort seinen Kindern erklärte. Meredith ging leer aus. Jack und Declan erhielten beide ein T-Shirt mit seltsamen Bildern und der Unterschrift: »Ich war im Busch«, und Hollys Mutter freute sich über eine Sammlung mit alten Rezepten der Aborigines; Holly war richtig gerührt, denn Ciara hatte ihr einen Traumfänger aus bunten Federn und Stöckchen mitgebracht. »Damit alle deine Träume wahr werden«, flüsterte Ciara ihr ins Ohr und küsste sie auf die Wange.

Zum Glück hatte Ciara für Timmy und Emily Süßigkeiten dabei, die allerdings ziemlich große Ähnlichkeit mit den gängigen Produkten aus dem Laden um die Ecke aufwiesen und unverzüglich von Richard und Meredith konfisziert wurden, weil die Kinder sich nicht die Zähne kaputtmachen sollten.

»Na, dann gib mir das Zeug zurück, damit ich meine eigenen Zähne damit kaputtmachen kann«, verlangte Ciara.

Timmy und Emily starrten traurig auf die Geschenke der anderen und bekamen prompt einen Tadel von Richard, weil sie sich nicht ordentlich auf die Landkarte von Australien konzentrierten. Timmy zog Holly eine Grimasse, und ihr Mitleid war schon wieder wie ausgeblasen.

»Wir sollten uns auf den Weg machen, sonst schlafen die Kinder noch im Sitzen ein«, mahnte Meredith kurze Zeit später. Die angeblich so müden Kinder waren hellwach und versetzten Holly und Declan unter dem Tisch fleißig Fußtritte.

»Nun, ehe alle wieder verschwinden«, rief Hollys Vater laut über den Tisch und das allgemeine Geplapper verstummte. »Ich möchte gern einen Toast ausbringen auf unsere wunderbare Tochter Ciara, denn wir feiern heute ihre Rückkehr.« Er lächelte seine Tochter an, und Ciara sonnte sich in der Aufmerksamkeit, die ihr zuteil wurde. »Wir haben dich vermisst, Liebes, und sind froh, dass du wohlbehalten wieder zu Hause bist«, beendete Frank seine kurze Rede. Dann hob er das Glas und rief: »Auf Ciara.«

»Auf Ciara!«, wiederholten alle und tranken ihre Gläser aus.

Als sich die Tür hinter Richard und Meredith geschlossen hatte, begannen auch die anderen nach und nach aufzubrechen. Holly trat in die kühle Luft hinaus und ging allein zu ihrem Auto. Ihre Eltern standen an der Tür und winkten, aber sie fühlte sich schrecklich einsam. Sonst war sie nach solchen Einladungen immer zusammen mit Gerry nach Hause gegangen, oder er hatte daheim auf sie gewartet. Aber das war nicht mehr so, weder heute, noch morgen, noch übermorgen …

Sieben

Holly stand vor dem großen Spiegel und begutachtete sich. Sie hatte Gerrys Anweisung befolgt und sich neu ausgestattet. Wofür, das wusste sie noch nicht, aber sie musste sich mehrmals pro Tag schwer zusammennehmen, um den Umschlag für Mai nicht vor der Zeit zu öffnen. Nur noch elf Tage, dann war es so weit. Sie war so gespannt!

Sie hatte sich für Schwarz entschieden, ihrer Stimmung entsprechend. Eine enge Hose, die sie noch schlanker machte und perfekt zu ihren schwarzen Stilettos passte. Dazu noch ein schwarzes, glitzerndes Top, in dem sogar sie aussah, als hätte sie Oberweite. Leo hatte sie wunderschön frisiert: Das Haar war hochgebunden, nur ein paar Strähnen fielen ihr locker über die Schultern. Holly fuhr sich mit den Fingern durch die Haare und lächelte beim Gedanken an den Termin. Atemlos und mit rotem Gesicht war sie hereingestürzt. »Entschuldige, Leo, ich war am Telefon und hab die Zeit vergessen.«

»Ach, mach dir nichts draus, Liebes, wenn du einen Termin vereinbarst, lass ich ihn meine Leute sowieso immer eine halbe Stunde später eintragen. Colin!«, rief er und schnippte mit den Fingern.

Colin ließ alles stehen und liegen und kam angelaufen.

»Himmel, schluckst du eigentlich Pferde-Hormone oder was? Ich hab dir die Haare doch erst vor ein paar Wochen geschnitten, und jetzt sind sie schon wieder so lang.«

Energisch pumpte er den Stuhl nach oben. »Irgendwas Besonderes heute Abend?«, erkundigte er sich, während er munter weiter den Stuhl attackierte.

»Ja, der große Drei-Null«, antwortete sie und biss sich auf die Lippen.

»Was ist das denn, deine Buslinie oder was?«

»Nein! Ich bin der große Drei-Null!«

»Oh, das hab ich doch gewusst, Liebes – Colin!«, brüllte er wieder und schnippte erneut mit den Fingern.

Einen Augenblick später kam Colin mit einem Kuchen in der Hand aus dem Personalraum, gefolgt von einer Reihe weiterer Friseure, die zusammen mit Leo »Happy Birthday« anstimmten. Holly war sprachlos. »Leo!«, war alles, was sie herausbekam. Zwar kämpfte sie tapfer gegen die Tränen, verlor den Kampf aber jämmerlich. Zu diesem Zeitpunkt hatte schon der gesamte Salon mit eingestimmt, und Holly war ganz überwältigt. Als das Lied vorbei war, applaudierten alle, und das Geschäft lief normal weiter.

Holly konnte immer noch nicht sprechen.

»Herr des Himmels, Holly, die eine Woche lachst du so, dass du praktisch vom Stuhl kippst, und in der nächsten weinst du dir beinahe die Augen aus dem Kopf!«

»Ach, das ist doch nur, weil das so etwas Besonderes war, und so unerwartet«, sagte sie, während sie sich die Tränen trocknete, Leo umarmte und ihm einen dicken Kuss auf die Wange drückte.

»Na ja, ich musste mich ja revanchieren, nachdem ihr mir damals so übel mitgespielt habt«, sagte er und schob Holly vorsichtig weg, weil ihm die Angelegenheit zu sentimental wurde.

Holly lachte, als ihr die Überraschungsparty zu Leos fünfzigstem Geburtstag einfiel. Das Thema war »Federn und Spitze« gewesen. Holly hatte ein wunderschönes, eng anliegendes Spitzenkleid angehabt, und Gerry, der es immer auf den Lacherfolg abgesehen hatte, eine pinkfarbene Federboa, passend zu seinem pinkfarbenen Hemd und ebensolcher Krawatte. Und obwohl Leo behauptete, es wäre ihm schrecklich unangenehm gewesen, hatte er die Aufmerksamkeit doch insgeheim genossen.

»Na, aber der Stripper hat dir doch ganz gut gefallen«, neckte Holly.

»Gefallen? Ich bin mit ihm den ganzen Monat danach ausgegangen. So ein Mistkerl.«

Jedem Kunden wurde ein Stück Kuchen serviert und alle bedankten sich bei Holly.

»Ich weiß überhaupt nicht, warum die sich bei dir bedanken«, brummte Leo vor sich hin. »Schließlich hab ich das Zeug gekauft.«

»Mach dir keine Sorgen, Leo, ich bin sicher, das Trinkgeld wird die Kosten decken.«

»Bist du verrückt? Dein Trinkgeld reicht ja nicht mal für mein Busticket nach Hause.«

»Leo, du wohnst gleich nebenan.«

»Eben!«

Holly zog einen übertriebenen Schmollmund.

Leo lachte. »Dreißig Jahre, und benimmt sich immer noch wie ein Baby. Was hast du denn heute Abend vor?«

»Ach, nichts Besonderes. Ich gehe nur mit ein paar Freundinnen aus.«

»Das hab ich an meinem Fünfzigsten auch gesagt. Wer kommt denn alles mit?«

»Sharon, Ciara, Abbey und Denise, die ich seit einer Ewigkeit nicht mehr gesehen habe.«

»Ist Ciara wieder da?«

»Ja, und ihre Haare sind jetzt pink.«

»Ach du jemine! Dann soll sie sich lieber von mir fern halten. In Ordnung, Fräuleinchen, du siehst großartig aus, du wirst die Ballkönigin sein – viel Spaß heute Abend!«

Holly riss sich aus ihren Gedanken und blickte wieder in den Spiegel. Sie fühlte sich nicht wie dreißig. Andererseits – wie sollte man sich mit dreißig eigentlich fühlen? Früher war ihr dreißig endlos weit entfernt vorgekommen; sie hatte gedacht, in diesem Alter müsste man klug und erfahren sein und mitten im Leben stehen, mit Mann und Kindern und Beruf. Aber jetzt hatte sie nichts davon und fühlte sich genauso ahnungslos wie mit zwanzig, nur mit ein paar grauen Haaren und ein paar Lachfältchen dazu. Sie setzte sich auf die Bettkante und starrte weiter ihr Spiegelbild an. Eigentlich gab es nichts zu feiern.

In diesem Moment klingelte es an der Tür, und Holly hörte ihre Freundinnen aufgeregt plappern und kichern. Also nahm sie sich zusammen, atmete tief durch und setzte ein Lächeln auf.

»Herzlichen Glückwunsch zum Geburtstag«, riefen sie alle wie aus einem Munde.

Holly blickte in die fröhlichen Gesichter, und nun steckte sie die Begeisterung doch an. Rasch scheuchte sie alle ins Wohnzimmer und winkte dabei in Declans Kamera.

»Nein, Holly, du sollst ihn gar nicht beachten!«, zischte Denise und zog sie am Arm zur Couch, wo alle sie umringten und mit ihren Geschenken bedrängten.

»Mach meins zuerst auf!«, kreischte Ciara, wobei sie Sharon so unsanft aus dem Weg drängte, dass sie von der Couch kippte.

»Na schön, jetzt beruhigt euch erst mal ein bisschen«, sprach die Stimme der Vernunft (Abbey) und half der inzwischen hysterisch kichernden Sharon beim Aufstehen. »Ich finde, wir sollten erst mal den Sekt aufmachen und dann die Geschenke.«

»Okay, aber nur wenn sie meins als Erstes auspackt«, schmollte Ciara.

»Ja, Ciara, ich verspreche es dir«, sagte Holly betont ruhig und geduldig, als wäre Ciara ein kleines Kind.

Abbey rannte in die Küche und kehrte mit einem Tablett voller Sektgläser zurück. »Ein Glas Schampus, ihr Lieben?«

Die Sektgläser waren ein Hochzeitsgeschenk gewesen. Auf einem davon waren Gerrys und Hollys Namen eingraviert, aber Abbey hatte es taktvoll aussortiert. »Gut, Holly, jetzt kannst du die Gastgeberin spielen«, meinte sie und reichte ihr die Flasche.

Alle gingen in Deckung, während Holly sich ans Öffnen machte. »Hey, ich kann das ziemlich gut!«

»Tja, sie ist inzwischen echt ein Profi«, rief Sharon und tauchte kurz hinter der Couch auf, ein Kissen auf dem Kopf.

Der Sektkorken knallte, alle klatschten Beifall und kamen nacheinander aus ihren Verstecken.

»Ein himmlisches Geräusch«, sagte Denise und drückte theatralisch die Hand aufs Herz.

»Okay, jetzt mach aber endlich mein Geschenk auf!«, schrie Ciara.

»Ciara!«, riefen alle empört. »Erst anstoßen«, fügte Sharon hinzu.

Sie hoben die Gläser.

»Okay, auf meine superallerbeste Freundin auf der ganzen Welt, die ein echt hartes Jahr hinter sich hat. Sie ist die tapferste und stärkste Frau, die ich kenne, und für uns alle ein Vorbild. Auf dich, und ich wünsche dir, dass du dein Glück für die nächsten dreißig Jahre deines Lebens findest! Auf Holly!«

»Auf Holly!«, stimmten die anderen ein. In den meisten Augen schimmerten Tränen, nur Ciara kippte ihren Sekt auf einmal hinunter und war sofort wieder dabei, Holly ihr Geschenk aufzudrängen.

»Okay, jetzt musst du erstens dieses Diadem aufsetzen, weil du heute die Prinzessin bist, und zweitens ist hier mein Geschenk für dich!«

Die anderen halfen Holly, das funkelnde Krönchen aufzusetzen, das hervorragend zu ihrem glitzernden Oberteil passte, und in diesem Augenblick fühlte sie sich im Kreise ihrer Freundinnen tatsächlich wie eine Prinzessin. Vorsichtig entfernte sie das Klebeband von Ciaras ordentlich eingepacktem Geschenk.

»Ach, reiß es doch einfach auf!«, sagte Abbey zur großen Überraschung aller Anwesenden.

Verwirrt betrachtete Holly die Schachtel, die zum Vorschein kam. »Was ist das denn?«

»Lies doch, was draufsteht!«, sagte Ciara aufgeregt.

Holly begann vorzulesen: »Das ist ein batteriebetriebener …

o mein Gott, Ciara! Du verdorbenes Biest!« Holly und ihre Freundinnen lachten.

»Na, den kann ich bestimmt brauchen«, kicherte Holly und hielt die Schachtel in die Kamera. Declan machte ein Gesicht, als wollte er sich übergeben.

»Gefällt er dir?«, fragte Ciara Anerkennung heischend. »Ich wollte ihn dir schon bei dem Essen neulich überreichen, aber ich dachte, das wäre vielleicht nicht ganz die passende Gelegenheit.«

»O Gott, ich bin wirklich froh, dass du ihn bis jetzt aufgehoben hast!« Lachend umarmte Holly ihre Schwester.

»Okay, ich bin als Nächste dran«, sagte Abbey und legte ihr Päckchen auf Hollys Schoß. »Das ist von Jack und mir, also erwarte bloß nicht was wie von Ciara!«

»Na ja, ich würde mir auch Sorgen machen, wenn ich so was von Jack kriegen würde«, meinte Holly, während sie Abbeys Geschenk auswickelte. »O Abbey, das ist wunderschön!«, rief sie und hielt ein mit Sterlingsilber verziertes Fotoalbum in die Höhe.

»Für deine neuen Erinnerungen«, meinte Abbey leise.

»Es ist so schön«, entgegnete Holly, nahm Abbey in die Arme und drückte sie an sich. »Vielen Dank!«

»Mein Geschenk ist weniger sentimental, aber als Frau wirst du es zu schätzen wissen«, sagte Denise und überreichte Holly einen Umschlag.

»Oh, das ist ja toll! Das wollte ich schon immer mal machen«, rief Holly, als sie hineingesehen hatte. »Ein Wellnesswochenende in Haven's Health and Beauty Clinic!«

»Gott, du hörst dich schon an, als wärst du bei ›Herzblatt‹«, neckte Sharon.

»Sag Bescheid, wenn du einen Termin weißt, dann kann der Rest von uns auch buchen. Der Gutschein gilt ein Jahr. Machen wir eine Sause draus!«

»Das ist eine großartige Idee, Denise, vielen, vielen Dank!«

»Last, but not least!« Holly zwinkerte Sharon zu, die nervös die Hände verschränkte und Hollys Gesicht beobachtete.

Ihr Geschenk war ein großer silberner Bilderrahmen mit einem Foto von Sharon, Denise und Holly beim Weihnachtsball vor zwei Jahren. »Oh, da hab ich ja mein teures weißes Kleid an!«, rief Holly.

»Ja, bevor du es ruiniert hast«, stellte Sharon nüchtern fest.

»Ich kann mich überhaupt nicht an dieses Foto erinnern!«

»Ich kann mich nicht mal mehr daran erinnern, dass ich auf dem Ball war«, murmelte Denise.

Holly starrte traurig auf das Foto, während sie zum Kamin hinüberging. Das war der letzte Ball gewesen, auf den sie mit Gerry gegangen war, denn im vorigen Jahr war er schon zu krank gewesen.

»Das bekommt den Ehrenplatz«, verkündete Holly, und stellte den Rahmen neben ihr Hochzeitsfoto.

»Okay, Leute, dann lasst uns mal ernsthaft mit dem Trinken anfangen!«, rief Ciara, und wieder brachten sich alle in Sicherheit, während der nächste Sektkorken knallte.

Zwei Flaschen Sekt und einige Flaschen Rotwein später stolperten die Freundinnen aus dem Haus und quetschten sich in ein Taxi. Zwischen dem Gegiggel schaffte es eine von ihnen, dem Taxifahrer zu erklären, wo sie hinwollten. Holly wollte unbedingt auf den Beifahrersitz, um sich mit John, dem Taxifahrer, »mal so richtig gemütlich« zu unterhalten. Wahrscheinlich hätte er sie am liebsten umgebracht, als sie die Innenstadt erreichten.

»Bye, John!«, riefen sie alle ihrem neuen Freund zu, als sie in der Dubliner Innenstadt ausstiegen und dem Taxi nachschauten, das in Höchstgeschwindigkeit davonbrauste. Während der dritten Flasche Wein hatten sie den Entschluss gefasst, ihr Glück im stylischsten Dubliner Club, dem »Boudoir« zu versuchen. Das »Boudoir« war den Reichen und Berühmten vorbehalten, und jeder wusste, dass man, wenn man nicht reich und berühmt war, einen Gästeausweis brauchte, um hineinzukommen. Denise wedelte mit ihrem Videothekausweis und stolzierte ganz cool zur Tür, aber – Überraschung – der Türsteher ließ sie nicht durch.

Die einzigen bekannten Nasen, die an ihnen vorübergingen, während sie noch mit den beiden Männern an der Tür diskutierten, waren ein paar Nachrichtensprecher des irischen Fernsehns. Denise lächelte sie an und sagte demonstrativ ein paar Mal laut »Guten Abend«. Glücklicherweise erinnerte sich Holly danach an nichts mehr.

Am nächsten Morgen erwachte sie mit einem entsetzlich dicken Kopf. Ihr Mund war so trocken wie Gandhis Sandale, und sie hatte Sehstörungen. Vorsichtig stützte sie sich auf einen Ellbogen und versuchte, die Augen richtig zu öffnen, aber die waren irgendwie zusammengeklebt, sodass sie nur mühsam im Zimmer umherspähen konnte. Es war hell, furchtbar hell, und das Zimmer drehte sich bedenklich. Als sie sich zufällig im Spiegel entdeckte, bekam sie einen Schreck. Hatte sie gestern einen Unfall gehabt? Aber dann war sie schon wieder erschöpft und sank zurück in die Kissen. Plötzlich ging die Alarmanlage los. Holly hob den Kopf leicht vom Kissen und öffnete ein Auge. Ach, nehmt doch mit, was ihr wollt, dachte sie, solange ihr mir ein Glas Wasser bringt, bevor ihr geht. Irgendwann merkte sie allerdings, dass es nicht die Alarmanlage war, sondern das Telefon, das neben ihrem Bett klingelte.

»Hallo?«, krächzte sie.

»O gut, es hat also nicht nur mich erwischt«, erklang vom anderen Ende der Leitung eine ebenfalls sehr matt klingende Stimme.

»Wer ist da?«, krächzte Holly erneut.

»Mein Name ist Sharon, glaube ich«, antwortete die Stimme. »Aber frag mich nicht, wer Sharon eigentlich ist, ich weiß das nämlich nicht. Neben mir im Bett liegt jedenfalls ein Mann, der glaubt, dass ich ihn kenne.«

Im Hintergrund hörte Holly John lachen.

»Sharon, was ist gestern passiert?«

»Alkohol ist passiert«, antwortete Sharon schlaftrunken, »eine Unmenge Alkohol.«

»Sonst irgendwelche Informationen?«

»Nein.«

»Weißt du, wie spät es ist?«

»Zwei Uhr.«

»Warum rufst du mich um diese nachtschlafende Zeit an?«

»Zwei Uhr nachmittags, Holly.«

»Oh. Wie kann das denn sein?«

»Schwerkraft oder so. Ich hab das Thema in der Schule leider verpasst.«

»O Gott, ich glaube, ich sterbe.«

»Ich auch.«

»Vielleicht sollte ich noch ein bisschen schlafen und hoffen, dass sich der Boden nicht mehr bewegt, wenn ich aufwache.«

»Gute Idee, Holly. Ach ja, und willkommen im Club der Dreißiger.«

»Das hat ja nicht gerade so angefangen, wie es weitergehen soll«, ächzte Holly.

»Ja, das hab ich damals auch gesagt. Gute Nacht.«

»Nacht.« Sekunden später war Holly wieder eingeschlafen. Im Lauf des Tages wachte sie immer wieder auf, weil das Telefon klingelte, aber die Gespräche erschienen ihr alle wie im Traum. Und sie unternahm zahlreiche Ausflüge in die Küche, um ihren Wasserhaushalt zu regulieren.

Abends um neun gab Holly endlich den Forderungen ihres knurrenden Magens nach. Wie üblich war nichts im Kühlschrank, deshalb beschloss sie, sich etwas Feistes vom Chinesen zu gönnen. Eine Stunde später kuschelte sie sich im Pyjama auf die Couch und zappte durchs Samstagabendprogramm, während sie sich genüsslich voll stopfte. Gestern war es ihr fast unmöglich vorgekommen, ihren Geburtstag ohne Gerry zu überleben, aber jetzt stellte Holly überrascht fest, dass sie sich zum ersten Mal seit Gerrys Tod in ihrer eigenen Gesellschaft wohl fühlte. Anscheinend gab es doch eine kleine Chance, dass sie ohne ihn in der Welt zurechtkommen würde.

Später rief Jack auf ihrem Handy an. »Hallo, Schwester, was machst du gerade?«

»Ich sehe fern und esse was vom Chinesen«, antwortete sie.

»Du hörst dich ziemlich fit an. Im Gegensatz zu meiner armen Freundin, die hier neben mir liegt und schrecklich leidet.«

»Ich gehe nie wieder mit dir aus, Holly«, hörte sie Abbeys schwache Stimme im Hintergrund.

»Du und deine Freundinnen, ihr habt sie auf Ideen gebracht, auf die sie selbst *nie* kommen würde«, witzelte Jack.

»Nix da – soweit ich mich erinnere, mussten wir sie zu nichts zwingen.«

»Sie sagt, sie kann sich an nichts erinnern.«

»Ich auch nicht. Vielleicht passiert das, wenn man dreißig wird, früher ging es mir jedenfalls nie so. Übrigens vielen Dank für das Geschenk, es ist wunderschön.«

»Freut mich, dass es dir gefällt. Ich hab ewig gesucht, bis ich das Richtige gefunden habe.«

»Lügner.«

Er lachte.

»Jedenfalls wollte ich dich fragen, ob du morgen Abend zu Declans Auftritt kommst.«

»Wo spielt er denn?«

»In Hogan's Pub.«

»Auf keinen Fall. Ich werde nie wieder einen Fuß in einen Pub setzen, und schon gar nicht, wenn mich da eine Rockband mit kreischenden Gitarren und dröhnendem Schlagzeug erwartet.«

»Ach, höre ich da etwa Anklänge der alten antialkoholischen Leier? Dann trink einfach nichts, aber komm mit, Holly. Declan ist total aufgeregt, und sonst will ihn ja keiner hören.«

»Ha! Aber mit mir kann man's ja machen.«

»Ach komm, Holly. Declan würde sich echt freuen. Außerdem hatten wir zwei bei dem Essen neulich kaum Gelegenheit, uns zu unterhalten. Wir waren seit Urzeiten nicht mehr zusammen weg«, bettelte er.

»Na ja, wir haben wohl kaum eine Chance auf ein vertrauliches Gespräch, wenn die ›Orgasmic Fish‹ loslegen«, meinte sie sarkastisch.

»Sie heißen inzwischen ›Black Strawberries‹ – süß oder?«, lachte er.

Holly stützte den Kopf in die Hand und stöhnte. »Bitte zwing mich nicht, mir das anzutun, Jack«, jammerte sie.

»Du kommst also mit?«

»Ja, okay, aber ich bleibe nicht lange.«

»Darüber können wir diskutieren, wenn es so weit ist. Declan ist bestimmt begeistert, wenn ich es ihm erzähle, sonst unterstützt ihn ja keiner aus der Familie.«

»Also treffen wir uns so gegen acht?«

»Wunderbar.«

Holly legte auf. Die nächsten Stunden kam sie nicht von der Couch hoch, weil sie zu voll war, um sich vom Fleck zu rühren. Vielleicht war das feiste chinesische Essen doch keine so gute Idee gewesen.

Acht

Als Holly am nächsten Abend in Hogan's Pub eintraf, fühlte sie sich zwar schon etwas frischer, aber ihr Reaktionsvermögen war immer noch nicht wieder auf der Höhe. Mit zunehmendem Alter schien sie den Alkohol immer schlechter zu vertragen, und gestern hatte sie eindeutig die Goldmedaille als Kater aller Kater davongetragen. Sie hatte einen langen Spaziergang an der Küste von Malahide nach Portmarnock gemacht, und die kühle Brise hatte ihr geholfen, wieder einen klareren Kopf zu bekommen. Zum Sonntagsessen hatte sie bei ihren Eltern vorbeigeschaut, und sie hatten ihr nachträglich zum Geburtstag eine wunderschöne Waterford-Kristallvase geschenkt. Überhaupt war der Tag bei ihnen so entspannend gewesen, dass sie sich nur mit Mühe vom gemütlichen Sofa aufrappeln und zu Hogan's hatte schleppen können.

Hogan's war ein beliebter Pub im Herzen Dublins, der sich über drei Etagen erstreckte und selbst sonntags gerammelt voll war. Im ersten Stock befand sich ein hipper Club, in dem junge schöne Menschen ihre stylischen Klamotten ausführten. Im Erdgeschoss war ein traditioneller irischer Pub für die älteren Jahrgänge, natürlich ausgestattet mit den üblichen alten Käuzen, die auf einem Barhocker thronten und bei ein paar Pints über das Leben philosophierten. Ein paar Abende pro Woche spielten traditionelle irische Bands die bekannten Folksongs, die alle mochten. Der Keller jedoch, in dem auch andere Gruppen auftraten, war dunkel und schäbig und die Klientel hauptsächlich studentischen Ursprungs – Holly schien die älteste anwesende Person zu sein.

Der Keller war verraucht und stickig. Holly bekam sofort Atembeklemmungen. Praktisch jeder schien hier zu rauchen, und ihr brannten schon beim Hereinkommen die Augen. Mit Schrecken dachte sie daran, wie es in einer Stunde sein würde, aber sie schien die Einzige zu sein, die damit irgendwelche Schwierigkeiten hatte. Als sie Declan entdeckte, winkte sie ihm zu, beschloss aber, sich nicht zu ihm durchzudrängeln, da er von einer Traube Mädchen umgeben war. Sie wollte ihn nicht in Verlegenheit bringen. Da Holly selbst nicht studiert, sondern gleich angefangen hatte, als Sekretärin zu arbeiten, war ihr das Studentenleben entgangen. Seither hatte sie mehrere Stellen gehabt, zuletzt in dieser Anwaltskanzlei. Gerry hatte an der Dublin City University BWL studiert, aber nie viel mit seinen Kommilitonen zu tun gehabt, weil er sich lieber mit Holly, Sharon und John, Denise und Hollys anderen Freunden herumtrieb. Wenn Holly sich jetzt so umsah, hatte sie nicht das Gefühl, dass sie viel verpasst hatte.

Endlich konnte Declan sich einen Moment von seinen weiblichen Fans losreißen und kam zu Holly herüber.

»Hallo, du Star des Abends, ich fühle mich geehrt, dass du mich zur Kenntnis nimmst.« Die Mädchen, die ihm gefolgt waren, musterten Holly von oben bis unten und fragten sich wahrscheinlich, warum Declan sich mit einer Frau in diesem fortgeschrittenen Alter abgab. Declan lachte und rieb sich zufrieden die Hände. »Toll nicht? Sieht aus, als wäre heute Abend ordentlich was los«, meinte er großspurig.

»Als deine Schwester freut es mich immer sehr, über Derartiges auf dem Laufenden zu sein«, erwiderte Holly ein wenig sarkastisch. Aber es war sowieso unmöglich, mit Declan ins Gespräch zu kommen, denn er vermied jeden Blickkontakt mit ihr und durchsuchte mit den Augen ständig die Menge. »Okay, Declan, geh ruhig wieder zu deinen Girlys und flirte weiter, statt dich hier mit deiner großen Schwester zu langweilen«, fügte sie deshalb schnell hinzu.

»Aber nein, so ist das nicht«, wehrte er ab. »Ich hab nur gehört, dass heute Abend vielleicht ein Typ von einem Plattenlabel auftaucht.«

»Oh, cool!« Holly freute sich für ihren Bruder und hatte kurz mit ihrem Gewissen zu kämpfen, weil sie seine Projekte nie richtig ernst genommen hatte. Angestrengt sah sie sich um, ob sie jemanden entdecken konnte, der aussah wie von einer Plattenfirma. Woran würde man so jemanden erkennen? Er würde ja bestimmt nicht mit einem Notizblock in der Ecke sitzen. Schließlich fiel ihr Blick auf einen Mann, der wesentlich älter zu sein schien als der Rest der Gäste – in Hollys Alter. Er trug eine schwarze Lederjacke, schwarze Hose, schwarzes T-Shirt und stand, die Hände in den Hüften, direkt neben der Bühne. Ja, das war er bestimmt. Er hatte einen Dreitagebart und machte den Eindruck, als sei er seit längerer Zeit nicht mehr im Bett gewesen. Vermutlich hatte er sich die ganze Woche durch jeden Abend irgendwelche Auftritte angehört. Wahrscheinlich roch er auch schlecht. Holly kannte solche Typen. »Da drüben, Deco!« Holly hob die Stimme und deutete auf den Mann. Declan folgte interessiert ihrem Blick, aber dann verblasste sein Lächeln. Offensichtlich kannte er den Mann. »Nein, nein, das ist bloß Danny!«, rief er und pfiff laut, um seine Aufmerksamkeit zu erregen.

Danny drehte sich um, nickte Declan zu und bahnte sich einen Weg zu ihnen herüber. »Hallo, Mann«, begrüßte Declan ihn und schüttelte ihm die Hand.

»Hi, Declan, wie geht's?« Danny machte einen etwas gestressten Eindruck.

»Ganz okay«, antwortete Declan und nickte ohne große Begeisterung. Jemand musste ihm gesagt haben, dass es besonders cool war, wenn man sich benahm, als wäre einem alles egal.

»War der Soundcheck okay?«, fragte Danny weiter.

»Es gab ein paar Probleme, aber die haben wir in den Griff gekriegt.«

»Dann ist also alles in Butter?«

»Klar.«

»Gut.« Dannys Gesicht entspannte sich, und er wandte sich an Holly. »Entschuldige, ich bin Daniel.«

»Freut mich, ich bin Holly.«

»Oh, tut mir Leid«, unterbrach Declan. »Holly, das ist der Besitzer des Ladens hier. Daniel, das ist meine Schwester Holly.«

»Deine Schwester? Ihr seht euch gar nicht ähnlich.«

»Gott sei Dank«, flüsterte Holly Daniel zu. Daniel lachte.

»Hey, Declan, wir sind dran!«, rief ein Junge mit blauen Haaren.

»Dann bis später, ihr zwei«, sagte Declan und machte, dass er davonkam.

»Viel Glück«, schrie Holly ihm nach. »Du bist also ein Hogan«, sagte sie dann zu Daniel.

»Nein, ich bin ein Connelly«, grinste er. »Ich hab den Schuppen vor ein paar Wochen übernommen.«

»Oh«, erwiderte Holly überrascht. »Ich wusste gar nicht, dass der Pub verkauft worden ist. Willst du ihn jetzt in ›Connelly's‹ umbenennen?«

»Geht nicht. Ich kann mir kein neues Schild leisten, der Name ist so lang.«

Holly lachte. »Na ja, ›Hogan's‹ kennt ja auch jeder, da wäre es wahrscheinlich sowieso keine gute Idee, den Namen zu ändern.«

In diesem Moment erschien Jack am Eingang, und Holly winkte ihn zu sich herüber. »Tut mir Leid, dass ich so spät komme. Hab ich was verpasst?«, fragte er, nachdem er sie umarmt hatte.

»Nein, es soll gerade losgehen. Jack, das ist Daniel, der Besitzer des Pubs.«

»Freut mich«, sagte Daniel und schüttelte Jack die Hand.

»Sind die Jungs denn gut?«, fragte ihn Jack mit einem Kopfnicken zur Bühne.

»Ich hab sie noch nie gehört, um ehrlich zu sein«, antwortete Daniel nervös.

»Dann war das aber mutig von dir!«, lachte Jack.

»Hoffentlich nicht zu mutig«, seufzte Daniel und wandte sich zur Bühne, wo die Band nun Aufstellung nahm.

»Ich kenne ein paar Gesichter hier drin«, sagte Jack und ließ die Augen schweifen. »Und die meisten davon sind unter achtzehn.«

Ein Mädchen in zerrissenen Jeans und bauchfreiem Top schlenderte mit einem unsicheren Lächeln an Jack vorüber, den Zeigefinger auf die Lippen gelegt. Jack lächelte und nickte.

Holly sah ihren Bruder fragend an. »Was war das denn?«

»Ach, sie ist in meiner Englischklasse und erst sechzehn oder siebzehn. Aber ein nettes Mädchen«, fügte er hinzu, während er ihr nachsah. »Hoffentlich kommt sie morgen nicht zu spät.«

Holly beobachtete, wie das Mädchen mit ihren Freunden ein Bier kippte, und wünschte sich, sie hätte in der Schule auch Lehrer wie Jack gehabt; alle seine Schüler schienen ihn zu lieben. Und das war leicht zu verstehen; er war einfach ein liebenswerter Mensch. »Na, dann verrat sie bloß nicht, vor allem bei ihm«, meinte Holly leise mit einem Seitenblick zu Daniel, der immer noch neben ihr stand.

Die Menge begann zu schreien, und Declan streifte mit der Gitarre seine melancholische Musikerpersönlichkeit über. Dann begann die Musik und vernichtete jede Chance auf ein verständliches Gespräch. Die Menge begann auf und ab zu hüpfen, wobei immer mal wieder ein Hüpfender unsanft auf Hollys Füßen landete. Jack sah sie an und lachte, amüsiert über ihr offensichtliches Unbehagen. »Kann ich euch beiden was zu trinken bringen?«, rief Daniel und illustrierte seine Frage mit einer Trinkbewegung. Jack wollte ein Budweiser, Holly beschränkte sich auf ein Tonicwater. Dann sahen sie zu, wie Daniel sich durch das Gewühl drängte, hinter die Bar kletterte und ihre Getränke holte. Einige Minuten später kehrte er mit den Gläsern und einem Hocker für Holly zurück. Inzwischen hatten die Geschwister ihre Aufmerksamkeit auf ihren Bruder auf der Bühne gerichtet. Die Musik war hauptsächlich laut, und Holly, die sonst eher sanfte Klänge bevorzugte, konnte nicht recht entscheiden, ob sie gut war. Auf alle Fälle vollkommen anders als Westlife, ihre derzeitige Lieblingsband, und damit war sie sicher nicht die Richtige, ein Urteil über die »Black Strawberries« zu fällen. Der Name sagte allerdings schon so ziemlich alles.

Nach vier Songs reichte es ihr. Sie gab Jack einen Abschiedskuss und rief ihm zu: »Sag Declan, dass ich bis zum Schluss da war!« Ebenfalls schreiend verabschiedete sie sich von Daniel: »War nett, dich kennen zu lernen, Daniel! Danke für das Tonic!« Dann bahnte sie sich einen Weg zurück in die Zivilisation und an die frische, kühle Luft, aber im Auto klingelten ihr noch den ganzen Nachhauseweg die Ohren. Als sie ankam, war es zehn Uhr. Nur noch zwei Stunden, dann war Mai. Und das bedeutete, dass sie den nächsten Umschlag öffnen durfte.

Holly saß am Küchentisch und trommelte nervös mit den Fingern auf die Tischplatte. Mit großen Schlucken führte sie sich die dritte Tasse Kaffee zu Gemüte. Sie streckte die Beine. Die mickrigen zwei Stunden wach zu bleiben, war ihr schwerer gefallen, als sie gedacht hatte. Sie klopfte mit den Fußspitzen auf den Boden, dann schlug sie wieder die Beine übereinander. Noch eine halbe Stunde bis Mitternacht. Der Umschlag lag vor ihr auf dem Tisch, und sie konnte beinahe sehen, wie er ihr die Zunge herausstreckte und spöttisch »Na-na na-naa naa-na« machte.

Schließlich nahm sie ihn in die Hand. Wer würde es schon erfahren, wenn sie ihn ein bisschen früher aufmachte? Sharon und John hatten wahrscheinlich schon vergessen, dass es überhaupt einen Umschlag für Mai gab, und Denise war bestimmt nach dem zweitägigen Kater noch ziemlich hinüber. Sie konnte ja einfach lügen, wenn jemand sie fragte, ob sie geschummelt hatte. Außerdem war es den anderen doch sowieso egal. Niemand würde es wissen, niemanden würde es stören.

Aber das stimmte nicht.

Gerry würde es wissen.

Jedes Mal, wenn Holly die kleinen weißen Umschläge in die Hand nahm, spürte sie eine direkte Verbindung zu Gerry. Als sie die beiden ersten geöffnet hatte, war es ein Gefühl gewesen, als säße er direkt neben ihr. Als spielten sie ein Spiel zusammen, auch wenn sie in zwei verschiedenen Welten existierten. Sie konnte ihn spüren, und er würde wissen, wenn sie mogelte, er würde wissen, wenn sie sich nicht an die Spielregeln hielt.

Nach einer weiteren Tasse Kaffee war Holly so nervös, dass sie an die Decke hätte gehen können. Der kleine Zeiger schien sich für eine Rolle in »Baywatch« bewerben zu wollen, so bewegte er sich in Zeitlupe. Aber dann war es endlich Mitternacht. Holly drehte den Umschlag noch einmal langsam um und genoss jeden Augenblick. Gerry saß ihr gegenüber am Tisch. »Na los, mach ihn auf.«

Vorsichtig löste sie die Gummierung und ließ die Finger darüber gleiten. Das Letzte, was sie berührt hatte, war Gerrys Zunge gewesen. Dann klaubte sie die Karte heraus und las:

Los geht's, meine Disco-Diva! Stell Dich diesen Monat Deiner Angst beim Karaoke im Club Diva! Man weiß ja nie, vielleicht kriegst Du eine Belohnung ...
P.S. Ich liebe Dich.

Sie spürte, dass Gerry sie beobachtete, sie musste unwillkürlich lächeln, und dann lachte sie laut los. Wenn sie gerade wieder einmal Luft bekam, rief sie: »Kommt gar nicht infrage!« Schließlich aber beruhigte sie sich und sagte laut: »Gerry, du alter Mistkerl. Ich mache das auf gar keinen Fall, kommt nicht in die Tüte.«

Gerry lachte nur noch lauter.

»Das ist *nicht* komisch, Gerry. Du weißt, was ich davon halte, und ich weigere mich strikt. Nein. Auf gar keinen Fall. Das tu ich nicht.«

»Aber du musst«, lachte Gerry.

»Ich muss überhaupt nichts!«

»Tu es für mich.«

»Ich tu es nicht für dich, nicht für mich und auch nicht für den Weltfrieden. Ich hasse Karaoke!«

»Tu es für mich«, wiederholte er.

Als das Telefon klingelte, erschrak Holly so, dass sie vom Stuhl aufsprang. Es war Sharon. »Es ist fünf nach zwölf – was steht auf Gerrys nächster Karte? John und ich können es kaum erwarten!«

»Wie kommt ihr denn auf die Idee, dass ich den Umschlag schon aufgemacht habe?«

»Ha!«, schnaubte Sharon. »Nach zwanzig Jahren bin ich wirklich Holly-Expertin. Los jetzt, was war drin?«

»Ich mach es sowieso nicht«, stellte Holly fest.

»Was denn?«

»Sag ich nicht, ich tu es nämlich nicht.«

»Ja was denn?«

»Ach, nur mal wieder so ein jämmerlicher Versuch von ihm, so richtig *lustig* zu sein«, fauchte sie zur Zimmerdecke empor.

»Holly, jetzt rück doch endlich raus damit!« John hatte sich das zweite Telefon geschnappt.

»Na gut … also … Gerry möchte, dass ich … dass ich Karaoke singe.«

»Was? Holly, ich hab kein Wort verstanden«, verkündete Sharon.

»Doch, irgendwas mit Karaoke«, mischte John sich ein. »Stimmt's oder hab ich Recht?«

»Ja«, antwortete Holly, ganz das tapfere kleine Mädchen.

»Du musst also singen?«, fragte Sharon.

»Ja-aa«, kam die zögernde Antwort. Vielleicht würde es nicht passieren, wenn sie es nicht aussprach. Die beiden fingen so laut an zu lachen, dass Holly den Hörer von ihrem Ohr weghalten musste. »Ruft mich zurück, wenn ihr nicht mehr so einen Krach macht«, sagte sie ärgerlich und legte auf.

Ein paar Minuten später klingelte das Telefon wieder.

»Ja?«

Sie hörte Sharon schnauben und erneut in einen Lachkrampf verfallen, dann war die Leitung wieder tot.

Zehn Minuten später versuchten sie es das nächste Mal.

»Ja?«

»Okay«, begann Sharon mit übertrieben sachlicher Stimme, »es tut mir Leid, aber jetzt geht es wieder. Schau mich nicht so an, John«, unterbrach sie sich, fuhr dann aber fort: »Entschuldige, Holly, aber ich muss ständig daran denken, wie du das letzte Mal …«

»Ja, ja, ja«, fiel Holly ihr ins Wort, »das brauchst du gar nicht aufzuwärmen. Es war der peinlichste Tag meines ganzen Lebens, also kann ich mich noch gut daran erinnern. Und genau deshalb werde ich es auch nicht noch mal tun.«

»Ach, Holly, du kannst dich doch von so was Blödem nicht abhalten lassen!«

»Also, wenn das nicht reicht, dann weiß ich nicht, was sonst noch passieren muss!«

»Holly, es war doch nur ein kleiner Stolperer ...«

»Ja, vielen Dank! Ich leide nicht an Amnesie! Aber egal, ich kann nicht singen, Sharon, das ist beim letzten Mal wohl ziemlich deutlich herausgekommen, oder?«

Sharon schwieg.

»Sharon?«

Weiter Schweigen.

»Sharon, bist du noch da?«

Noch immer keine Antwort.

»Sharon, lachst du etwa?«

Ein kurzes Quieken war zu hören, dann brach die Verbindung ab.

»Was für wundervolle Freunde ich doch habe, Freunde, die mich bis zum Letzten unterstützen«, brummte Holly vor sich hin.

»Ach Gerry«, schrie sie dann, »ich dachte, ihr wollt mir helfen, und stattdessen treibt ihr mich in den Nervenzusammenbruch!«

Neun

»Herzlichen Glückwunsch zum Geburtstag, Holly! Oder soll ich lieber sagen: Herzlichen Glückwunsch nachträglich?« Richard lachte nervös. Holly blieb der Mund offen stehen vor Staunen, als sie ihren Bruder auf ihrer Türschwelle stehen sah. Das war eine absolute Seltenheit, wenn nicht überhaupt das erste Mal! »Ich hab dir eine Mini-Phalaenopsis-Orchidee mitgebracht«, verkündete Richard und streckte ihr den Blumentopf hin. »Die sind gerade frisch reingekommen, haben schon Knospen und werden bald herrlich blühen.« Er klang wie aus der Werbung. Holly staunte nur noch mehr und fingerte vorsichtig an den winzigen rosaroten Knospen herum. »Mensch, Richard, Orchideen sind meine Lieblingsblumen.«

»Na ja, du hast hier sowieso einen hübschen großen Garten, hübsch und ...« Er räusperte sich. »Hübsch und grün. Wenn auch ein klein wenig verwildert ...« Er verfiel in Schweigen und fing an auf den Füßen zu wippen, eine Angewohnheit, die Holly zur Weißglut brachte.

»Hast du einen Moment Zeit reinzukommen, oder musst du gleich weiter?« Bitte sag nein, bitte sag nein.

»Doch, ich komme gern kurz rein«, sagte er und streifte sich gut zwei Minuten die Füße ab, ehe er ins Haus trat. Er erinnerte Holly an ihren alten Mathelehrer, der immer eine braune Strickjacke und braune Hosen angehabt hatte, die haarscharf auf seinen ordentlichen braunen Halbschuhen endeten. Kein Härchen war am falschen Platz, die Fingernägel stets sauber und perfekt manikürt.

Holly konnte sich vorstellen, wie er sie jeden Abend mit dem Lineal abmaß, damit sie irgendwelchen europäischen Standardmaßen entsprachen, falls es die gab.

Richard schien sich in seiner Haut nie richtig wohl zu fühlen. Er sah aus, als erstickte er an seiner eng geknoteten (braunen) Krawatte, er bewegte sich, als hätte er einen Stock verschluckt, und in den seltenen Fällen, wenn er einmal lächelte, erreichte das Lächeln nie seine Augen. Er war sein eigener Aufpasser, der sich jedes Mal, wenn er in menschliche Verhaltensweisen verfiel, sofort zur Räson rief und bestrafte. Das Traurige war, dass er glaubte, wenn er sich so etwas antat, wäre er ein besserer Mensch als die anderen.

Holly führte ihn ins Wohnzimmer und stellte den Blumentopf vorläufig auf den Fernseher. »Nein, nein, Holly«, tadelte Richard sie sofort und hob den Zeigefinger, als wäre sie ein unartiges Kind. »Da darfst du den Topf nicht hinstellen, er braucht einen kühlen Standort, wo er keine Zugluft und keine grelle Sonne abbekommt und auch nicht direkt an einer Hitzequelle steht.«

»Oh, natürlich.« Hektisch nahm Holly den Topf wieder weg und blickte sich panisch im Zimmer nach einem geeigneten Plätzchen um. Was hatte Richard gesagt? Sollte das Ding warm stehen? Und keine Zugluft kriegen? Wie schaffte er es nur, dass sie sich in seiner Gegenwart immer wie ein ungeschicktes kleines Mädchen vorkam?

»Wie wäre es mit dem Couchtisch da drüben, da wäre er in Sicherheit.«

Holly tat, was ihr Bruder vorschlug, stellte die Orchidee auf den Tisch und erwartete halb, mit einem »Braves Mädchen« gelobt zu werden. Zum Glück kam nichts dergleichen.

Richard nahm seine Lieblingsstellung am Kamin ein und sah sich um. »Bei dir ist es sehr sauber«, stellte er fest.

»Danke, ich hab gerade erst … äh … geputzt.«

Richard nickte, als hätte er das bereits geahnt.

»Darf ich dir eine Tasse Tee oder Kaffee anbieten?«, fragte sie in der Erwartung, dass er sowieso ablehnen würde.

»Ja, Tee wäre großartig«, antwortete er stattdessen und klatschte in die Hände. »Nur Milch, kein Zucker.«

Mit zwei Bechern Tee kehrte Holly aus der Küche zurück, stellte die Becher auf den Couchtisch und hoffte, dass der Dampf die arme Pflanze nicht töten würde. Schließlich war der Tee ja eine Hitzequelle.

»Du musst sie nur täglich gießen und alle paar Tage das Wasser ganz auswechseln.« Er redete immer noch von der Pflanze. Holly nickte, obwohl sie genau wusste, dass sie beides sowieso nicht tun würde.

»Ich wusste gar nicht, dass du einen grünen Daumen hast, Richard«, sagte sie, um die Atmosphäre etwas aufzulockern.

»Den hab ich eigentlich auch nur, wenn ich mit den Kindern male«, lachte er. »Jedenfalls behauptet Meredith das.«

»Arbeitest du viel in eurem Garten?« Holly wollte das Gespräch auf jeden Fall in Gang halten, denn das Haus war so still, dass jedes Schweigen sich vervielfachte.

»O ja, ich liebe Gartenarbeit«, antwortete ihr Bruder mit leuchtenden Augen. »Samstag ist mein Gartentag«, fügte er hinzu und lächelte in seinen Teebecher.

Holly hatte das Gefühl, neben einem Wildfremden zu sitzen. Auf einmal wurde ihr klar, wie wenig sie von ihm und wie wenig er von ihr wusste. Aber so hatte Richard es gewollt, er hatte sich seit jeher von der Familie distanziert. Er erzählte ihnen nie irgendwelche Neuigkeiten oder auch nur, wie sein Tag verlaufen war. Er kannte nur Fakten, Fakten und noch mal Fakten. Das erste Mal, dass seine Familie etwas von Meredith hörte, war an dem Tag, als sie zu zweit zum Essen auftauchten, um ihre Verlobung zu verkünden. Dummerweise war es zu diesem Zeitpunkt schon zu spät, um ihm die Hochzeit mit diesem rothaarigen, grünäugigen Drachen auszureden.

»Also«, sagte sie viel zu laut in die hallende Stille hinein. »Ist irgendwas Besonderes los?« Irgendeinen Grund musste es ja dafür geben, dass er hier so unerwartet auftauchte!

»Nein, nein, nichts Besonderes, alles läuft wie gewohnt.« Er nahm einen Schluck Tee und fügte hinzu: »Ich wollte nur mal vorbeischauen, wo ich schon mal in der Gegend bin.«

»Ach so. Aber es ist ungewöhnlich, dass du in dieser Gegend bist«, lachte Holly. »Was führt dich denn ins dunkle und gefährliche Nord-Dublin?«

»Ach weißt du, ich bin nur geschäftlich hier«, murmelte er vor sich hin. »Aber mein Auto steht natürlich immer noch auf der anderen Seite der Liffey!«

Holly rang sich ein Lächeln ab.

»Ich mache nur Witze«, meinte er. »Aber vor deinem Haus ... ist es da sicher?«, fügte er ernst hinzu.

»Ja, ich denke schon«, antwortete Holly und konnte nicht verhindern, dass sie etwas sarkastisch klang. »So weit ich gesehen habe, hängt heute niemand Verdächtiges auf unserer Straße rum.« Aber ihr Humor erreichte ihn gar nicht. »Wie geht's Emily und Timmy?«

Richards Gesicht leuchtete auf. »Oh, denen geht es gut, sie sind brav, sehr brav. Aber ich mache mir Sorgen.« Er wandte den Blick ab und betrachtete eingehend Hollys Wohnzimmer.

»Worüber denn?«, fragte Holly. Ob Richard ihr etwas anvertrauen wollte?

»Ach, über nichts Besonderes. Kinder machen einem einfach immer Sorgen«, entgegnete er, schob die Brille hoch und sah Holly in die Augen. »Vermutlich bist du froh, dass dir das erspart bleibt«, fügte er hinzu.

Holly hatte das Gefühl, als hätte sie einen Schlag ins Gesicht bekommen.

»Hast du eigentlich noch keinen Job gefunden?«, fragte Richard nach einer Weile.

Holly war noch immer starr vor Empörung. Sie konnte nicht glauben, dass ihr Bruder so taktlos war. Sie war beleidigt und verletzt und hätte ihn am liebsten rausgeworfen. Eigentlich hatte sie überhaupt keine Lust mehr, höflich zu sein, und niemand konnte von ihr verlangen, diesem engstirnigen Mann zu erklären, dass sie noch nicht auf Arbeitssuche gegangen war, weil sie um ihren Mann trauerte.

»Nein«, stieß sie hervor.

»Und woher bekommst du dein Geld? Hast du dich arbeitslos gemeldet?«

»Nein, Richard«, antwortete sie und bemühte sich, nicht die Fassung zu verlieren. »Ich habe mich nicht arbeitslos gemeldet, ich bekomme eine Witwenrente.«

»Ah, großartig, das ist ja praktisch, was?«

»Praktisch ist nicht gerade das Wort, das mir eingefallen wäre. Deprimierend würde passen, furchtbar und deprimierend.«

Die Atmosphäre war nun spürbar angespannt. Unvermittelt schlug Richard sich mit der Hand aufs Knie und gab damit das Zeichen, dass das Gespräch für ihn beendet war. »Dann sollte ich mich wohl mal wieder an die Arbeit machen«, meinte er, stand auf und reckte sich, als hätte er stundenlang still gesessen.

»Okay«, meinte Holly sichtlich erleichtert. »Vielleicht solltest du lieber gehen, solange dein Auto noch dasteht.« Wieder verpuffte der Witz unverstanden, und ihr Bruder spähte prüfend zum Fenster hinaus.

»Du hast Recht, aber Gott sei Dank ist es noch da. War nett, dich zu sehen, und danke für den Tee«, sagte er zu einer Stelle an der Wand über ihrem Kopf.

»Gern geschehen und vielen Dank für die Orchidee«, erwiderte Holly mit zusammengebissenen Zähnen.

Richard marschierte den Gartenweg hinunter. Mittendrin blieb er stehen, schüttelte missbilligend den Kopf und rief Holly zu: »Du musst dir wirklich jemanden kommen lassen, der dieses Chaos beseitigt.« Dann stieg er endlich in das braune Familienauto und fuhr davon.

Holly knallte die Tür zu. Sie kochte innerlich und hätte ihren Bruder am liebsten k.o. geschlagen. Dieser Mann hatte keine Ahnung … von nichts auf der Welt.

»Oh, Sharon, ich hasse ihn«, jammerte sie später am Abend am Telefon ihrer Freundin vor.

»Ach, du musst ihn einfach ignorieren, Holly, er kann nicht anders, er ist ein Idiot«, entgegnete sie ärgerlich.

»Aber das macht mich ja nur noch wütender! Alle behaupten immer, er kann nicht anders, also ist es nicht seine Schuld. Aber er ist doch ein erwachsener Mann, Sharon! Er ist sechsunddreißig! Er sollte verdammt noch mal wissen, wann er den Mund halten sollte. Ich glaube, er sagt das ganze Zeug absichtlich!«, schimpfte sie.

»Nein, das glaube ich nicht«, erwiderte Sharon beschwichtigend. »Ich glaube, er wollte dir wirklich alles Gute zum Geburtstag wünschen …«

»Und warum auf einmal?«, polterte Holly weiter. »Er hat mir sonst noch nie etwas zum Geburtstag geschenkt. In meinem ganzen Leben nicht!«

»Na ja, dreißig ist ja auch ein runder Geburtstag, ein besonders wichtiger …«

»Für den bestimmt nicht! Das hat er sogar bei dem Essen neulich gesagt.« Sie ahmte seine Stimme nach. »›Ich halte nichts von diesen albernen Feiern‹, bla bla bla. So ein Blödmann.«

Sharon lachte, weil sie fand, dass sich ihre Freundin anhörte wie eine Zehnjährige. »Okay, okay, er ist ein Monster und hat es verdient, in der Hölle zu schmoren.«

Holly hielt inne. »Na, so weit würde ich dann doch nicht gehen, Sharon …«

»Ach, dir kann man es heute aber auch gar nicht recht machen«, lachte Sharon.

Holly lächelte schwach. Gerry hätte genau gewusst, wie sie sich fühlte, er hätte genau gewusst, was er sagen und was er tun sollte. Er hätte sie auf seine sagenhafte Art in den Arm genommen, und alle ihre Probleme wären einfach weggeschmolzen. Sie langte sich ein Kissen vom Bett und drückte es an sich. Sie konnte sich nicht erinnern, wann sie das letzte Mal jemanden umarmt hatte, richtig umarmt. Und sie konnte sich auch nicht vorstellen, es jemals wieder zu tun.

»Hallo? Erde an Holly! Bist du noch da oder führe ich mal wieder Selbstgespräche?«

»Oh, entschuldige, Sharon, was hast du gesagt?«

»Ich hab dich gefragt, ob du noch mal über die Karaoke-Geschichte nachgedacht hast?«

»Sharon!«, jaulte Holly auf.

»Na gut, na gut, beruhigen Sie sich, junge Frau! Ich hatte nur grade die Idee, dass wir so ein Karaoke-Gerät mieten könnten. Dann könntest du bei dir daheim singen. Was hältst du davon?«

»Nein Sharon, das ist zwar eine tolle Idee, aber sie funktioniert nicht. Gerry möchte, dass ich im ›Club Diva‹ auftrete, was immer das sein mag.«

»Ach, das ist ja süß! Weil du seine Disco-Diva bist?«

»Ja, ich glaube, das steckt irgendwie dahinter«, bestätigte Holly geknickt.

»Ach Holly, dann musst du das einfach machen. Keine Diskussion.«

»Das werden wir noch sehen«, brummte Holly.

Die beiden Freundinnen verabschiedeten sich, aber kaum hatte Holly aufgelegt, klingelte das Telefon schon wieder.

»Hallo, Schätzchen!«

»Mum!«, rief Holly vorwurfsvoll.

»O Gott, was hab ich getan?«

»Ich hatte heute Besuch von deinem bösen Sohn und bin gar nicht glücklich darüber.«

»Ach, das tut mir Leid, Liebes, ich hab versucht, dich anzurufen, damit du weißt, dass er dich besuchen will, aber ich hatte immer nur den Anrufbeantworter dran. Gehst du denn nie ans Telefon?«

»Das ist nicht der Punkt, Mum.«

»Ich weiß, es tut mir Leid. Was hat er denn getan?«

»Er hat den Mund aufgemacht. Das ist an sich schon ein Problem.«

»Aber er hat sich so darauf gefreut, dir sein Geschenk zu bringen.«

»Ich will ja auch gar nicht bestreiten, dass das Geschenk hübsch war und gut gemeint und all das, aber dann hat er mir lauter Beleidigungen an den Kopf geworfen, ohne auch nur mit der Wimper zu zucken.«

»Soll ich mit ihm reden?«

»Nein, wir sind erwachsen, Mum. Trotzdem danke. Und was machst du gerade?« Auf einmal konnte Holly gar nicht schnell genug das Thema wechseln.

»Ciara und ich sehen uns einen Film mit Denzel Washington an. Sie sagt, den würde sie später mal heiraten.« Elizabeth lachte.

»Worauf du dich verlassen kannst!«, rief Ciara aus dem Hintergrund.

»Es ist mir ja sehr unangenehm, ihre Illusionen zu zerstören, aber Denzel Washington ist bereits verheiratet.«

»Er ist schon verheiratet«, gab ihre Mutter die Nachricht weiter.

»Ach was, Hollywood-Ehen ...«, brummelte Ciara.

»Seid ihr beiden allein?«, fragte Holly.

»Ja, Frank ist im Pub und Declan an der Uni.«

»An der Uni? Aber es ist zehn Uhr abends!«, lachte Holly. Declan war vermutlich irgendwo unterwegs und nutzte die Uni als Tarnung. Dass ihre Mutter ihm das abnahm!

»Er arbeitet ziemlich fleißig, wenn er sich einmal dazu aufgerafft hat, Holly, und gerade steckt er in irgendeinem Projekt. Ich weiß nicht, was es ist, ich höre ihm nicht ständig so genau zu.«

»Hmmm«, machte Holly nur, überzeugt, dass nichts davon stimmte.

»Jedenfalls ist mein zukünftiger Schwiegersohn im Fernsehen, und ich muss Schluss machen«, meinte Elizabeth. »Hast du vielleicht Lust, rüberzukommen und dich zu uns zu setzen?«

»Nein danke, mir geht's hier ganz gut.«

»In Ordnung, aber wenn du es dir doch noch anders überlegst, weißt du ja, wo wir sind. Mach's gut, Liebes.«

Und dann war Holly wieder allein in dem leeren, stillen Haus.

Am nächsten Morgen wachte sie voll angezogen auf ihrem Bett auf. Anscheinend waren Gewohnheiten doch schwer abzulegen. Jeden Tag schmolzen ihre positiven Gedanken der letzten Wochen ein bisschen mehr dahin. Es war so anstrengend, ständig zu versuchen, gut drauf zu sein, sie hatte einfach nicht die Energie dafür. Wen kümmerte es denn auch, wenn ihr Haus im Chaos versank? Niemand außer ihr kriegte etwas davon mit, und ihr war es vollkommen gleichgültig. Wen kümmerte es, ob sie sich schminkte oder ob sie sich eine Woche lang nicht wusch? Der einzige Mensch, den sie regelmäßig sah, war der Knabe vom Pizzaservice, und dem musste sie ein Trinkgeld geben, damit er lächelte. Wen verdammt noch mal? Neben ihr vibrierte das Handy und zeigte eine SMS an. Sie kam von Sharon.

Club Diva Tel. 6700 700
Denk drüber nach. Könnte Spaß machen.
Tu's für Gerry?

Am liebsten hätte sie geantwortet: Gerry ist tot, verdammt noch mal! Aber seit sie angefangen hatte, die Umschläge zu öffnen, hatte sie nicht mehr das Gefühl, dass er tot war. Es war eher, als wäre er in Urlaub gefahren und würde ihr ab und zu einen Brief schreiben. Zumindest konnte sie mal unverbindlich in dem Club anrufen und die Lage sondieren … Sie wählte die Nummer, und ein Mann ging dran. Sie wusste nicht, was sie sagen sollte, und legte schnell wieder auf. Ach komm schon, Holly, redete sie sich gut zu, so schwer ist es doch nicht, sag einfach, eine Freundin interessiert sich fürs Karaoke-Singen, und weiß nicht, wie sie sich anmelden soll.

Also nahm sie ihren ganzen Mut zusammen und drückte die Wahlwiederholung.

Die gleiche Stimme antwortete: »Club Diva.«

»Hallo, ich hätte gern gewusst, ob Sie Karaoke-Abende veranstalten?«

»Ja, das machen wir, und zwar am …« Holly hörte Papiergeraschel. »Ja, hier ist es, entschuldigen Sie: Karaoke ist donnerstags.«

»Donnerstags?«

»Nein, Entschuldigung, warten Sie …« Wieder Papiergeraschel. »Nein, dienstagabends.«

»Sicher?«

»Ja, Dienstag stimmt.«

»Na schön. Ich wollte gerne wissen, ob, äh …« Holly holte tief Luft und fing noch einmal von vorne an: »Meine Freundin interessiert sich fürs Karaoke-Singen und wie das genau funktioniert.«

Am anderen Ende der Leitung trat eine lange Pause ein.

»Hallo?« War der Mann ein bisschen begriffsstutzig?

»Ja, tut mir Leid, ich organisiere die Karaoke-Abende nicht selbst, deshalb …«

»Okay.« Allmählich verlor Holly die Geduld. Sie hatte sich überwinden müssen, um diesen Anruf überhaupt zu machen, und sie ließ sich jetzt nicht von irgendeinem unterbelichteten und nicht gerade hilfsbereiten Trottel abwimmeln, auf keinen Fall! »Ist denn irgendjemand erreichbar, der mir genauere Auskunft geben könnte?«

»Hmm, nein, momentan nicht, der Club ist noch nicht offen, es ist ja noch ziemlich früh am Vormittag«, kam die etwas ironisch klingende Antwort.

»Na, vielen Dank, Sie sind wirklich eine große Hilfe«, gab Holly zurück.

»Tut mir Leid, aber wenn Sie vielleicht noch einen Augenblick dranbleiben können, versuche ich, es für Sie in Erfahrung zu bringen.«

So landete Holly in der Warteschleife und musste sich die nächsten fünf Minuten »Greensleeves« anhören.

»Hallo, sind Sie noch da?«

»Gerade noch«, erwiderte sie verärgert.

»Tut mir Leid, dass es so lange gedauert hat, aber ich musste kurz jemanden anrufen, um die Auskunft für Sie zu bekommen. Wie heißt denn Ihre Freundin?«

Holly erstarrte, darauf war sie nicht vorbereitet. Vielleicht konnte sie einfach ihren Namen sagen und dann als ihre Freundin zurückrufen und den Termin absagen?

»Ihr Name ist Holly Kennedy.«

»Also, der Karaoke-Wettbewerb ist dienstags. Es werden zwei von zehn Leuten ausgewählt, die dann im nächsten Monat bei der Endausscheidung singen.«

Holly schluckte, und ihr wurde etwas flau im Magen. Das war einfach nichts für sie.

»Leider ist für die nächsten Monate schon alles ausgebucht, also können Sie Ihrer Freundin Holly vielleicht sagen, dass sie es um Weihnachten herum noch mal versuchen soll.«

»Aha, okay.«

»Übrigens kommt mir der Name Holly Kennedy irgendwie bekannt vor. Ist das vielleicht Declan Kennedys Schwester?«

»Ja, woher kennen Sie die?«, erkundigte sich Holly schockiert.

»Ich würde nicht behaupten, dass ich sie kenne, ich bin ihr hier neulich abends zusammen mit ihrem Bruder kurz begegnet.«

Was? Holly war vollkommen verwirrt. Zog Declan etwa herum und stellte irgendwelche Mädchen als seine Schwester vor? Dieser kranke, perverse … Was?? Nein, das konnte nicht sein …?

»Hatte Declan im Club Diva einen Gig?«

»Nein, nein«, lachte der Mann. »Er ist mit seiner Band im Keller aufgetreten.«

Holly versuchte die Information möglichst schnell zu verdauen, bis endlich der Groschen fiel.

»Ist der Club Diva in Hogan's Pub?«

Wieder lachte der Mann am anderen Ende der Leitung. »Ja, im Obergeschoss. Vielleicht sollte ich ein bisschen mehr Werbung machen!«

»Spreche ich etwa mit Daniel?«, platzte Holly heraus und hätte sich im nächsten Augenblick gern selbst in den Hintern getreten.

»Ja, allerdings! Kenne ich Sie?«

»Nein, nein! Holly hat Sie nur mal im Gespräch erwähnt.« Dann dämmerte ihr, was für einen Eindruck das machte. »Ganz nebenbei natürlich«, fügte sie schnell hinzu. »Sie hat erzählt, dass Sie ihr netterweise einen Hocker gebracht haben.« Holly begann, ihren Kopf leicht gegen die Wand zu bummern.

Daniel lachte. »Tja, dann sagen Sie ihr doch, wenn sie an Weihnachten Karaoke singen möchte, kann ich mir ihren Namen gleich notieren. Sie glauben ja gar nicht, wie viele Leute bei diesen Veranstaltungen mitmachen wollen.«

»Echt?« Mehr brachte Holly nicht heraus. Sie kam sich völlig idiotisch vor.

»Ach, mit wem spreche ich eigentlich?«

Holly ging in ihrem Schlafzimmer auf und ab. »Mit Sharon, Sie sprechen mit Sharon.«

»Okay, Sharon, ich hab ihre Nummer auf dem Display, und falls jemand abspringt, rufe ich Sie an.«

»Gut, vielen Dank.«

Damit legte er auf.

Holly hechtete aufs Bett, zog sich die Decke über den Kopf, ignorierte das Klingeln des Telefons und beschimpfte sich für ihre Blödheit. Erst nach einiger Zeit kroch sie wieder hervor und drückte auf den rot blinkenden Knopf des Anrufbeantworters.

»Hallo Sharon, ich habe Sie wohl gerade verpasst. Hier ist Daniel vom Club Diva.« Er machte eine Pause und ergänzte: »Daniel von Hogan's. Also, ich hab gerade die Namensliste durchgesehen, und anscheinend hat jemand Holly schon vor ein paar Monaten eintragen lassen. Sie ist sogar eine der Ersten für diesen Wettbewerb. Es sei denn, es gibt noch eine andere Holly Kennedy … Rufen Sie mich doch einfach an, wenn Sie Zeit haben, dann können wir die Sache klären. Danke.«

Zehn

Sharon, Denise und Holly saßen in Bewley's Café am Fenster und schauten hinaus auf die Grafton Street. Sie trafen sich oft hier, um auf Dublins belebter Fußgängerzone die Welt an sich vorüberziehen zu sehen.

»Ich glaub das nicht, dass Gerry das alles organisiert hat!«, stieß Denise hervor, als sie die Neuigkeit hörte.

»Ich weiß«, meinte Holly, »ich fasse es auch nicht!«

»Aber es wird bestimmt ein Riesenspaß, oder?« Sharon war schon ganz aufgeregt.

»O Gott!« Schon beim Gedanken daran, was ihr bevorstand, wurde Holly übel. »Ich will es eigentlich immer noch nicht machen, aber ich habe das Gefühl, ich muss das, was Gerry für mich angefangen hat, zu Ende bringen.«

»Sehr gut, Holly!«, spornte Denise sie an. »Und wir kommen alle, um dich anzufeuern!«

»Jetzt warte mal einen Moment, Denise«, entgegnete Holly, und ihr feierlicher Ton war spurlos verschwunden. »Ich möchte nur dich und Sharon dabei haben, sonst keinen. Ich möchte nicht, dass das an die große Glocke gehängt wird.«

»Aber Holly, es ist doch eine Sensation!«, protestierte Sharon. »Niemand hätte es für möglich gehalten, dass du noch mal Karaoke singst, nachdem du …«

»Sharon!«, rief Holly warnend. »Dieses Thema ist tabu. Die Wunden sind noch längst nicht verheilt.«

»Wann ist denn der große Tag?«, fragte Denise.

»Nächsten Dienstag«, stöhnte Holly, beugte sich vor und ließ den Kopf mehrmals auf den Tisch aufschlagen. Die Leute von den Nachbartischen starrten sie neugierig an.

»Sie hat heute Ausgang«, erklärte Sharon und deutete viel sagend auf Holly.

»Mach dir keine Sorgen, Holly, dann hast du noch sieben Tage Zeit, dich in Mariah Carey zu verwandeln. Das dürfte doch kein Problem sein, oder?«, grinste Denise.

»Da schaffen wir es eher, David Beckham Ballett beizubringen«, warf Sharon ein.

Holly blickte auf. »Vielen Dank für die Ermutigung, Sharon.«

»Ooh, aber stellt euch vor, Becks in engen Strumpfhosen, wie er seinen kleinen Arsch schwingt ...«, sagte Denise träumerisch.

»Konzentration, meine Damen!« Holly schnippte mit den Fingern. »Ich brauche eure volle Konzentration!« Dabei machte sie graziöse Handbewegungen auf ihren Brustkorb zu, als wollte sie alle Energie aus der Umgebung auf sich lenken.

»Na gut, Ihre Gnaden, was willst du denn überhaupt singen?«

»Ich habe keine Ahnung, deshalb habe ich ja diese Krisensitzung einberufen.«

»Mir hast du gesagt, wir wollen shoppen gehen«, sagte Sharon.

»Ach ja?« Denise sah Sharon mit hochgezogenen Augenbrauen an. »Und ich dachte, ihr wolltet mich nur mal in meiner Mittagspause besuchen.«

»Ihr habt beide Recht«, versicherte ihnen Holly.

»Ich glaube, ich habe da eine Idee«, rief Sharon. »Was für ein Song war das noch mal, den wir damals in Spanien dauernd gesungen haben, den wir nicht mehr aus dem Kopf gekriegt haben? Dieser total nervige Ohrwurm.«

Holly zuckte die Achseln. Ein total nerviger Ohrwurm wäre sicher eine super Wahl.

»Ich weiß nicht, ich war zu dem Urlaub nicht eingeladen«, brummte Denise.

»Ach, du weißt doch, was ich meine, Holly!«

»Ich erinnere mich überhaupt nicht daran.«

»Wie ging der bloß?« Irritiert stützte Sharon das Gesicht in die Hände. Holly zuckte wieder die Achseln. Aber auf einmal rief Sharon: »Oh, wartet mal, ich hab's!« und begann laut zu singen: »Sun, sea, sex, sand, come on boy, give me your hand …«

»Ooh, ooh, ooh, so sexy, so sexy!«, stimmte Denise ein. Wieder reckten die Gäste an den Nachbartischen die Hälse, einige amüsiert, die meisten aber inzwischen eher verärgert, doch Denise und Sharon ließen sich nicht beirren und jodelten munter weiter. Gerade als sie zum vierten Mal den Refrain anstimmten (keine von beiden erinnerte sich an den restlichen Text), brachte Holly sie zum Schweigen.

»Das kann ich nicht singen! Außerdem rappt ein Typ dazu.«

»Dann brauchst du wenigstens nicht so viel zu singen«, kicherte Denise.

»Auf keinen Fall! Ich werde nicht bei einem Karaoke-Wettbewerb anfangen zu rappen.«

»Stimmt, das wäre nichts«, nickte Sharon.

»Na gut, welche CD hörst du denn zur Zeit am liebsten?« Denise war wieder ernst.

»Westlife«, antwortete Holly und sah ihre Freundinnen hoffnungsvoll an.

»Dann sing doch einen Song von Westlife«, ermunterte sie Sharon.

»Dann kriegst du vielleicht die Melodie nicht hin, aber wenigstens kannst du den Text!« Sharon und Denise krümmten sich vor Lachen.

Zuerst war Holly sauer, aber dann musste sie auch kichern. Sie hatten ja Recht: Holly hatte überhaupt kein musikalisches Gehör und traf so gut wie keinen Ton. Wie sollte sie dann überhaupt ein Lied finden, das sie singen konnte? Nachdem sie sich wieder einigermaßen beruhigt hatten, schaute Denise auf die Uhr und stellte unwillig fest, dass sie zurück zur Arbeit musste, und so verließen sie Bewley's – sehr zur Freude der anderen Gäste. »Jetzt feiern die elenden Trauerklöße hier wahrscheinlich gleich eine Party«, murmelte Sharon, während sie sich zwischen den Tischen durchdrängten.

Draußen hakten die drei jungen Frauen einander unter und schlenderten die Grafton Street entlang zu der Boutique, in der Denise als Geschäftsführerin arbeitete. Der Tag war sonnig, die Luft jedoch kühl; in der Grafton Street herrschte wie immer Betrieb: Leute eilten in ihrer Mittagspause von einem Laden zum anderen, während andere langsam die Straße entlangbummelten und sich freuten, dass es nicht regnete. An jeder Ecke stand ein Straßensänger und kämpfte um die Aufmerksamkeit der Passanten. Peinlicherweise veranstalteten Denise und Sharon einen kurzen irischen Tanz, als sie an einem Fiddlespieler vorbeikamen. Er zwinkerte ihnen zu, und sie warfen ein paar Münzen in seine Tweedkappe, die auf dem Boden lag.

»Gott, ich fühle mich, als wäre ich betrunken!«, lachte Sharon. »Ich glaube, ich habe mir zu viel Kaffee hinter die Binde gegossen.«

»Ach, ich bin völlig nüchtern«, erwiderte Denise ernsthaft. »Ich tu das jedes Mal, wenn ich an ihm vorbeikomme. Das bringt Glück. Okay, Ladys, ihr könnt weiter abhängen, aber ich muss zurück an die Arbeit«, verkündete Denise, während sie die Tür zu ihrem Laden aufstieß. Als die Angestellten sie erblickten, stellten sie ihre Plauderei an der Ladentheke ein und begannen, die Klamotten an den Ständern zu ordnen. Holly und Sharon verkniffen sich ein Lachen. Rasch verabschiedeten sie sich von Denise und gingen dann in Richtung Stephen's Green weiter, um ihre Autos zu holen.

»Sun, sea, sex, sand …«, sang Holly leise vor sich hin. »Ach du Scheiße, Sharon! Jetzt hab ich dieses blöde Lied im Kopf«, beklagte sie sich.

»Jetzt fängst du schon wieder an, mich Scheiße-Sharon zu nennen.«

»Ach, sei bloß still!«, lachte Holly und knuffte sie in den Arm.

Als Holly sich endlich auf den Heimweg nach Swords machte, war es schon vier Uhr. Sharon hatte sie böswillig dazu überredet, doch noch einkaufen zu gehen, mit dem Ergebnis, dass sie einen Haufen Geld für ein albernes Top ausgegeben hatte, für das sie eigentlich viel zu alt war. Ab heute musste sie wirklich aufs Geld achten, denn ihre Ersparnisse schmolzen dahin. Sie musste sich dringend einen Job suchen. Aber sie fand es auch so schon schwer genug, morgens aus dem Bett zu kommen, und ein deprimierender Achtstundenjob würde ihre Stimmung nicht gerade verbessern. Aber helfen, die Rechnungen zu bezahlen. Holly seufzte laut. Solche Dinge musste sie jetzt plötzlich ganz alleine regeln. Nichts war mehr wie früher. Schon der Gedanke daran deprimierte sie. Sie brauchte Menschen um sich herum, wie heute Denise und Sharon. Sie rief ihre Mutter an und fragte, ob sie vorbeikommen konnte.

»Aber selbstverständlich, Liebes, du bist hier immer willkommen«, antwortete Elizabeth und senkte dann die Stimme zu einem Flüstern. »Aber du solltest wissen, dass Richard auch da ist.« Himmel, warum machte er denn plötzlich überall seine Stippvisiten?

Als sie das hörte, spielte Holly kurz mit dem Gedanken, doch lieber direkt nach Hause zu fahren, aber dann redete sie sich gut zu und kam zu dem Schluss, dass sie sich albern verhielt. Schließlich war Richard ihr Bruder, und auch wenn er ihr auf die Nerven ging, konnte sie ihm ja nicht für immer aus dem Weg gehen.

Als sie zum Haus ihrer Eltern kam, war es dort extrem laut und voll, und sie kam sich vor wie in alten Zeiten, als sie aus jedem Zimmer Geschrei und Stimmen hörte. »Ach Mum, du hättest mir sagen sollen, dass du Essen machst«, sagte Holly, während sie ihre Mutter umarmte und ihr einen Kuss auf die Wange drückte.

»Hast du denn schon gegessen?«

»Nein, ich bin eigentlich am Verhungern, aber ich hoffe, dass du dir nicht zu viel Mühe gemacht hast.«

»Überhaupt nicht, Liebes. Nur bekommt jetzt Declan natürlich den Rest des Tages nichts mehr«, meinte sie im Scherz zu ihrem Sohn, der gerade am Tisch Platz nahm und ihr eine Fratze schnitt.

Heute war die Atmosphäre viel entspannter als bei Ciaras Willkommensessen, aber vielleicht hatte es damals ja auch mit Hollys Stimmung zu tun gehabt.

»Na, du Workaholic, warum bist du denn heute nicht an der Uni?«, erkundigte sie sich sarkastisch.

»Ich war schon den ganzen Vormittag dort«, antwortete ihr kleiner Bruder. »Und um acht muss ich noch mal hin.«

»Das ist aber spät«, meinte ihr Vater, der gerade die für ihn typische Saucenüberschwemmung auf seinem Teller veranstaltete.

»Ja, aber es ist der einzige Termin, den ich im Schneideraum kriegen konnte.«

»Gibt es denn nur einen Schneideraum?«, meldete sich Richard zu Wort.

»Ja.« Declan war ein wahrer Meister der Konversation.

»Und wie viele Studenten sind in dem Kurs?«

»Nur ungefähr zwölf, es ist ein ganz kleiner Kurs.«

»Haben die kein Geld für mehr?«

»Wofür? Für mehr Studenten?«, stichelte Declan.

»Für einen zweiten Schneideraum.«

»Nein, es ist nur ein ziemlich kleines College, Richard.«

»Vermutlich wäre eine größere Uni für solche Dinge besser ausgerüstet.«

Auf einen solchen Seitenhieb hatten alle schon lange gewartet.

»Nein, das würde ich nicht sagen, die Bedingungen sind hier spitze. Es gibt nur einfach weniger Leute und entsprechend weniger Geräte. Die Dozenten sind aber wahrscheinlich sogar besser als an den großen Unis, weil sie nicht nur unterrichten, sondern noch selbst in Produktionen arbeiten.«

»Wahrscheinlich werden sie so schlecht bezahlt, dass sie gar keine andere Wahl haben, als auch noch Kurse am College zu geben.«

»Richard, beim Film gibt es sehr gute Jobs, die Leute haben studiert und ihren Abschluss gemacht und …«

»Ach, dafür bekommt man sogar einen akademischen Abschluss?«, staunte Richard. »Ich dachte, du machst da nur so einen Kurs mit.«

Declan hörte auf zu kauen und sah zu Holly hinüber. Dass Richard seine Umgebung mit seiner Ignoranz immer noch verblüffen konnte.

»Was glaubst du denn, wer diese ganzen Gartensendungen produziert, die du dir so gerne anschaust, Richard?«, mischte Holly sich ein. »Das sind doch nicht irgendwelche Leute, die mal so nebenbei einen Kurs gemacht haben.«

Anscheinend war Richard noch nie auf den Gedanken gekommen, dass für solche Beiträge etwas wie Können eine Rolle spielte. »Das sind schon hübsche Sendungen, stimmt«, gab er zu.

»Worum geht es denn bei deinem Projekt, Declan?«, erkundigte sich Frank.

Declan kaute fertig, dann antwortete er: »Oh, das ist noch ein bisschen zu chaotisch, um es genauer zu erklären, aber im Prinzip geht es um das Dubliner Nachtleben.«

»Kommen wir auch drin vor?«, fragte Ciara aufgeregt, die bisher ungewöhnlich still gewesen war.

»Ja, vielleicht zeige ich mal deinen Hinterkopf oder so«, witzelte er.

»Da bin ich aber gespannt«, meinte Holly aufmunternd.

»Danke.« Declan legte Messer und Gabel weg und fing an zu lachen. »Hey, was hab ich da eigentlich gehört – du willst nächste Woche bei einem Karaoke-Wettbewerb mitmachen?«

»Was?«, schrie Ciara.

Holly tat so, als wüsste sie nicht, wovon Declan redete.

»Ach komm schon, Holly!«, beharrte er. »Danny hat es mir verraten.« Damit wandte er sich an den Rest des Tischs und erklärte: »Danny gehört Hogan's Pub, in dem wir neulich gespielt haben, und er hat mir erzählt, dass Holly für einen Karaoke-Wettbewerb angemeldet ist.«

Von allen Seiten ertönten bewundernde Rufe, aber Holly weigerte sich, die Wahrheit zuzugeben. »Declan, Daniel will dir doch bloß einen Bären aufbinden. Schließlich weiß jeder, dass ich überhaupt nicht singen kann. Also«, wandte sie sich an die Umsitzenden, »also ehrlich, wenn ich bei einem Karaoke-Wettbewerb mitmachen würde, dann hätte ich euch doch davon erzählt.« Sie lachte, als wäre schon der Gedanke daran absurd. Was er ja auch war.

»Holly!«, lachte Declan. »Ich hab deinen Namen auf der Liste gesehen. Also lüg uns nicht an!«

Jetzt legte auch Holly Messer und Gabel weg, denn auf einmal hatte sie überhaupt keinen Hunger mehr.

»Warum hast du uns denn nichts davon gesagt, dass du bei einem Wettbewerb singen wirst?«, fragte ihre Mutter.

»Weil ich gar nicht singen kann!«

»Warum tust du es dann?« Ciara prustete vor Lachen.

Da Declan sowieso wild entschlossen schien, die Wahrheit aus ihr herauszuprügeln, und da sie ihre Eltern auch nicht gern anlog, beschloss Holly nun doch, der Wahrheit die Ehre zu geben. Und Richard würde es eben auch hören.

»Okay, es ist eine komplizierte Geschichte, aber kurz gesagt hat Gerry meinen Namen da schon vor Monaten eintragen lassen, weil er unbedingt wollte, dass ich singe. Und obwohl ich es überhaupt nicht möchte, habe ich trotzdem das Gefühl, dass ich es irgendwie durchziehen muss. Es ist blöd, ich weiß.«

Ciara hörte schlagartig zu lachen auf.

Nervös strich Holly sich die Haare hinter die Ohren. Sie mochte es nicht, wenn die ganze Familie sie so gespannt anstarrte.

»Also, ich finde es eine tolle Idee«, verkündete ihr Vater auf einmal.

»Ja«, schloss sich ihre Mutter an, »und wir kommen alle, um dich zu unterstützen.«

»Nein, Mum, das müsst ihr doch nicht, es ist nichts Besonderes.«

»Wenn meine Schwester bei einem Wettbewerb mitsingt, werde ich auf jeden Fall dabei sein«, erklärte Ciara.

»Na klar«, meldete sich jetzt auch Richard zu Wort. »Wir gehen alle hin. Ich war noch nie bei einer Karaoke-Veranstaltung, das wird bestimmt …« Er durchforstete sein Vokabular nach dem passenden Wort. »… bestimmt lustig.«

Holly stöhnte laut und schloss die Augen. Wäre sie doch nur direkt nach Hause gefahren! Declan lachte hysterisch. »Ja, Holly, es wird bestimmt … äh … bestimmt lustig!«, rief er und kratzte sich am Kinn.

»Wann ist es denn so weit?«, erkundigte sich Richard und holte einen Kalender heraus.

»Am Samstag«, log Holly und Richard notierte es sich.

»Quatsch!«, platzte Declan heraus. »Am Dienstag, du alte Lügnerin!«

»Scheiße!«, fluchte Richard – sehr zur Überraschung aller –, »hat jemand Tippex für mich?«

Ständig musste Holly aufs Klo rennen. Sie war nervös und hatte in der Nacht fast gar nicht geschlafen. Und so sah sie auch aus. Sie hatte tiefe Augenringe unter ihren geröteten Augen, ihre Unterlippe war rissig, weil sie auf ihr herumgekaut hatte. Der große Tag war gekommen, ihr schlimmster Albtraum drohte Wirklichkeit zu werden. Sie musste in aller Öffentlichkeit singen. Dabei gehörte sie nicht einmal zu den Leuten, die unter der Dusche ein Liedchen trällern – sie hatte Angst, der Spiegel könnte davon kaputtgehen.

Verdammt, wie viel Zeit sie heute auf dem Klo verbrachte! Es gab einfach kein besseres Abführmittel als Angst, und Holly hatte das Gefühl, heute mindestens sechs Kilo abgenommen zu haben.

Während sie die Kombination anzog, die sie nach Gerrys Anweisung letzten Monat gekauft hatte, verfluchte sie ihn im Stillen. Die Haare ließ sie offen, um ihr Gesicht dahinter zu verstecken, außerdem trug sie mehrere Schichten wasserfeste Wimperntusche auf – als könnte sie das am Weinen hindern. Sie ahnte, dass der Abend mit Tränen enden würde.

John und Sharon holten sie im Taxi ab, aber Holly weigerte sich, auch nur ein Wort mit ihnen zu wechseln. Ihr war übel, sie konnte nicht still sitzen. Jedes Mal, wenn das Taxi an einer roten Ampel anhielt, überlegte sie, ob sie rausspringen und um ihr Leben laufen sollte, aber wenn sie dann endlich den Mut dafür zusammen hatte, wurde es gerade wieder grün. Nervös fuchtelte sie am Verschluss ihrer Handtasche herum, ließ ihn auf- und wieder zuschnappen, und tat so, als suchte sie etwas, nur um sich zu beschäftigen.

»Entspann dich, Holly«, tröstete Sharon sie. »Es wird alles gut gehen.«

»Du kannst mich mal«, fauchte Holly.

Schweigend brachten sie den Rest der Fahrt hinter sich. Nicht einmal der Taxifahrer sagte etwas. Bei Hogan's angekommen, hatten John und Sharon einige Mühe, Hollys Gejammer zu stoppen (»lieber spring ich in die Liffey«) und sie zum Hineingehen zu bringen. Zu Hollys Entsetzen war der Club auch noch gerappelt voll, und sie mussten sich zu dem Tisch durchdrängeln, den ihre Familie reserviert hatte (direkt bei der Toilette, das hatte Holly sich auserbeten).

Richard kauerte unbeholfen auf einem Hocker und wirkte extrem fehl am Platz. »Erklär mir doch bitte mal die Regeln, Dad. Was muss Holly machen?« Geduldig erläuterte Frank ihm die »Regeln« des Karaoke-Wettbewerbs, mit dem Erfolg, dass Holly nur noch aufgeregter wurde.

»He, das ist ja toll, oder nicht?«, meinte Richard und schaute sich voller Ehrfurcht um. Holly vermutete, dass er noch nie in einem Club gewesen war.

Auch der Anblick der Bühne jagte Holly Angst ein, denn sie war wesentlich größer, als sie erwartet hatte. An der Wand war ein Bildschirm, auf dem das Publikum den Text der Lieder mitverfolgen konnte. Jack hatte den Arm um Abbeys Schultern gelegt, und die beiden lächelten Holly aufmunternd zu. Holly schnitt ihnen eine Grimasse und sah dann schnell weg.

»Holly, vorhin ist was echt Lustiges passiert«, erzählte Jack. »Erinnerst du dich an diesen Daniel, den wir neulich abends kennen gelernt haben?«

Holly starrte ihn nur an und sah, wie seine Lippen sich bewegten, aber es war ihr vollkommen egal, was er sagte. »Na ja, Abbey und ich waren als Erste hier, wir haben uns geküsst, und da kam dieser Mann rüber und hat mir ins Ohr geflüstert, dass du heute Abend hier singen würdest. Er dachte, wir wären liiert und ich würde fremdgehen!« Jack und Abbey lachten laut.

»Das ist doch widerlich«, verkündete Holly und wandte sich ab.

»Nein«, versuchte Jack zu erklären. »Er wusste nicht, dass wir Bruder und Schwester sind. Ich musste ihm sagen …« Jack verstummte, als Sharon ihm einen warnenden Blick zuwarf.

»Hi, Holly«, rief Daniel, der gerade mit einem Klemmbrett auf sie zukam. »Also, die Reihenfolge heute Abend sieht folgendermaßen aus: Zuerst kommt eine Frau namens Margaret, nach ihr ein gewisser Keith und dann bist du dran. Ist das in Ordnung?«

»Ich bin also die Dritte.«

»Ja, nach …«

»Mehr brauch ich nicht zu wissen«, fiel ihm Holly unhöflich ins Wort. Sie wollte so schnell wie möglich wieder raus aus diesem Club. Sollten sie doch alle in Ruhe lassen, damit sie Zeit hatte, ihnen irgendwelche üblen Dinge an den Hals zu wünschen. Am liebsten wäre sie im Boden versunken. Doch Daniel sprach weiter: »Hör mal, Holly, könntest du mir sagen, welche von deinen Freundinnen Sharon ist?« Dabei sah er sie so schüchtern an, als hätte er Angst, sie würde ihm den Kopf abbeißen. Gut so.

»Die da drüben«, antwortete Holly ärgerlich und zeigte auf Sharon.

Schon ging er auf sie zu.

»Sharon, hi, ich bin Daniel. Ich wollte mich nur für das Kuddelmuddel letzte Woche am Telefon entschuldigen.«

Holly hüpfte von ihrem Hocker.

»Kuddelmuddel?«, fragte Sharon und starrte ihn an, als hätte er zehn Köpfe.

»Ja, am Telefon.«

John legte seiner Frau schützend den Arm um die Taille.

»Wir haben am Telefon miteinander gesprochen?«, fragte Sharon.

Daniel räusperte sich nervös. »Ja, Sie haben letzte Woche im Club angerufen, erinnern Sie sich?«

Hinter Daniels Rücken gestikulierte Holly Sharon wild zu.

»Oh …«, rief Sharon, als wäre ihr gerade etwas eingefallen. »Oh, natürlich!«, setzte sie etwas allzu überschwänglich hinzu. »Gott, tut mir Leid, meine grauen Zellen sind heute ein bisschen schlecht drauf.« Sie lachte laut. »Wahrscheinlich zu viel von dem Zeug hier«, fügte sie hinzu und hob ihr Glas. »Machen Sie sich wegen dem Telefonat bloß keine Gedanken«, rief sie mit einer wegwerfenden Handbewegung.

»Ich hab den Laden erst vor ein paar Wochen übernommen und war wegen der genauen Planung für heute Abend noch nicht richtig auf dem Laufenden.«

»Ach, nur keine Sorge … wir brauchen alle unsere Zeit … wissen Sie, was ich meine?« Sharon sah schnell zu Holly hinüber, um sich zu vergewissern, dass sie nichts Falsches gesagt hatte.

»Es ist jedenfalls nett, Sie mal persönlich kennen zu lernen. Darf ich Ihnen vielleicht einen Hocker bringen oder so?«, versuchte er zu scherzen.

Da Sharon und John bereits auf Hockern saßen, starrten sie Daniel verständnislos an und wussten nicht, was sie zu diesem seltsamen Ansinnen sagen sollten.

Argwöhnisch blickte John dem Kneipenbesitzer nach, der sich nun langsam entfernte.

»Was sollte das denn?«, schrie Sharon Holly an, sobald Daniel außer Hörweite war.

»Ach, das erkläre ich dir später«, erwiderte Holly, denn nun trat der Moderator des Karaoke-Abends auf die Bühne.

»Guten Abend, meine Damen und Herren!«, rief er in die Menge.

»Guten Abend«, rief Richard aufgeregt. Holly verdrehte die Augen.

»Heute haben wir ein spannendes Ereignis vor uns …«, fuhr der Mann in seinem affigen DJ-Ton fort und machte in diesem Stil endlos weiter, während Holly von einem Fuß auf den anderen trat, weil sie schon wieder zur Toilette musste. »Als Erste haben wir hier Margaret aus Tallaght, die uns die Titelmelodie aus ›Titanic‹ singen wird: ›My Heart Will Go On‹ von Celine Dion. Einen Applaus für unsere wundervolle Margaret!« Die Menge tobte. Hollys Herz raste. Typisch, dass diese Frau ausgerechnet so einen schwierigen Song zum Besten geben wollte!

Als Margaret anfing zu singen, wurde es so still im Saal, dass man fast eine Nadel hätte fallen hören – oder vielleicht eher ein paar Gläser. Holly sah sich um und blickte in die Gesichter der Zuhörer. Alle starrten hingerissen zur Bühne, einschließlich ihrer Familie. Diese gemeinen Verräter! Margaret hatte die Augen geschlossen und sang mit einer Leidenschaft, als durchlebte sie jede Zeile des Lieds. Holly hasste sie aus tiefstem Herzen und hätte ihr am liebsten ein Bein gestellt.

»War das nicht unglaublich?«, rief der Moderator. Wieder jubelte die Menge, und Holly machte sich innerlich schon einmal darauf gefasst, dass sie diese Wohlklänge nach ihrem Auftritt sicher nicht hören würde. »Als Nächsten haben wir Keith, an den Sie sich vielleicht noch erinnern, denn er war der Sieger unseres letzten Wettbewerbs. Heute singt er für uns ›Coming to America‹ von Neil Diamond. Eine Runde Applaus für Keith!« Keith war der Clubliebling und Karaoke-Gewinner des Vorjahres, na super. Mehr brauchte Holly nicht zu hören, also lief sie rasch aufs Klo. Dort wanderte sie auf und ab und versuchte sich zu beruhigen, aber sie hatte weiche Knie, ihr Magen war völlig verkrampft, und sie spürte, wie ihr die Magensäure den Hals emporstieg. Schnell trat sie vor den Spiegel, sah sich in die Augen und versuchte, ruhig und tief zu atmen. Aber es funktionierte nicht, ihr wurde davon nur auch noch schwindlig. Dann hörte sie den Beifall aufbrausen und erstarrte. Sie war die Nächste.

»War Keith nicht umwerfend, meine Damen und Herren?«

Erneut lauter Applaus.

»Vielleicht ist Keith auf den Rekord aus, zweimal nacheinander zu gewinnen, viel besser kann es ja kaum kommen!«

Allerdings – jetzt würde es nämlich erst mal ein gutes Stück bergab gehen.

»Als Nächstes haben wir eine Newcomerin im Wettbewerb. Ihr Name ist Holly Kennedy, und sie singt für uns …«

Holly rannte auf die Toilette und schloss sich ein. Keine zehn Pferde würden sie auf diese Bühne da draußen kriegen.

»Nun, meine Damen und Herren, einen kräftigen Applaus für Holly!«

Elf

Vor drei Jahren hatte Holly ihr Karaoke-Debüt gegeben, und zwar in einem Pub in Swords, wo mit einer großen Gruppe der dreißigste Geburtstag eines Freundes gefeiert wurde.

Sie hatte in der Woche furchtbar viel Stress gehabt und ständig Überstunden gemacht. Von Blackrock bis zur Sutton Station hatte sie in der überfüllten U-Bahn gestanden, die Hälfte ihres Gesichts ans Fenster gequetscht, die andere unter der übel riechenden Armbeuge eines Typen eingeklemmt. Sie hatte vor, zu Hause ein ausführliches Bad zu nehmen, ihren gammligsten Pyjama anzuziehen, eine ungesunde Menge Schokolade zu verdrücken und sich auf der Couch an Gerry zu kuscheln und im Fernsehen irgendeinen blöden Film anzugucken.

Als sie endlich in Sutton ankam, drängelten sich die Leute dort schlauerweise schon in die Bahn, während die Insassen noch auszusteigen versuchten. Holly brauchte so lange, um sich durch das Gewühl zu arbeiten, dass sie, als sie endlich nach oben gelangte, ihren Bus nur noch von hinten sah. Sie war stinksauer. Und weil es nach sechs Uhr war, hatte der Coffee-Shop schon geschlossen, und sie musste eine halbe Stunde in der Eiseskälte rumstehen, bis der nächste Bus eintrudelte. Das alles bestärkte sie in ihrem sehnlichen Wunsch, sich vor dem Kaminfeuer zusammenzurollen.

Aber es sollte nicht sein, denn ihr geliebter Ehemann hatte andere Pläne. Müde und völlig vergrätzt kam sie in einem Haus an, das von Menschen überquoll. Musik dröhnte durch alle Räume. Leute, die sie noch nie gesehen hatte, schlenderten mit Bierdosen in ihrem

Wohnzimmer umher und lümmelten sich auf der Couch, auf der sie in Ruhe die nächsten Stunden ihres Lebens hatte verbringen wollen. Gerry stand am CD-Spieler, mimte den DJ und versuchte, cool zu wirken. In ihrem ganzen Leben hatte Holly ihn noch nie so uncool gesehen.

»Was ist los mit dir?«, erkundigte er sich dann auch noch empört, nachdem sie nach oben in ihr Schlafzimmer gestürmt war.

»Gerry, ich bin müde, ich bin genervt, ich habe heute Abend keine Lust auf Trubel, und du hast mich nicht mal gefragt, ob es in Ordnung ist, wenn du die ganzen Leute einlädst. Übrigens, wer ist das alles überhaupt?«, schrie sie ihn an.

»Das sind Freunde von Conor und außerdem ist das hier auch mein Haus!«, brüllte er zurück.

Holly drückte die Finger gegen die Schläfen und begann sie zu massieren. Die Musik trieb sie zum Wahnsinn.

»Gerry«, fing sie noch einmal an und versuchte, möglichst ruhig zu bleiben. »Ich sage doch nicht, du sollst keine Leute einladen. Es wäre vollkommen in Ordnung gewesen, wenn du mir vorher Bescheid gesagt hättest. Dann hätte es mich überhaupt nicht gestört, aber heute bin ich so verdammt kaputt.«

»Ach, das ist doch jeden Tag das Gleiche mit dir«, fauchte er. »Du willst doch überhaupt nichts mehr unternehmen. Du kommst schlecht gelaunt heim und motzt mich wegen jeder Kleinigkeit an.«

Jetzt fiel Holly buchstäblich die Kinnlade herunter.

»Entschuldige bitte, aber ich habe eine harte Woche hinter mir!«

»Ich auch, aber ich gehe nicht jedes Mal auf dich los, wenn nicht alles nach meiner Nase läuft.«

»Gerry, es geht mir nicht darum, dass alles nach meiner Nase läuft, sondern darum, dass du die ganze Straße zu uns eingeladen hast …«

»Es ist Freitag!«, überschrie er sie. »Wir haben Wochenende! Wann sind wir das letzte Mal ausgegangen? Hör doch mal auf, immer nur an die Arbeit zu denken und mach dich ein bisschen locker. Hör auf, dich ständig wie eine alte Oma aufzuführen!« Damit rannte er aus dem Schlafzimmer und knallte die Tür hinter sich zu.

Nachdem sie eine ganze Weile auf der Bettkante gesessen, Gerry gehasst und über Scheidung phantasiert hatte, beruhigte Holly sich zumindest so weit, dass sie über den Inhalt dessen nachdenken konnte, was er gesagt hatte. Und sie kam zu dem peinlichen Schluss, dass er Recht hatte. Sicher, seine Art, es auszudrücken, war nicht besonders angemessen gewesen, aber Holly musste zugeben, dass sie tatsächlich schon den ganzen Monat schlecht gelaunt gewesen war.

Normalerweise räumte sie immer zeitig ihren Schreibtisch auf und schaltete den Computer so früh aus, dass sie pünktlich um fünf Feierabend machen konnte, und es war ihr ziemlich gleichgültig, ob ihren Chefs das gefiel oder nicht. Sie nahm keine Arbeit mit nach Hause, sie machte sich keine übertriebenen Gedanken über die Zukunft ihrer Firma. Wie war es eigentlich dazu gekommen, dass sie jetzt plötzlich angefangen hatte, Akten mit heim zu nehmen, ohne Ende Überstunden zu machen und sich für das Schicksal des gesamten Betriebs verantwortlich zu fühlen? Gerry hatte Recht. Seit Wochen war sie ständig nörgelig gewesen, war nicht mehr mit Gerry oder mit ihren Freunden ausgegangen, und jeden Abend schlief sie sofort ein, kaum dass ihr Kopf das Kissen berührte. Autsch, die Erkenntnis war nicht angenehm.

Ab heute Abend würde sich das ändern! Sie würde allen zeigen, dass sie immer noch die fröhliche, unternehmungslustige Holly war, die alle unter den Tisch trinken und trotzdem noch aufrecht nach Hause gehen konnte!

Nach einer Unmenge undefinierbarer selbstgemixter Cocktails hüpfte die ganze Truppe gegen elf hinunter zu einem Pub, in dem ein Karaoke-Abend stattfand. Holly beschwatzte den Moderator, bis sie den ersten Auftritt für sich hatte. Der Pub war brechend voll, ein ziemlich wilder Haufen, denn es wurde ein Junggesellenabschied gefeiert. Rückblickend erschien es Holly, als wäre eine Filmcrew im Pub gewesen und hätte stundenlang alles für eine Katastrophenszene vorbereitet. Und die hätte kaum besser klappen können.

Der Moderator baute Holly mächtig auf, nachdem sie ihm erzählt hatte, sie wäre eine professionelle Sängerin. Gerry brachte vor Lachen schon kein Wort mehr heraus, aber Holly hatte sich nun einmal in den Kopf gesetzt, ihm zu zeigen, dass sie immer noch in der Lage war, sich gnadenlos zu amüsieren. Er brauchte die Scheidung noch nicht einzureichen! Spontan beschloss sie, »Like a Virgin« zu singen und den Song dem jungen Mann zu widmen, der am nächsten Tag heiraten wollte. Doch sie hatte kaum richtig angefangen, als das Publikum auch schon in laute Buhrufe ausbrach. So etwas hatte Holly in ihrem Leben noch nicht gehört, aber sie war so betrunken, dass es ihr nichts ausmachte. Unbeirrt sang sie weiter, inzwischen nur noch für ihren Mann, denn er war der Einzige, der kein angewidertes Gesicht machte.

Schließlich begannen die Leute Gegenstände auf die Bühne zu werfen, und als der Moderator das Publikum anfeuerte, noch lauter zu buhen, fand Holly endlich auch, dass es reichte. Sie gab dem Moderator das Mikrophon zurück, und in diesem Augenblick brandete der Applaus so heftig auf, dass die Gäste aus dem Nachbarpub angelaufen kamen, um zu sehen, was hier los war. Leider mit dem Erfolg, dass noch mehr Leute mitkriegten, wie Holly auf ihren Plateau-Absätzen umknickte und so unglücklich die Treppe hinunterfiel, dass ihr Rock hochrutschte und man ihren Slip sah – der vor Urzeiten einmal weiß gewesen war. Man brachte sie ins Krankenhaus, wo ihre gebrochene Nase verarztet wurde.

Damals hatte Holly sich geschworen, nie wieder Karaoke zu singen.

Zwölf

»Holly Kennedy? Wo sind Sie denn?«, dröhnte die Stimme des Moderators durch den Saal. Der Applaus verebbte zu einem lauten, aufgeregten Gemurmel, während alle sich umdrehten und nach Holly Ausschau hielten. Die können lange suchen, dachte sie, während sie den Toilettensitz herunterklappte und sich darauf niederließ, um zu warten, bis der Trubel sich legte und man an ihrer Stelle das nächste Opfer aufrief. Sie stützte den Kopf in die Hände und betete, dass es möglichst schnell vorüberging. Wäre sie doch nur schon wieder zu Hause, wäre es nur schon eine Woche später. Sie schloss die Augen, zählte bis zehn, flehte um ein Wunder und machte die Augen dann vorsichtig wieder auf. Sie war immer noch in der Toilette.

Draußen im Club herrschte auf einmal absolute Stille, und Erleichterung machte sich in Holly breit – sie nahmen tatsächlich den nächsten Kandidaten dran! Ihr Körper entspannte sich: Die verkrampften Schultern, die geballten Fäuste, die zusammengebissenen Zähne, alles wurde lockerer. Sie konnte sogar wieder atmen. Aber sie beschloss, sicherheitshalber erst dann endgültig das Weite zu suchen, wenn der nächste Song angefangen hatte.

Da hörte sie, wie die Tür zur Toilette aufging und sich leise wieder schloss. O je, jetzt kam doch noch jemand, um sie zu holen! Wieder begann ihr Herz zu pochen. Inzwischen musste es schon völlig erschöpft sein.

»Holly?«

Es war Sharon.

»Holly, ich weiß, dass du da drin bist, also hör mir bitte zu, ja?«

Holly schniefte die Tränen zurück, die überzulaufen drohten.

»Okay, ich weiß, dass das ein absoluter Albtraum für dich ist, aber du musst dich entspannen, in Ordnung?«

Sharons Stimme klang so beruhigend, dass Hollys Herzklopfen sich tatsächlich wieder etwas beruhigte.

»Also. Ich habe eine Riesenangst vor Mäusen, das weißt du ja, Holly.«

Holly runzelte die Stirn.

»Mein schlimmster Albtraum ist, in ein Zimmer gehen zu müssen, in dem es von den Biestern wimmelt. Also, was würde ich in dem Fall wohl machen?«

Holly lächelte bei dem Gedanken an Sharons Phobie und ihr fiel ein, wie ihre Freundin einmal für zwei Wochen zu Gerry und ihr gezogen war, weil sie in ihrem Haus eine Maus entdeckt hatte.

»Ich wäre genau da, wo du jetzt bist, und nichts auf der ganzen Welt könnte mich da rausholen.«

Sie hielt inne.

»Was?«, hörte man die Stimme des Moderators durchs Mikrophon, dann lachte er. »Meine Damen und Herren, wie es aussieht, ist unsere Sängerin gerade auf der Toilette.« Brüllendes Gelächter erschütterte den Saal.

»Sharon!« Hollys Stimme zitterte. O Gott, der Mob würde die Klotür eintreten, ihr die Kleider vom Leib reißen und sie zur Exekution auf die Bühne schleppen! Hastig fuhr Sharon fort: »Was ich damit sagen will, Holly: Du brauchst das nicht zu tun, wenn du es nicht willst. Keiner zwingt dich ...«

»Meine Damen und Herren, lassen wir Holly wissen, dass sie als Nächste dran ist!«, rief der Moderator. »Los geht's!« Alle begannen mit den Füßen zu stampfen und Hollys Namen zu rufen.

»Jedenfalls zwingt dich niemand dazu, der dich wirklich mag«, stammelte Sharon, die jetzt auch langsam Panik bekam. »Aber wenn du es nicht machst, dann wirst du es dir selbst nie verzeihen, das weiß ich.«

»Holly! Holly! Holly!«

»Sharon!«, rief Holly wieder, inzwischen völlig außer sich. Plötzlich schienen die Wände der Kabine näher zu rücken und ihr brach der kalte Angstschweiß aus. Sie musste hier raus! Sharon sah sie an: Ihre Augen waren rot und geschwollen und schwarze Mascara-Streifen zogen sich über ihre Wangen (das angeblich wasserfeste Zeug taugte einfach nichts!).

»Kümmer dich nicht um die Leute da draußen, Holly«, rief Sharon.

Holly zitterte und stieß völlig verängstigt hervor: »Ich kann nicht singen, Sharon.«

»Das weiß ich!«, erwiderte Sharon. »Deine Familie weiß es auch, und der Rest von denen da draußen kann dir den Buckel runterrutschen!« Jetzt wurde sie richtig aggressiv. »Du wirst keinen von den Dumpfbacken da draußen jemals wieder sehen! Wen kümmert es, was die denken! Mich nicht! Dich vielleicht?«

Holly dachte einen Moment nach. »Nein«, flüsterte sie dann.

»Was hast du gesagt? Kümmert es dich, was die denken?«

»Nein«, antwortete Holly ein wenig kräftiger.

»Lauter!« Sharon schüttelte sie an den Schultern.

»Nein!«, schrie Holly.

»Lauter!«

»Neeeeeeiiiin! Es kümmert mich nicht, was die denken!«, brüllte Holly so laut, dass die Menge draußen leiser wurde. Sharon machte einen etwas benommenen Eindruck, vielleicht klangen ihr die Ohren von Hollys Gebrüll, und sie standen beide eine Weile da wie angewurzelt. Doch dann kam Bewegung in sie, sie grinsten sich an und fingen an zu kichern.

»Komm, das wird ein richtig alberner Holly-Tag, über den wir uns noch in ein paar Monaten totlachen können«, bettelte Sharon.

Mit einem letzten Blick auf ihr Spiegelbild holte Holly tief Atem und rannte dann los, als hätte sie etwas ganz Dringendes zu erledigen. Die Leute hatten sich alle zur Tür umgedreht und riefen Hollys Namen. Als sie auftauchte, erhob sich stürmischer Beifall. Holly verbeugte sich mit großer Geste und schritt unter Beifall und Gelächter zur Bühne. »Zeig's ihnen«, schrie Sharon. Ob sie wollte oder nicht, jetzt hatte Holly die komplette Aufmerksamkeit. Wäre sie nicht auf die Toilette geflohen, hätten die Leute, die hinten saßen und die ganze Zeit quatschten, wahrscheinlich gar nicht mitbekommen, dass sie sang.

Mit verschränkten Armen stand sie auf der Bühne und starrte wie unter Schock ins Publikum. Ohne dass sie es merkte, begann die Musik, und sie verpasste den Anfang ihres Songs. Aber der DJ hielt die Aufnahme an und begann noch mal von vorne.

Jetzt herrschte Totenstille. Holly räusperte sich ausgiebig ins Mikrophon. Das Publikum zuckte zusammen. Holly sah Hilfe suchend zu Denise und Sharon hinüber, und der ganze Tisch hielt aufmunternd die Daumen nach oben. In jeder anderen Situation hätte Holly sich darüber totgelacht, wie sentimental sie alle dreinblickten, aber in diesem Augenblick war es seltsam tröstlich. Schließlich setzte die Musik wieder ein, Holly umklammerte das Mikrophon mit beiden Händen, machte sich bereit und begann mit zittriger, schüchterner Stimme zu singen: »What would you do if I sang out a tune? Would you stand up and walk out on me?«

Denise und Sharon lachten, weil das Lied so gut gewählt war, und applaudierten heftig. Holly sang tapfer weiter, völlig schief wie immer, und machte dabei ein Gesicht, als würde sie gleich in Tränen ausbrechen. Gerade als sie dachte, dass sie gleich wieder ausgebuht würde, stimmten ihre Familie und ihre Freunde kräftig in den Refrain mit ein: »Ooh I get by with a little help from my friends; yes I'll get by with a little help from my friends.«

Das Publikum wandte sich zu ihrem Tisch; alles lachte, und die Atmosphäre wurde herzlicher. Unterdessen nahm Holly Anlauf für den bevorstehenden hohen Ton und brüllte dann aus Leibeskräften: »Do you neeeeeeed anybody?« Sie erschrak selbst über ihre Lautstärke, und ein paar Leute halfen ihr weiter: »I need somebody to love.«

»Do you neeeed anybody?«, wiederholte sie und hielt das Mikrophon der Menge entgegen. Alle grölten: »I need somebody to love«, und klatschten sich selbst eine Runde Beifall. Jetzt fühlte sich Holly schon etwas weniger nervös und arbeitete sich verbissen weiter durch den Rest des Lieds. Inzwischen hatten die Leute in den hinteren Reihen wieder angefangen zu reden, die Barleute bedienten und klapperten mit den Gläsern, bis Holly irgendwann das Gefühl hatte, dass sie sich eigentlich nur noch selbst zuhörte.

Als sie endlich fertig war, nahmen dies nur ein paar höfliche Leute ganz vorn und ihr eigener Tisch zur Kenntnis. Der Moderator nahm ihr das Mikrophon aus der Hand und lachte: »Beifall für die mutige Holly Kennedy!«

Diesmal klatschten nur ihre eigenen Leute. Denise und Sharon liefen ihr entgegen, ihre Wangen waren nass von Lachtränen.

»Ich bin so stolz auf dich!«, rief Sharon und schlang die Arme um Hollys Hals. »Du warst furchtbar!«

»Danke, dass du mir geholfen hast, Sharon«, antwortete Holly und drückte ihre Freundin an sich.

Jack und Abbey jubelten ihr zu, und Jack rief: »Schrecklich! Absolut schrecklich!«

Hollys Mutter lächelte aufmunternd; ihr war klar, dass sie ihr musikalisches Talent direkt an ihre Tochter vererbt hatte. Hollys Vater konnte ihr kaum in die Augen sehen, weil er so lachte. Ciara brachte nur heraus: »Ich hätte nie gedacht, dass jemand so schief singen kann.«

Declan winkte ihr, die Kamera in der Hand, durch den Saal zu und hielt grinsend die Daumen nach unten. Holly versteckte sich hinten am Tisch, nippte an ihrem Wasser und lauschte, während alle ihr zu ihrem hoffnungslosen Misserfolg gratulierten. Aber sie war selten so stolz gewesen. Gerry belohnte sie, indem er die Arme um sie schlang und sie den Rest des Abends festhielt. Daran konnte ihn niemand hindern.

Nach einer Weile kam John angeschlurft, lehnte sich neben Holly an die Wand und sah sich schweigend den nächsten Auftritt an. Schließlich nahm er allen Mut zusammen und sagte: »Das lässt Gerry sich bestimmt nicht entgehen, glaubst du nicht auch?« Seine Augen waren voller Tränen. Der arme John, auch er vermisste seinen besten Freund. Holly nahm ihn lächelnd in die Arme.

Eine Stunde später waren alle Kandidaten mit ihrem Auftritt durch, und Daniel zog sich mit dem Moderator zurück, um die Auswertung vorzunehmen. Jeder Gast hatte beim Bezahlen an der Tür einen Stimmzettel bekommen.

Zur Siegerehrung gab es einen Trommelwirbel. Dann trat Daniel – wieder in schwarzer Lederjacke und schwarzer Hose, seiner Uniform – auf die Bühne und wurde von den Mädchen mit Pfiffen und Schreien begrüßt. Ciara schrie und pfiff am lautesten. Richard war immer noch aufgeregt und drückte Holly ganz ernsthaft die Daumen, was sie irgendwie rührend fand. Offenbar hatte er die »Regeln« doch nicht richtig verstanden.

»Ich danke allen, die am heutigen Wettbewerb teilgenommen haben, wir haben uns heute wieder einmal blendend unterhalten«, verkündete Daniel. Der letzte Teil des Satzes war natürlich auf Holly gemünzt, die verlegen auf ihrem Stuhl herumrutschte. »Nun, die beiden Teilnehmer, die ins Finale kommen, sind« – Daniel machte eine Kunstpause – »Keith und Samantha!«

Holly sprang auf und tanzte mit Denise und Sharon im Kreis herum. Noch nie im Leben war sie so erleichtert gewesen – nie wieder Karaoke! Richard machte ein verwirrtes Gesicht, aber Hollys übrige Familie gratulierte ihr noch mal zu ihrem gloriosen Misserfolg.

»Ich hab für die Blonde gestimmt«, verkündete Declan voller Enttäuschung.

»Nur weil sie große Titten hat«, lachte Holly.

»Na ja, wir haben doch alle unsere ganz speziellen Talente«, meinte Declan.

Während Holly sich wieder auf ihren Platz setzte, überlegte sie, was wohl ihre Talente waren. So ein Sieg musste ein wundervolles Gefühl sein. Zu wissen, dass man talentiert war. Holly hatte noch nie einen Wettbewerb gewonnen, sie machte keinen Sport, spielte kein Instrument, und jetzt, wo sie darüber nachdachte, wurde ihr klar, dass sie weder ein Hobby noch sonst richtige Interessen hatte. Was würde sie in ihren Lebenslauf schreiben, wenn sie es endlich schaffte, sich für einen Job zu bewerben? »Ich trinke gern und gehe gern shoppen«, würde sich wahrscheinlich nicht besonders gut machen. Nachdenklich nippte sie an ihrem Glas. Bisher hatte sie sich immer nur für Gerry interessiert, eigentlich hatte sich alles immer nur um ihn gedreht. In gewisser Weise bestand ihr einziges Talent darin, Gerrys Frau, seine Partnerin zu sein. Ansonsten hatte sie keine besonderen Fähigkeiten. Und was war ihr jetzt geblieben? Sie hatte keine Arbeit, keinen Mann, und keine Fähigkeiten. Auf einmal fühlte sie sich mitten zwischen Freunden und Familie schrecklich einsam und deprimiert.

Sharon und John schienen in eine hitzige Diskussion verwickelt zu sein, Abbey und Jack starrten einander wie üblich tief in die Augen wie liebeskranke Teenager, Ciara klebte an Daniel, und Denise war … ja, wo war Denise eigentlich?

Holly sah sich im Club um und erspähte ihre Freundin am Rand der Bühne sitzend, wo sie mit den Beinen baumelte und sich vor dem Karaoke-Moderator in Positur warf. Hollys Eltern waren nach der Siegerehrung Hand in Hand verschwunden, also blieb nur noch Richard.

Der blickte sich wie ein verirrtes Hündchen im Raum um und nahm aus lauter Nervosität alle paar Sekunden einen Schluck von seinem Drink. Holly wurde klar, dass sie gewirkt haben musste wie er – ein totaler Loser. Aber wenigstens hatte ihr Bruder eine Frau und zwei Kinder, zu denen er heimkehren konnte, während Holly nichts vorzuweisen hatte als ein Date mit einem Mikrowellengericht.

Holly stand auf, setzte sich ihm gegenüber auf den hohen Barhocker und versuchte, mit ihm ins Gespräch zu kommen.

»Na, amüsierst du dich gut?«

Erschrocken schaute er auf; anscheinend war er nicht darauf gefasst gewesen, dass jemand mit ihm reden wollte. »Ja, danke, Holly. Ich amüsiere mich prächtig.«

»Ich war ein bisschen überrascht, dass du überhaupt mitgekommen bist. Eigentlich dachte ich, das wäre nicht so ganz dein Ding.«

»Na ja, weißt du … man muss eben seine Familie unterstützen.« Er rührte in seinem Drink.

»Wo ist denn Meredith heute Abend?«

»Emily und Timothy«, antwortete er, als erklärten diese beiden Namen alles.

»Musst du morgen arbeiten?«

»Ja.« Abrupt leerte er sein Glas. »Da sollte ich wohl lieber mal aufbrechen. Du warst eine tolle Verliererin heute Abend, Holly.« Er sah noch einmal unbeholfen zum Rest seiner Familie hinüber, fragte sich offensichtlich, ob er sich verabschieden und damit riskieren sollte, dass er jemanden störte, entschied sich schließlich dagegen, nickte Holly zu und verschwand in der Menge. Holly überlegte, was sie von seinem Abgang halten sollte.

Jedenfalls war sie wieder allein und fühlte sich plötzlich schrecklich unsicher. Am liebsten hätte sie ihre Tasche unter den Arm geklemmt und wäre davongelaufen, aber sie wusste, dass sie die Sache aussitzen musste. Sie würde noch oft genug allein sein, allein unter lauter Pärchen, also war es am besten, wenn sie sich möglichst bald an diese Situation gewöhnte. Aber sie fühlte sich schrecklich und ärgerte sich, dass es niemand bemerkte. Dann schalt sie sich gleich wieder dafür, dass sie so kindisch war, denn sie konnte sich doch wirklich keine lieberen Freunde und keine bessere Familie wünschen. Gerry hatte ihre Familie und ihre Freunde zusammengeführt. Ob das wohl seine Absicht gewesen war? War er der Meinung gewesen, dass Holly das brauchte? Dass es ihr helfen würde? Vielleicht hatte er Recht. Sie hatte heute vor über hundert Leuten auf der Bühne gestanden, und jetzt saß sie hier zwischen lauter Paaren fest. Was auch immer Gerrys Plan sein mochte – auf alle Fälle zwang er sie, mutiger zu werden. Sitz es einfach aus, sagte sie sich. Aber so sehr sie sich bemühte, sie konnte das Gefühl nicht abschütteln. Sie kam sich vor wie das einzige Mädchen in der Disco, das nicht zum Tanzen aufgefordert wurde.

Mit einem Lächeln beobachtete sie ihre Schwester, die ohne Punkt und Komma auf Daniel einquasselte. Ciara war so anders als sie, so sorglos und selbstbewusst. Sie schien sich nie viele Gedanken über irgendetwas zu machen. So weit Holly sich zurückerinnern konnte, hatte Ciara Jobs und Freunde gewechselt wie andere Leute ihre Unterwäsche, war mit dem Kopf immer irgendwo anders, meist in Träumen von fernen Ländern verloren. Irgendwie wäre Holly schon gern ein bisschen mehr wie sie gewesen, aber sie war nun mal am liebsten zu Hause und konnte sich nicht vorstellen, Familie und Freunde und das Leben, das sie sich hier aufgebaut hatte, einfach hinter sich zu lassen. Das Leben, das sie einmal gehabt hatte.

Nachdenklich blickte sie zu Jack hinüber, der immer noch in seiner eigenen Welt mit Abbey versunken war. Auch ihm wäre Holly gern ähnlicher gewesen. Er liebte seine Arbeit, er war ein toller Lehrer, der von den Teenies respektiert und auf der Straße immer mit einem breiten Lächeln von ihnen begrüßt wurde. Alle Mädchen waren in ihn verknallt, alle Jungen wollten so werden wie er. Holly seufzte laut und leerte ihr Glas.

Daniel schaute herüber. »Darf ich dir was zu trinken holen, Holly?«

»Nein danke, Daniel, ich muss sowieso bald gehen.«

»Aber Holly, so früh kannst du doch nicht schon heimgehen«, protestierte Ciara. »Heute ist doch dein Abend!«

Doch Holly hatte nicht im Geringsten das Gefühl, dass der Abend ihr gehörte. Es kam ihr eher vor, als hätte sie sich irgendwo auf eine Party eingeschlichen, auf der sie keinen kannte.

»Danke jedenfalls«, versicherte sie Daniel noch einmal.

»Nein, du bleibst hier«, kommandierte Ciara. »Daniel, bring ihr eine Wodka-Cola, und ich nehme noch mal dasselbe wie eben.«

»Ciara!«, rief Holly, der die Dreistigkeit ihrer Schwester extrem peinlich war.

»Ach was, das ist schon okay«, beruhigte Daniel sie. »Ich hab ja gefragt.« Und schon war er unterwegs zur Bar.

»Ciara, das war wirklich unmöglich«, tadelte Holly ihre kleine Schwester.

»Was denn? Er muss ja nicht dafür bezahlen, der Schuppen gehört ihm schließlich«, verteidigte sie sich.

»Das heißt aber noch lange nicht, dass du dich einfach aushalten lassen kannst …«

»Wo ist eigentlich Richard?«, fiel Ciara ihr ins Wort.

»Heimgegangen.«

»Scheiße! Wann denn?« Ciara sprang auf.

»Keine Ahnung, vielleicht vor fünf oder zehn Minuten. Warum?«

»Er sollte mich mitnehmen!« Hektisch wühlte sie in dem Mantelberg, unter dem sich irgendwo ihre Tasche befand.

»Ciara, du holst ihn bestimmt nicht mehr ein, er ist schon viel zu lange weg.«

»Doch, doch, ich erwisch ihn schon. Er parkt ganz weit draußen, wenn er vorbeifährt, seh ich ihn.« Endlich hatte sie ihre Tasche gefunden und rannte zur Tür. »Ciao, Holly! Gut gemacht, du warst echt scheiße!«, rief sie noch über die Schulter zurück.

Wieder war Holly allein. Wundervoll, dachte sie, als sie Daniel mit den Drinks auf sich zukommen sah. Jetzt hatte sie also Desperado Dan am Hals.

»Wo ist Ciara geblieben?«, fragte er, während er die Gläser auf den Tisch stellte und gegenüber von Holly Platz nahm.

»Oh, sie hat gesagt, es tut ihr echt Leid, aber sie musste schnell meinen Bruder abfangen, weil der sie nach Hause mitnehmen soll«, antwortete Holly und biss sich auf die Lippe, weil sie genau wusste, dass Ciara keinen Gedanken an Daniel verschwendet hatte. »Entschuldige, dass ich vorhin auch so unhöflich war«, fügte sie hinzu und musste lachen. »O je, wahrscheinlich denkst du jetzt, die Kennedys sind die unmöglichste Familie weit und breit. Ciara ist eine alte Quasselstrippe, die Hälfte der Zeit meint sie eigentlich gar nicht, was sie daherredet.«

»Aber du hast es so gemeint?« Daniel lächelte.

»Im dem Moment schon«, lachte Holly wieder.

»Hey, ist doch gut, dann hast du jetzt eben mehr zu trinken«, sagte er und schob ihr Ciaras Glas hin.

»Iih, was ist das denn?«, fragte Holly mit gerümpfter Nase.

Daniel sah weg und räusperte sich. »Ich weiß es nicht mehr.«

»Ach komm schon! Du hast es doch bestellt. Eine Frau hat das Recht zu wissen, was sie da trinkt!«

Er grinste. »Das Zeug heißt Blowjob. Du hättest das Gesicht des Barmanns sehen sollen, als ich den bestellt habe.«

»O Gott! Warum trinkt Ciara denn so was? Das riecht ja ekelhaft!«

»Sie hat gesagt, es geht ihr runter wie nichts«, antwortete er lachend.

»Tut mir Leid, Daniel, aber manchmal ist sie echt albern.« Holly schüttelte den Kopf über ihre kleine Schwester.

»Na, deine Freundin scheint sich jedenfalls gut zu amüsieren«, stellte Daniel fest und spähte über Hollys Schulter.

Holly drehte sich neugierig um und sah, dass Denise und der Moderator nun eng umschlungen neben der Bühne standen. Die Posen hatten offenbar ihren Zweck erfüllt.

»O nein, doch nicht der schreckliche Typ, der mich gezwungen hat, aus der Toilette zu kommen«, ächzte Holly.

»Das ist Tom O'Connor von Dublin FM«, erklärte Daniel. »Ein Freund von mir.« Holly schlug vor Verlegenheit die Hände vors Gesicht. »Er war heute hier, weil die Veranstaltung live im Radio übertragen wurde«, fuhr Daniel mit ernster Miene fort.

»Was?« Zum wiederholten Male an diesem Abend war Holly einer Herzattacke nahe.

»War nur ein Witz, ich wollte dein Gesicht sehen«, grinste Daniel.

»Bitte tu mir so was nie wieder an«, stöhnte Holly und drückte die Hand auf ihr Herz. Daniel sah sie amüsiert an.

»Darf ich dich fragen, warum du mitgemacht hast, obwohl du Karaoke doch anscheinend so verabscheust?«, fragte er.

»Ach, mein schrecklich humorvoller Ehemann dachte, es wäre

komisch, seine absolut unmusikalische Frau zum Karaoke anzumelden.«

»So schlecht warst du nun auch wieder nicht! Ist dein Mann denn hier?« Er schaute sich um. »Ich möchte nicht, dass er denkt, dass ich seine Frau mit diesem Gebräu hier vergifte.«

Lächelnd antwortete Holly: »Ja, er ist hier … irgendwo.«

Dreizehn

Holly befestigte das Laken mit ein paar Wäscheklammern an der Leine und dachte darüber nach, wie sie den Rest des Mais herumgebracht und dabei versucht hatte, ihrem Leben irgendeine Art von Ordnung zu geben. An manchen Tagen war sie richtig zufrieden und voller Zuversicht gewesen. Aber dann war dieses Gefühl ebenso plötzlich verschwunden, wie es gekommen war, und sie spürte, wie die Traurigkeit zurückkehrte. Sie sehnte sich danach, sich wieder in ihrem Körper und ihrem Leben aufgehoben zu fühlen, statt wie ein Zombie umherzuirren und ihrer Umwelt beim Leben zuzuschauen, während sie darauf wartete, dass ihres herumging. Stundenlang saß sie im Wohnzimmer und versuchte, sich jede einzelne Erinnerung an Gerry ins Gedächtnis zu rufen. Unglücklicherweise dachte sie dabei auch an jeden Streit und wünschte sich, sie könnte ihn ungeschehen machen, könnte jedes gemeine Wort zurücknehmen, das sie ihm je an den Kopf geworfen hatte. Sie quälte sich, weil sie manchmal so egoistisch gewesen und zum Beispiel einfach mit ihren Freundinnen weggegangen war, wenn sie sich gerade über ihn geärgert hatte. Sie schalt sich dafür, dass sie oft tagelang gegrollt hatte, statt ihm zu verzeihen, dass sie sich an manchen Abenden einfach müde zur Wand gedreht hatte, statt mit ihm zu schlafen. Am liebsten hätte sie nur Erinnerungen an die guten Zeiten gehabt, aber die schlechten ließen sie nicht in Ruhe. Warum hatte ihnen niemand gesagt, dass sie nur so wenig Zeit zusammen haben würden?

Dann gab es gute Tage, an denen sie mit einem Lächeln auf dem

Gesicht herumspazierte und sich dabei erwischte, wie sie vor sich hinkicherte, wenn ihr mitten auf der Straße ein Witz von Gerry einfiel. Tagelang verfiel sie in tiefschwarze Depressionen, dann fand sie endlich die Kraft, die Dinge positiv zu sehen, und war ein paar Tage fröhlich. Aber die kleinsten Kleinigkeiten konnten den nächsten Tränenstrom auslösen. Es war so ermüdend, und meistens hatte sie keine Lust, mit ihren Gedanken zu kämpfen. Denn die waren sowieso viel stärker als ihr Körper.

Freunde und Familie kamen und gingen; manchmal half es, mit ihnen zu weinen, manchmal brachten sie sie zum Lachen, aber selbst dann fehlte ihr etwas. Richtig glücklich war sie nie, sie vertrieb sich nur die Zeit, während sie auf etwas wartete. Wozu sollte sie leben, wenn dieses Leben leer und sinnlos war? Solche Fragen gingen ihr ständig im Kopf herum, bis sie zu dem Punkt kam, an dem sie nicht mehr aus ihren Träumen erwachen wollte, die sich so real anfühlten.

Sie las Gerrys Briefe immer und immer wieder, analysierte jedes Wort, jeden Satz und entdeckte jeden Tag eine neue Bedeutung. Aber sie konnte nachdenken, so viel sie wollte, konnte zwischen den Zeilen lesen und sich verborgene Botschaften ausdenken – Tatsache blieb, dass sie niemals wirklich wissen würde, was Gerry gemeint hatte, denn sie würde nie wieder mit ihm sprechen. Damit zurechtzukommen war das Allerschwerste, und manchmal hatte sie das Gefühl, dass sie daran zugrunde gehen würde.

Aber dann kam wieder ein guter Tag …

Der Mai ging vorüber, der Juni zog ins Land. Nun waren endlich die langen, warmen Sommerabende gekommen, die wunderschönen, frischen Morgen. Man versteckte sich nicht mehr im Haus, man lag nicht mehr bis zum Nachmittag im Bett herum. Es schien, als wäre ganz Irland aus dem Winterschlaf erwacht, hätte sich gereckt und gestreckt und finge jetzt endlich wieder richtig an zu leben. Es war Zeit, die Fenster aufzureißen, frische Luft ins Haus zu lassen und die Gespenster der Dunkelheit zu vertreiben. Es war Zeit, morgens mit den Vögeln aufzustehen und spazieren zu gehen, den Leuten in die Augen zu schauen und Hallo zu sagen, statt sich unter Klamottenschichten zu vergraben, die Augen auf den Boden zu richten, von einer Erledigung zur nächsten zu hasten und die Welt zu ignorieren. Es war Zeit, aus dem Schatten zu treten, den Kopf zu heben und der Wahrheit ins Auge zu blicken.

Außerdem hatte der Juni natürlich auch einen weiteren Brief von Gerry gebracht.

Holly hatte in der Sonne gesessen, die Helligkeit genossen und voller Aufregung den vierten Umschlag geöffnet. Sie liebte es, wie die Karte sich anfühlte, wenn sie die Finger über die getrocknete Tinte gleiten ließ. In seiner ordentlichen Handschrift hatte Gerry all die Dinge aufgelistet, die ihm gehörten und nach seinem Tod im Haus geblieben waren, und bei jedem einzelnen folgte eine genaue Anweisung, auf welche Weise sich Holly sich seiner entledigen sollte. Ganz unten stand:

P.S. Ich liebe Dich, Holly, und ich weiß, dass Du mich auch liebst. Du brauchst meine Sachen nicht, um Dich an mich zu erinnern, Du brauchst sie nicht aufzuheben als Beweis, dass ich existiert habe und in Deinen Gedanken immer noch existiere. Du brauchst nicht meine Pullover anzuziehen, um mich zu spüren. Ich bin bei Dir … und halte Dich für immer in den Armen.

Holly hätte sich fast gewünscht, Gerry hätte noch einmal von ihr verlangt, Karaoke zu singen. Sie wäre für ihn aus einem Flugzeug gesprungen oder tausend Meilen zu Fuß gelaufen, sie hätte alles getan. Aber seinen Schrank auszuräumen und die letzten Spuren seiner Gegenwart zu beseitigen … Trotzdem, es war richtig, das wusste sie. Sie konnte nicht ewig an den Sachen hängen. Sie konnte sich nicht einzureden versuchen, dass er zurückkommen und sie abholen würde. Gerrys Körper war nicht mehr da, er brauchte seine Kleider nicht mehr. Aber sein Geist würde sie überall begleiten.

Es war furchtbar anstrengend für sie, und sie brauchte mehrere Tage. An jedem Kleidungsstück und jedem Papierfetzen hingen Millionen von Erinnerungen, und Holly musste jeden Gegenstand an sich drücken, bevor sie sich von ihm verabschieden konnte. Sie musste bewusst loslassen, denn nichts würde zurückkommen. Genau wie Gerry selbst. Eigentlich wollte Holly dabei allein sein, aber Jack bot ihr ein paar Mal seine Hilfe an, und schließlich nahm Holly sie an. Zu jedem Gegenstand gehörte eine Geschichte, und die Geschwister redeten und lachten gemeinsam über die damit verbundenen Erinnerungen. Jack war für Holly da, wenn ihr die Tränen kamen, er war da, als sie sich schließlich den Staub von den Händen klopfte.

Dank Gerrys Hilfe lief alles glatt. Holly musste die wichtigen Entscheidungen nicht alleine treffen, denn Gerry hatte ja alles vorbereitet. Er half ihr mit seinen Anweisungen, aber diesmal hatte Holly auch das Gefühl gehabt, ihm helfen zu können.

Das Klingeln des Handys holte Holly ruckartig in die Gegenwart zurück; schnell stellte sie den Wäschekorb auf der Wiese unter der Leine ab und rannte durch die Terrassentür in die Küche.

»Hallo?«

»Ich mach dich zum Superstar!«, kreischte Declan hysterisch am anderen Ende, ehe seine Worte in einem Lachanfall untergingen.

»Declan, bist du betrunken?«

»Vielleicht ein kleines bisschen, aber das spielt überhaupt keine Rolle«, stieß er abgehackt hervor.

»Declan, es ist zehn Uhr morgens!«, lachte Holly. »Warst du heute Nacht überhaupt im Bett?«

»Nein, ich sitze im Zug und komme in erst drei Stunden ins Bett.«

»In drei Stunden! Wo bist du denn?« Das Gespräch machte ihr Spaß. Es erinnerte sie daran, wie sie Jack früher manchmal zu absolut unchristlichen Zeiten und von den unmöglichsten Orten aus angerufen hatte, wenn sie mal wieder über die Stränge geschlagen hatte.

»Ich bin in Galway. Da war gestern Abend die Preisverleihung«, antwortete er, als müsste Holly das wirklich wissen.

»Entschuldige bitte meine Unwissenheit, aber was denn für eine Preisverleihung?«

»Ich hab's dir doch gesagt!«

»Nein, hast du nicht.«

»Doch, ich hab Jack gesagt, er soll es dir ausrichten. Gestern sind die Nachwuchs-Filmpreise verliehen worden, und ich hab gewonnen!«, brüllte er, und im Hintergrund klang es, als feierte der ganze Waggon mit ihm. Auch Holly freute sich für ihren Bruder.

»Und der Preis ist, dass mein Film nächste Woche auf Channel 4 gezeigt wird! Ist das nicht toll?!«

Diesmal wurde um ihn herum noch mehr gejubelt, und Holly konnte kaum verstehen, was er sagte. »Du wirst berühmt, Schwesterherz!«, war das Letzte, was sie hörte, dann war die Verbindung weg.

Was war das für ein seltsames Gefühl, das sich da in ihrem Körper breit machte? War es … nein, das konnte nicht sein! War sie etwa glücklich?

Sie machte einen Rundruf in der Familie, um die Neuigkeit zu verbreiten, erfuhr aber, dass alle bereits einen ähnlichen Anruf erhalten hatten. Ciara plapperte wie ein aufgeregtes Schulmädchen darüber, dass sie ins Fernsehen kämen, und nach einer Ewigkeit endete die Geschichte damit, dass sie Denzel Washington heiraten würde. Die Familie beschloss, sich nächsten Mittwoch in Hogan's Pub zu treffen und die Doku gemeinsam anzuschauen. Netterweise hatte Daniel den Club Diva dafür angeboten, sodass sie alles auf dem großen Bildschirm anschauen konnten. Holly war riesig stolz auf ihren Bruder. Zum Schluss rief sie noch Sharon und Denise an.

»Das ist ja toll!«, flüsterte Sharon aufgeregt.

»Warum flüsterst du?«, flüsterte Holly zurück.

»Ach, das alte Faltengesicht ist auf die großartige Idee gekommen, uns Privatgespräche zu verbieten«, stöhnte Sharon. »Aus unerfindlichen Gründen ist sie zu der Überzeugung gelangt, dass wir am Telefon mehr mit unseren Freundinnen reden als mit unseren Kunden, und deshalb patrouilliert sie schon den ganzen Morgen vor unseren Schreibtischen. Mit der alten Hexe vor der Nase komme ich mir vor, als wäre ich wieder in der Schule.« Plötzlich veränderte sich ihre Stimme und wurde ganz offiziell: »Darf ich denn noch Ihre Daten aufnehmen, bitte?«

»Ist sie da?«, lachte Holly.

»Ja, genau«, antwortete Sharon im gleichen Ton.

»Okay, dann will ich dich nicht länger stören. Und die Daten lauten folgendermaßen: Wir treffen uns alle am Mittwoch bei Hogan's, und du bist herzlich eingeladen.«

»Großartig … okay.« Offensichtlich tat Sharon so, als würde sie sich den Termin aufschreiben.

»Super, das wird bestimmt lustig. Okay, wir sprechen uns dann später.«

»Vielen Dank für Ihren Anruf.«

Holly blieb noch einen Moment am Küchentisch sitzen und überlegte, was sie nächste Woche anziehen sollte; sie hätte gern etwas Neues gehabt. Zur Abwechslung wollte sie mal sexy und wunderbar aussehen, und sie hatte keine Lust auf ihre alten Sachen. Vielleicht hatte Denise etwas Schönes für sie in ihrer Boutique.

Holly wählte Denises Nummer.

»Hier Casuals, was kann ich für Sie tun?«, meldete sich Denise ausgesucht höflich.

»Hallo, Casuals, hier ist Holly. Ich weiß, ich soll dich eigentlich nicht bei der Arbeit anrufen, aber ich wollte dir nur schnell sagen, dass Declans Film irgendeinen Studentenpreis gewonnen hat und am Mittwochabend im Fernsehen kommt.«

»Oh, das ist ja cool, Holly! Kommen wir auch drin vor?«, fragte sie aufgeregt.

»Ja, ich glaub schon. Wir treffen uns alle bei Hogan's und schauen es uns an. Kommst du auch?«

»Na klar! Wenn ich meinen neuen Freund mitbringen kann«, fügte sie kichernd hinzu.

»Welchen neuen Freund denn?«

»Tom!«

»Den Karaoke-Typ?«, fragte Holly entsetzt.

»Ja, natürlich den! Ach Holly, ich bin ja so verliebt!« Schon wieder kicherte sie wie ein kleines Mädchen.

»Verliebt? Aber du kennst ihn doch erst seit zwei Wochen.«

»Das macht nichts, es hat nur eine Minute gedauert ... Liebe auf den ersten Blick, wie man so schön sagt.«

»Wow, Denise ... ich weiß gar nicht, was ich sagen soll!«

»Du könntest sagen, dass du es großartig findest.«

»Ja ... ich meine ... natürlich ... das ist echt toll.«

»Pass auf, dass du nicht zu enthusiastisch rüberkommst, Holly«, erwiderte Denise. »Ich kann's gar nicht abwarten, bis du ihn kennen lernst, du wirst ihn garantiert mögen. Na ja, natürlich nicht so wie ich, aber du wirst ihn ganz bestimmt sympathisch finden ...« In diesem Stil ging es noch eine Weile weiter.

»Denise, hast du vergessen, dass ich ihn schon kenne?«, unterbrach Holly sie schließlich mitten in einer Anekdote darüber, wie Tom einmal ein Kind vor dem Ertrinken gerettet hatte.

»Ja, ich weiß, aber ich möchte, dass du ihn richtig kennen lernst, wenn du dich nicht gerade in einer Toilette versteckst oder in ein Mikro grölst.«

»Na gut ...«

»Ja, es wird bestimmt nett! Ich war noch nie bei meiner eigenen Premiere!«, rief Denise aufgeregt.

Holly verdrehte die Augen, dann verabschiedete sie sich.

An diesem Morgen schaffte Holly kaum die allernötigste Hausarbeit, weil sie fast ununterbrochen am Telefon hing. Ihr Handy war schon heißgelaufen, und sie bekam allmählich Kopfschmerzen. Äußerst unangenehm. Jedes Mal, wenn sie Kopfschmerzen hatte, musste sie an Gerrys Krankheit denken. Wenn jemand aus ihrem Bekanntenkreis über Kopfweh oder gar Migräne klagte, wies Holly sofort eindringlich auf die Gefahren hin und drängte den Betreffenden, die Sache nicht auf die leichte Schulter zu nehmen und am besten gleich zum Arzt zu gehen. Allerdings jagte sie den Leuten damit eine Höllenangst ein, und inzwischen traute sich niemand mehr, ihr überhaupt noch von irgendwelchen Beschwerden zu erzählen.

Holly seufzte laut. Allmählich wurde sie der reinste Hypochonder, und sogar ihre Ärztin war mittlerweile ziemlich genervt. Wegen der kleinsten Kleinigkeit rannte Holly ihr die Praxis ein, sei es, weil ihr plötzlich das Bein wehtat oder weil sie einen Magenkrampf hatte. Letzte Woche war sie überzeugt gewesen, dass mit ihren Füßen etwas nicht stimmte – ihre Zehen sahen irgendwie komisch aus. Die Ärztin hatte sie gründlich untersucht und ihr dann unverzüglich ein Rezept ausgestellt. Voller Entsetzen sah Holly zu, wie sie in ihrer fast unleserlichen, typischen Ärztehandschrift etwas auf das Papier kritzelte. Aber dann las sie: »Kaufen Sie sich größere Schuhe.« Vielleicht sollte das komisch sein, aber sie musste vierzig Euro für das Rezept bezahlen.

Die letzten Minuten hatte Holly heute Jack zugehört, der sich über Richard ereiferte. Anscheinend hatte ihr ältester Bruder inzwischen auch ihm seine Aufwartung gemacht. Holly fragte sich, ob Richard versuchte, den Kontakt zu seinen Geschwistern wieder aufzunehmen, obwohl es dafür möglicherweise zu spät war. Wer legte schon Wert darauf, mit jemandem ein Gespräch zu führen, der nicht einmal die einfachsten Regeln der Höflichkeit beherrschte? Hör auf damit!, schrie sie sich im Stillen selbst an. Hör auf, dir unnötige Gedanken zu machen, hör auf, dir über alles Mögliche dein Hirn zu zermartern, hör auf, ständig mit dir selbst zu diskutieren. Du machst dich total verrückt!

Mit über zwei Stunden Verspätung schaffte sie es, die Wäsche fertig aufzuhängen, stopfte noch eine Ladung in die Maschine und stellte sie an. Dann drehte sie das Radio in der Küche und den Fernseher im Wohnzimmer auf und machte sich wieder an die Arbeit. Vielleicht übertönte dieser Lärm irgendwann die weinerliche kleine Stimme in ihrem Kopf.

Als Holly am Mittwoch bei Hogan's ankam, war im Pub eine traditionelle irische Band voll in Fahrt. Die Menge grölte bei ihren Lieblingsliedern lauthals mit, und man musste sich zwischen den alten Männern und ihren Pintgläsern durchdrängeln, um nach oben in den Club Diva zu gelangen. Um halb acht war der Club offiziell noch nicht geöffnet, und der Saal wirkte leer völlig anders als beim Karaoke-Wettbewerb vor ein paar Wochen. Heute war Holly als Erste da und ließ sich an einem Tisch direkt vor dem großen Bildschirm nieder.

Lautes Gläserklirren an der Bar ließ sie zusammenzucken, und sie drehte sich rasch um. Hinter dem Tresen tauchte Daniels Kopf auf, dann sah sie, dass er Kehrblech und Besen in der Hand hatte. »Oh, hallo Holly, ich hab gar nicht gemerkt, dass jemand reingekommen ist«, rief er überrascht.

»Ich bin's nur, ausnahmsweise mal zu früh«, erwiderte sie und ging zur Bar hinüber, um ihn zu begrüßen. Er sah heute irgendwie anders aus, fand sie.

»Mensch, du bist ja wirklich früh dran«, meinte er mit einem Blick auf seine Armbanduhr. »Die anderen kommen bestimmt erst in einer Stunde oder so.«

Verwirrt sah Holly auf ihre Uhr. »Aber es ist halb acht, und die Sendung fängt doch um acht an, oder nicht?«

»Mir hat man gesagt, um neun. Aber vielleicht hab ich mich ja geirrt ...« Er kramte eine Tageszeitung unter der Theke hervor und schlug die Fernsehseite auf. »Doch, neun Uhr, Channel 4.«

Holly verdrehte die Augen. »O nein, tut mir Leid. Dann geh ich eben noch ein bisschen in die Stadt und komme später wieder«, meinte sie und rutschte von ihrem Hocker.

»Hey, sei nicht albern«, entgegnete er mit einem breiten Grinsen. »Jetzt sind die Läden doch alle zu, und du könntest mir Gesellschaft leisten. Das heißt, natürlich nur, wenn du Lust dazu hast ...«

»Na ja, mir ist es recht, wenn es dir recht ist ...«

»Mir ist es recht«, konstatierte er mit fester Stimme.

»Na gut, dann bleibe ich«, sagte sie, froh, sich wieder setzen zu können.

Daniel stützte sich in einer typischen Barkeeper-Haltung mit den Händen auf die Zapfhähne. »Nachdem das also geklärt ist – was möchtest du trinken?«

»Ist ja toll, ich muss nicht Schlange stehen, nicht über den Tresen brüllen und nichts«, witzelte sie, »Ich hätte gern ein Mineralwasser, bitte.«

»Nichts Stärkeres?«, fragte er mit hochgezogenen Augenbrauen. Sein breites Grinsen wirkte irgendwie ansteckend.

»Nein, lieber nicht, sonst bin ich schon betrunken, wenn die anderen eintrudeln.«

»Das ist ein Argument«, pflichtete er ihr bei, machte den Kühlschrank auf und holte eine Flasche Wasser heraus. Jetzt fiel Holly auch auf, warum er anders aussah: Heute trug er nicht sein typisches Schwarz, sondern eine verwaschene Bluejeans und ein offenes hellblaues Hemd über einem weißen T-Shirt, eine Farbkombination, die seine blauen Augen strahlen ließ. Die Ärmel hatte er bis zu den Ellbogen aufgekrempelt, und durch den dünnen Stoff sah man seine Muskeln. Als er ihr das Glas zuschob, wandte sie rasch die Augen ab.

»Darf ich dich auch zu irgendwas einladen?«, fragte sie.

»Nein danke, das geht auf mich.«

»Ach bitte«, beharrte Holly. »Du hast mir schon so viel ausgegeben, jetzt bin ich mal an der Reihe.«

»Na gut, dann nehme ich ein Budweiser. Danke.« Er lehnte sich wieder an den Tresen und starrte sie weiter an.

»Was? Soll ich es dir zapfen?«, fragte Holly lachend, sprang vom Hocker und kam um den Tresen herum. Daniel machte ihr Platz und beobachtete sie amüsiert.

»Als ich klein war, wollte ich immer in einer Bar arbeiten«, erzählte sie, nahm sich ein Pint-Glas und zog den Hebel herunter. Das gefiel ihr.

»Ich hab eine Stelle frei, falls du was suchst«, erwiderte Daniel, der ihr aufmerksam beim Arbeiten zusah.

»Nein danke, ich glaube, auf der anderen Seite des Tresen komme ich besser zurecht«, lachte sie, während sie das Glas füllte.

»Hmmm … aber wenn du je einen Job suchst, dann weißt du ja, wen du fragen kannst«, meinte Daniel, nachdem er den ersten Schluck getrunken hatte. »Das hast du sehr gut gemacht.«

»Na ja, es ist nicht gerade Neurochirurgie«, grinste sie, kam wieder auf die andere Seite der Theke, kramte das Portemonnaie aus ihrer Tasche und bezahlte. »Der Rest ist für dich«, lachte sie.

»Danke«, erwiderte er lächelnd, wandte sich zur Kasse um, und Holly merkte, dass sie insgeheim seinen Hintern begutachtete. Ein hübscher Hintern, schön fest, aber nicht so hübsch wie der von Gerry.

»Hat dich dein Mann heute schon wieder im Stich gelassen?«, neckte er sie, während er um den Tresen herumkam, um sich wieder neben sie zu setzen. Holly biss sich auf die Unterlippe und überlegte, was sie antworten sollte. Ihr erschien der Zeitpunkt höchst ungeeignet, um über so etwas Trauriges zu reden, vor allem, wenn ihrem Gesprächspartner so offensichtlich daran gelegen war, ein bisschen nett zu plaudern. Aber sie wollte auch nicht, dass Daniel jedes Mal nach ihrem Mann fragte, wenn sie sich begegneten. Er würde die Wahrheit sowieso irgendwann erfahren, und womöglich in einer noch viel peinlicheren Situation.

»Daniel«, sagte sie leise. »Ich möchte dich nicht in Verlegenheit bringen, aber mein Mann ist vor kurzem gestorben.«

Daniel blieb wie angewurzelt stehen und wurde ein bisschen rot. »Oh, Holly, es tut mir sehr Leid, das wusste ich nicht.« Seine Stimme klang betroffen.

»Schon okay. Du konntest es ja nicht ahnen.« Sie lächelte ihn beruhigend an.

»Ich hab ihn neulich abends nicht kennen gelernt, aber wenn mir jemand Bescheid gesagt hätte, wäre ich zur Beerdigung gekommen.« Er setzte sich neben sie.

»Aber nein, Gerry ist schon im Februar gestorben, er war neulich nicht wirklich da.«

Verwirrt sah Daniel sie an.

Holly schlug verlegen die Augen nieder. »Na ja, er war nicht hier im Club«, erklärte sie. »Nur hier drin.« Sie legte die Hand aufs Herz.

»Verstehe. Wenn man das bedenkt, warst du neulich ja noch viel tapferer«, sagte er leise. Überrascht nahm Holly zur Kenntnis, wie entspannt er insgesamt reagierte. Gewöhnlich fingen die Leute an zu stottern, wenn sie ihnen von Gerrys Tod erzählte, oder sie wechselten möglichst schnell das Thema. Auch sie fühlte sich in Daniels Gegenwart sehr wohl, und sie konnte offen mit ihm reden, ohne Angst, gleich in Tränen auszubrechen.

»Offenbar ist es dir wichtig, Sachen durchzuziehen.« Noch ein Kompliment für ihren Karaoke-Auftritt.

»Ach, ich weiß nicht«, wehrte Holly kopfschüttelnd ab und erklärte in kurzen Worten die Geschichte mit der Liste. »Aber Gerry ist wirklich ein Mensch, der zu seinem Wort steht … stand.« Sie zuckte innerlich zusammen.

Daniel schien sich für die ganze Geschichte zu interessieren und stellte immer wieder Fragen, aber nie so, dass sie sich gedrängt oder ausgequetscht fühlte. Im Gegenteil, es war sehr angenehm, die Meinung von jemandem zu hören, der weder Gerry noch sie gut kannte, auch wenn Daniel sich nur sehr zurückhaltend äußerte.

»Deshalb bin ich damals bei Declans Auftritt so schnell verschwunden«, sagte sie.

»Ach ja? Nicht weil die Knaben so schlecht waren?«, scherzte Daniel, wurde aber gleich wieder nachdenklich. »Ja, das war der 30. April, stimmt.«

»Ich konnte es nicht erwarten, den nächsten Umschlag aufzumachen«, erklärte Holly.

»Hmmm … und wann ist es jetzt wieder so weit?«

»Im Juli«, antwortete sie.

»Dann sehe ich dich am 30. Juni ganz bestimmt nicht hier«, stellte er trocken fest.

»Genau, du hast es kapiert«, lachte sie.

»Hallo, ich bin da!«, tönte in diesem Moment Denises Stimme

durch den leeren Saal. Aufgebrezelt bis zum Gehtnichtmehr kam sie in dem Kleid, das sie letztes Jahr zum Weihnachtsball getragen hatte, hereingesegelt. Hinter ihr erschien Tom, der sie keinen Moment aus den Augen ließ.

»Mannomann, du hast dich aber aufgemotzt«, stellte Holly fest und musterte ihre Freundin von oben bis unten. Sie selbst hatte sich am Ende doch für Jeans, schwarze Stiefel und ein einfaches schwarzes Top entschieden. Irgendwie war sie nicht in der Stimmung gewesen, sich schick zu machen, vor allem, weil sie ja sowieso nur in dem leeren Club herumsitzen würden. Aber Denise hatte das offenbar nicht mitgekriegt.

»Schließlich komme ich nicht jeden Tag zu meiner eigenen Premiere«, kicherte Denise.

Tom und Daniel umarmten sich zur Begrüßung. »Baby, das ist Daniel, mein bester Freund«, stellte Tom vor. Daniel und Holly wechselten viel sagende Blicke. Tom nannte Denise »Baby«!

»Hallo, Tom«, sagte Holly und schüttelte ihm die Hand. Er erwiderte ihre Begrüßung mit einem Küsschen auf die Wange. »Tut mir Leid, dass ich bei unserer letzten Begegnung nicht ganz auf der Höhe war«, meinte Holly, der der Karaoke-Abend immer noch so peinlich war, dass sie errötete.

»Ach, kein Problem«, wehrte Tom lächelnd ab. »Wenn du nicht mitgemacht hättest, wäre ich Denise nicht begegnet.« Er wandte sich wieder Denise zu. Holly kletterte zurück auf ihren Hocker und stellte fest, dass sie sich mit diesen beiden Männern recht wohl fühlte und sich für ihre Freundin freute. Auch Daniel machte einen zufriedenen Eindruck.

Sie unterhielten sich angeregt, und Holly merkte, dass es ihr so gut ging wie schon lange nicht mehr. Sie tat nicht nur so, als würde sie lachen, sie war richtig fröhlich. Ein wunderbares Gefühl.

Wenig später traf der Rest der Familie Kennedy ein und mit ihm auch Sharon und John. Holly lief ihnen entgegen und begrüßte ihre Freunde. »Hallo, Süße«, rief Sharon und umarmte sie. »Bist du schon lange hier?«

»Ich dachte, die Sendung fängt um acht an, deshalb bin ich schon um halb acht eingetrudelt«, gab Holly lachend zu.

»O je!«

»Ach, es war nett, Daniel hat mir Gesellschaft geleistet«, erklärte sie und zeigte zu ihm hinüber.

»Er?«, fragte John pikiert. »Der Kerl ist irgendwie komisch, Holly. Du hättest hören sollen, wie er neulich Sharon angequatscht hat.«

Holly kicherte in sich hinein und entschuldigte sich hastig, um ihre Familie zu begrüßen. »Ist Meredith nicht mitgekommen?«, erkundigte sie sich bei Richard.

»Nein, wie du siehst«, gab er unfreundlich zurück und ging sofort zur Bar.

»Warum macht er sich eigentlich die Mühe, überhaupt zu solchen Anlässen aufzutauchen?«, stöhnte Holly und lehnte den Kopf an Jacks Brust, der ihr die Haare zauste, als wollte er sie trösten.

»Alles klar!« Declan war auf einen Hocker gestiegen. »Da Ciara sich nicht entscheiden konnte, was sie heute Abend anzieht, sind wir alle zu spät gekommen, und meine Doku wird jede Minute anfangen«, verkündete er stolz. »Wenn ihr jetzt alle den Mund halten und euch hinsetzen würdet, wäre das wirklich großartig.«

»Ach Declan, sei nicht immer so unhöflich«, tadelte ihn seine Mutter.

Holly sah sich nach Ciara um und entdeckte sie an der Bar, schon wieder an Daniels Seite. Sie grinste in sich hinein und machte es sich gemütlich, um sich in Ruhe den Film anzusehen. Alle klatschten, als er angesagt wurde, aber Declan mahnte ärgerlich zur Ruhe, damit sie nur ja nichts verpassten.

Über einer wunderschönen Nachtaufnahme von Dublin erschienen die Worte: *»Girls and the City«.* Auf einmal merkte Holly, wie sie nervös wurde. Dann sah man auf dem dunklen Bildschirm *»The Girls«*, gefolgt von einer Aufnahme von Sharon, Denise, Abbey und Ciara, allesamt auf den Rücksitz eines Taxis gequetscht. Sharon sagte: »Hallo, ich bin Sharon, und das hier sind Abbey, Denise und Ciara.«

Alle vier wurden bei der Nennung ihres Namens in Nahaufnahme gezeigt.

»Wir sind unterwegs zu unserer Freundin Holly, denn sie hat heute Geburtstag ...«

Schnitt: Die jungen Frauen überfielen Holly mit ihren Glückwünschen an der Haustür. Dann kehrte die Kamera zurück zu Sharon im Taxi.

»Heute Abend sind wir Mädels unter uns, keine Männer erlaubt ...«

Wieder Schnitt, und jetzt sah man Holly, wie sie ihre Geschenke aufmachte, den Vibrator in die Kamera hielt und sagte: »Na, den kann ich bestimmt gut brauchen!« Danach kam wieder Sharon im Taxi und sagte: »Heute Abend werden wir feiern, was das Zeug hält ...«

Erneut erfolgte ein Szenenwechsel: Holly ließ den Sektkorken knallen, dann kippten die Freundinnen Shots, und Holly nuckelte mit einem Strohhalm den Sekt aus der Flasche, auf dem Kopf eine inzwischen ziemlich verbogene Tiara.

»Wir gehen clubben ...«

Jetzt sah man die Freundinnen im »Boudoir«, wo sie peinliche Verrenkungen auf der Tanzfläche vollführten.

»Aber wir wollen nicht übertreiben! Wir sind ganz brav heute Nacht!«, verkündete Sharon sehr ernst.

In der nächsten Szene wurden sie alle von drei kräftigen Rausschmeißern unter lautem Protest aus der Kneipe geleitet.

Mit offenem Mund sah Holly zu Sharon hinüber, die genauso überrumpelt aussah. Die Männer dagegen schlugen sich vor Lachen auf die Schenkel und klopften Declan anerkennend auf den Rücken. Holly, Sharon, Denise, Abbey und selbst Ciara machten sich auf ihren Hockern möglichst klein.

Was in aller Welt war in Declan gefahren?

Vierzehn

Im Club herrschte Totenstille, und alle starrten gespannt auf den Bildschirm. Holly hielt den Atem an. Vielleicht würde der Film sie von ihrem Gedächtnisschwund heilen. Aber was würde da ans Tageslicht kommen? Dass sie wirklich alle so sturzbetrunken gewesen waren … Holly sah sich nach ihren Freundinnen um. Eine wie die andere kaute an den Fingernägeln.

Jetzt erschien ein neuer Titel auf dem Bildschirm. *»Die Geschenke«*. »Meins zuerst aufmachen!«, kreischte Ciara, streckte Holly ihr Päckchen entgegen und schubste Sharon von der Couch. Alle im Saal lachten, während Abbey Sharon wieder auf die Füße half. Ciara ließ Daniel sitzen und schlich auf Zehenspitzen zu den anderen Frauen. Unter anerkennenden Ohs und Ahs wurden die Geschenke ausgepackt. Als die Kamera auf die beiden Fotos auf dem Kaminsims zoomte und Sharon ihren Geburtstagstoast ausbrachte, spürte Holly plötzlich einen dicken Kloß im Hals.

Wieder ein neuer Titel: *»Die Reise in die Stadt«*. Man sah, wie die Frauen ins Taxi kletterten, inzwischen unverkennbar angesäuselt. Holly war schockiert: Sie hatte fest geglaubt, dass sie zu diesem Zeitpunkt noch ziemlich nüchtern gewesen waren. »O John«, seufzte sie im Film den Taxifahrer an. »Ich werde heute dreißig, ist das zu glauben?«

Der Taxifahrer, dem Hollys Alter kaum hätte gleichgültiger sein können, warf ihr einen Blick zu und lachte. »Na, da sind Sie doch noch ganz schön jung, Holly«, stellte er mit tiefer, rauer Stimme fest. Die Kamera zeigte eine Großaufnahme von Hollys Gesicht, und sie zuckte zusammen, weil man ihr so deutlich anmerkte, wie betrunken sie war. Aber fast noch unangenehmer war, wie traurig sie wirkte.

»Was soll ich bloß tun, John?«, jammerte sie jetzt auf dem Bildschirm weiter. »Ich bin dreißig! Ich habe keinen Job, keinen Mann, keine Kinder und bin dreißig! Hab ich Ihnen das schon gesagt?« Sie beugte sich zu ihm.

Neben ihr im Saal des Club Diva kicherte Sharon. Holly versetzte ihr einen Rippenstoß.

Auf dem Bildschirm sah man weiter Holly und den Taxifahrer, aber im Hintergrund hörte man die anderen ständig aufgeregt durcheinander reden.

»Ach, amüsieren Sie sich heute Abend einfach, lassen Sie sich an Ihrem Geburtstag nicht von irgendwelchen blöden Gefühlen runterziehen, Holly. Morgen ist ein neuer Tag, da können Sie sich über den ganzen Mist noch genug Sorgen machen.« Dieser John klang so einfühlsam, dass Holly sich vornahm, ihn anzurufen und sich bei ihm zu bedanken.

Die Kamera blieb auf Holly, die den Kopf ans Fenster lehnte und den Rest der Fahrt gedankenverloren schwieg. Jetzt, im Saal des Club Diva, konnte sie kaum glauben, dass sie so traurig und einsam aussah. Es gefiel ihr nicht. Verlegen schaute sie sich um, und ihr Blick traf den von Daniel, der ihr aufmunternd zuzwinkerte. Wenn er sich dazu genötigt fühlte, ihr zuzuzwinkern, war sie wohl nicht die Einzige, die sich in dem Film so wahrnahm. Sie lächelte schwach und wandte sich wieder dem Bildschirm zu, gerade rechtzeitig, um sich selbst zu sehen, wie sie auf der O'Connell Street stand und den anderen eine Rede hielt.

»Also, Leute. Wir gehen heute Abend ins ›Boudoir‹, und keiner wird uns daran hindern, schon gar nicht irgendwelche albernen Türsteher, die glauben, der Laden gehört ihnen.« Damit marschierte sie los, in einer Schlangenlinie, die ihr damals wie mit dem Lineal gezogen vorgekommen war. Ihre Freundinnen jubelten ihr zu und folgten. Schnitt auf die beiden Rausschmeißer vor dem »Boudoir«, die ihnen kopfschüttelnd mitteilten: »Nein, heute Abend nicht, meine Damen.«

Hollys Familie kreischte vor Lachen.

»Aber verstehen Sie denn nicht?«, erklärte Denise den beiden Männern geduldig. »Wissen Sie denn nicht, wer wir sind?«

»Nein«, antworteten sie wie aus einem Munde, blickten über die Köpfe der jungen Frauen hinweg und taten, als wären sie gar nicht da.

»Na dann«, fuhr Denise fort, stemmte die Hände in die Hüften und deutete auf Holly. »Das hier ist die sehr extrem berühmte … äh … die berühmte Prinzessin Holly aus dem Königshaus von … von Finnland.«

Man sah, wie Holly die Stirn runzelte und Denise böse anfunkelte.

Wieder lautes Gelächter von Hollys Familie. »Das hätte man sich gar nicht besser ausdenken können«, kicherte Declan.

»Ach, sie ist also adlig, ja?«, grinste der Türsteher mit dem Schnurrbart.

»Allerdings«, erwiderte Denise mit ernstem Gesicht.

»Gibt es in Finnland eine Königsfamilie, Paul?«, wandte sich der Schnurrbartträger an seinen Kollegen.

»Ich glaub eigentlich nicht, Chef«, antwortete dieser.

Holly rückte die verrutschte Tiara auf ihrem Kopf zurecht und winkte den beiden Männern hoheitsvoll zu. »Hören Sie«, hakte Denise sofort nach. »Es wird Ihnen irgendwann garantiert peinlich sein, wenn Sie Prinzessin Holly jetzt nicht reinlassen.«

»Angenommen, wir lassen Ihre Prinzessin rein, dann müssten Sie aber draußen bleiben«, sagte der Schnurrbartträger und winkte ein paar Leute an den Mädels vorbei in den Club. Holly gestikulierte huldvoll, als sie an ihr vorübergingen.

»O nein, nein, nein«, lachte Denise. »Sie verstehen anscheinend immer noch nicht. Ich bin ihre … ihre Kammerfrau, deshalb muss ich sie überallhin begleiten.«

»Aber es macht Ihnen doch bestimmt nichts aus, auf sie zu warten, bis sie wieder rauskommt, wenn wir schließen«, schmunzelte Paul.

Tom, Jack und John lachten, und Denise rutschte auf ihrem Sitz noch weiter nach unten.

Schließlich sagte Holly: »Oh, jetzt brauchen wir aber wirklich etwas zu trinken. Wir sind entsetzlich durstig.«

Paul und sein Schnurrbartchef schnaubten.

»Nein, im Ernst, hier muss man Mitglied sein.«

»Aber ich bin doch schon Mitglied der königlichen Familie!«, wandte Holly mit strenger Stimme ein. »Kopf ab, sage ich!«, befahl sie und deutete mit dem Zeigefinger auf die beiden Männer. Schnell drückte Denise ihren Arm weg. »Ehrlich, die Prinzessin und ich werden Ihnen ganz sicher keinen Ärger machen, wenn Sie uns für ein paar Drinks reinlassen.«

Der Schnurrbartmann starrte die beiden an und verdrehte die Augen zum Himmel. »Na schön, dann geht eben rein«, seufzte er und trat zur Seite.

»Gott segne euch«, rief Holly und schlug im Vorbeigehen das Kreuz über ihnen.

»Was ist sie denn nun, eine Prinzessin oder eine Heilige?«, lachte Paul, als die Freundinnen den Club betraten.

»Verrückt ist sie jedenfalls«, erwiderte der Schnurrbartmann, ebenfalls lachend, »aber es war die beste Geschichte, die ich gehört habe, seit ich den Job hier mache.« Beide prusteten, nahmen sich aber zusammen, als Ciara und ihre Gefolgschaft sich der Tür näherten.

»Ist es in Ordnung, wenn mein Filmteam mit mir reinkommt?«, erkundigte sich Ciara selbstbewusst mit einem einwandfreien australischen Akzent.

»Warten Sie, ich frage den Manager.« Paul drehte sich um und sagte etwas in sein Walkie-Talkie. »Ja, kein Problem, Sie können reingehen«, sagte er und hielt ihr die Tür auf.

»Das ist doch diese australische Sängerin, stimmt's?«, meinte der Schnurrbartmann zu Paul.

»Ja, der Song war nicht schlecht.«

»Sag den Jungs drin, sie sollen die Prinzessin und ihre Kammerzofe im Auge behalten«, sagte der Schnurrbartmann. »Wir wollen nicht, dass sie der Australierin auf den Wecker fallen.«

Hollys Vater erstickte vor Lachen fast an seinem Drink, und seine Frau rieb ihm den Rücken, während sie selbst in sich hineinkicherte.

Während Holly sich das »Boudoir« auf dem Bildschirm ansah, fiel ihr ein, dass sie von dem Club selbst ziemlich enttäuscht gewesen war. Das »Boudoir« war fast geheimnisumwittert, und die Freundinnen hatten gelesen, dass es ein Wasserbassin gab, in das Madonna angeblich eines Nachts reingesprungen war. Holly hatte sich vorgestellt, ein riesiger Champagnerwasserfall würde die Wand herunterrauschen und sich in kleinen plätschernden Bächlein überall im Lokal verteilen. Drum herum würden glamouröse Menschen sitzen und ab und an ihre Gläser zum Nachfüllen eintauchen. Aber alles, was sie entdecken konnte, war eine Art überdimensionales Goldfischglas in der Mitte der kreisförmigen Theke. Was das sollte, war vollkommen unklar, es entsprach jedenfalls ganz und gar nicht Hollys fantastischen Vorstellungen. Außerdem war der Raum auch lange nicht so groß, wie sie ihn sich ausgemalt hatte. Alles war in Rot und Gold dekoriert und am Ende des Saals befand sich ein goldener Vorhang, der den VIP-Bereich abtrennte und von einem weiteren bedrohlich wirkenden Typen bewacht wurde.

Die Hauptattraktion jedoch bestand in einem riesigen Bett, das auf einer leicht gekippten Plattform stand. Zwischen goldenen Laken räkelten sich zwei magere Models, angetan mit weiter nichts als goldener Körperfarbe und winzigen Stringtangas. Auf Holly wirkte das alles eher geschmacklos.

»Schaut euch doch bloß mal diese Strings an!«, rief Denise empört. »Die sind ja kleiner als das Pflaster auf meinem kleinen Finger!«

Im Club Diva begann Tom lachend an ihrem kleinen Finger zu nuckeln. Holly sah schnell weg und konzentrierte sich wieder auf den Film.

»Guten Abend und willkommen zu den Zwölf-Uhr-Nachrichten. Ich bin Sharon McCarthy.« Sharon stand vor der Kamera, in der Hand eine Flasche als Mikrophon, und Declan filmte sie aus einem Winkel, aus dem auch die echten Nachrichtensprecher im Club zu sehen waren.

»Heute, am dreißigsten Geburtstag von Prinzessin Holly von Finnland, verschafften Ihre königliche Hoheit und ihre Kammerzofe sich Einlass in den berühmten Promitreff, das so genannte ›Boudoir‹. Ebenfalls anwesend sind die australische Popqueen Ciara mit einem Filmteam sowie …« Sie hielt den Finger ans Ohr, als würden ihr in diesem Moment aktuelle Informationen zugespielt. »Gerade bekommen wir die Nachricht, dass Irlands bekanntester Nachrichtensprecher Tony Walsh anscheinend vor wenigen Minuten mit einem Lächeln gesichtet wurde. Hier neben mir steht nun eine Augenzeugin. Ich begrüße Sie, Denise.« Verführerisch posierte Denise vor der Kamera. »Denise, sagen Sie, wo waren Sie, als es zu dem Ereignis kam?«

»Nun, ich war gerade da drüben neben seinem Tisch, als ich sah, wie es passierte.« Denise sog die Wangen ein und grinste in die Kamera.

»Können Sie uns berichten, was genau geschehen ist?«

»Nun, ich stand einfach nur da und habe mich um meine eigenen Angelegenheiten gekümmert, als Mr. Walsh einen Schluck von seinem Drink schlürfte und kurz darauf lächelte.«

»Wirklich eine faszinierende Neuigkeit, Denise. Sind Sie denn auch ganz sicher, dass es ein Lächeln war?«

»Nun, es hätte durchaus auch ein eingehaltener Pups sein können, der ihn dazu brachte, das Gesicht zu verziehen, aber die meisten der Umstehenden waren der Überzeugung, dass es sich um ein Lächeln handelte.«

»Es gab also auch noch andere Augenzeugen?«

»Ja, Prinzessin Holly, die hier neben mir steht, hat den ganzen Vorfall ebenfalls beobachtet.«

Die Kamera schwenkte zu Holly, die gerade wieder mit einem

Strohhalm aus einer Champagnerflasche trank. »Nun Holly, war das ein Pups oder ein Lächeln?«

Holly machte ein verwirrtes Gesicht und wurde rot. »Oh, sorry, wie peinlich, das war wohl der Champagner.«

Lautes Lachen erschütterte den Club Diva. Wie immer lachte Jack am lautesten, und Holly versteckte ihr Gesicht.

»Nun gut …«, sagte Sharon, mühsam ein Lachen unterdrückend. »Sie haben es als Erste erfahren. Die Nacht, in der Irlands grimmigster Nachrichtensprecher lächelte. Damit zurück ins Studio.«

Sharons breites Lächeln verblasste, als sie aufblickte und neben sich Tony Walsh stehen sah – ohne ein Lächeln. Sharon schluckte und sagte: »Guten Abend«, dann wurde das Bild schwarz.

Jetzt lachten alle im Club, einschließlich der fünf Freundinnen. Auch Holly stimmte ein, es war einfach zu albern.

Als wieder aufgeblendet wurde, zeigte die Kamera den Spiegel in der Damentoilette. Declan filmte von außen durch einen Spalt in der Tür; man sah Denise und Sharon.

»Ich hab doch nur 'n Witz gemacht«, beschwerte sich Sharon, während sie ihre Lippen nachzog. »Der hätte ja wohl nicht gleich mit einer einstweiligen Verfügung kommen müssen, oder?«

»Das ist doch keine Verfügung, Sharon!«, lachte Denise. »Er will nur nicht ständig eine Kamera vors Gesicht gehalten kriegen, vor allem nicht an seinem freien Abend. Das kann ich verstehen.«

»Wo ist eigentlich Holly?«, wechselte Sharon das Thema.

»Weiß nicht, das letzte Mal, als ich sie gesehen habe, ist sie ziemlich seltsam auf der Tanzfläche rumgehüpft«, antwortete Denise. Die beiden Frauen sahen sich an und lachten.

»Unsere arme kleine Disco-Diva«, meinte Sharon traurig. »Ich hoffe, sie findet heute Abend da draußen einen ganz tollen Mann und knutscht mit ihm bis zum Umfallen.«

»Ja«, pflichtete Denise ihr bei. »Komm, wir suchen einen Mann für Holly«, sagte sie und stopfte ihre Schminksachen wieder zurück in die Handtasche.

Im Club Diva sahen sich Denise und Sharon schuldbewusst an,

weil sie dabei erwischt worden waren, wie sie über ihre abwesende Freundin gesprochen hatten. Sharon berührte Hollys Arm, als wollte sie sich entschuldigen, aber Holly lächelte nur.

Kurz nachdem die beiden Freundinnen die Toilette verlassen hatten, hörte man aus einer der Kabinen die Wasserspülung rauschen. Dann ging die Tür auf, und Holly kam heraus. Durch den Türspalt sah man ihr Spiegelbild, und ihre Augen waren rot geweint. Sie putzte sich die Nase und starrte eine Weile traurig in den Spiegel. Schließlich holte sie tief Luft und öffnete die Tür.

Holly konnte sich nicht erinnern, dass sie in dieser Nacht geweint hatte. Im Gegenteil, sie war überzeugt gewesen, dass sie sich gut gehalten hatte. Was würde noch alles herauskommen? Sie rieb sich das Gesicht.

Szenenwechsel, die Worte *»Operation Goldener Vorhang«* tauchten auf. Denise schrie laut: »O mein Gott, Declan, du bist ein echter Mistkerl!«, und verschwand eilig in der Toilette.

Declan kicherte und zündete sich die nächste Zigarette an.

»Okay, Leute«, verkündete die Denise auf der Leinwand. »Zeit für die Operation Goldener Vorhang.«

»Hä?«, hörte man Sharon und Holly schlaftrunken antworten. Sie waren auf einer Couch zusammengebrochen.

»Operation Goldener Vorhang«, rief Denise und versuchte die beiden hochzuziehen. »Es ist Zeit, die VIP-Lounge zu infiltrieren.«

Aufgeregt zeigte Denise auf den Goldvorhang, der von einem regelrechten Kleiderschrank von Mann bewacht wurde.

»Abbey und Ciara sind schon drin! Los jetzt!«

Die Kamera folgte den Freundinnen, die sich vorsichtig dem Vorhang näherten und eine Weile um ihn herumschlichen. Sharon nahm allen Mut zusammen und tippte dem Vorhangwächter auf die Schulter. Der drehte sich um, sodass Denise ungesehen auf allen vieren unter dem Vorhang durchschlüpfen konnte. Ihr Kopf war bereits drüben, nur ihr Hintern und ihre Beine waren noch auf der anderen Seite. Holly versetzte ihr einen Fußtritt.

»Ich seh' sie!«, zischte Denise. »O mein Gott, sie unterhalten sich mit diesem Hollywood-Schauspieler!« Dummerweise ging Sharon gerade der Gesprächsstoff aus, der Bär drehte sich um und entdeckte Denise.

»Nein, nein, nein!«, erklärte Denise ihm ganz ruhig. »Sie verstehen nicht. Das hier ist Prinzessin Holly von Schweden!«

»Finnland«, korrigierte Sharon sie.

»Ich verneige mich gerade vor ihr«, sagte Denise. »Mach mit!«, zischte sie Sharon zu, die sich augenblicklich auch auf die Knie warf. Gemeinsam erwiesen sie Hollys Füßen ihre Ehrerbietung, während Holly huldvoll in die Menge winkte.

»O Holly!«, rief ihre Mutter aus, völlig außer Atem vom Lachen.

Nun wandte der Vorhangwächterbär sich ab und sagte in sein Walkie-Talkie: »Jungs, ich hab hier eine Prinzessin.«

Denise sah ihre Freundinnen an und zischte panisch: »Versteckt euch!« Sofort waren die beiden auf den Füßen und sahen sich hektisch nach einer Fluchtmöglichkeit um.

Auf ihrem Stuhl im Club Diva stöhnte Holly laut auf. Ihr war eingefallen, was jetzt passieren würde …

Fünfzehn

Paul und der Schnurrbartträger stürzten in den Club. »Was ist hier los?«, erkundigten sie sich.

»Die Frauen, die ich im Auge behalten sollte, haben versucht, auf die andere Seite zu kriechen«, antwortete der Riese ernst. Man sah ihm deutlich an, dass es in seinem vorigen Job zu seinen Aufgaben gehört hatte, Leute zu töten, wenn sie versuchten, an ihm vorbei auf irgendeine andere Seite zu gelangen. Er nahm sich solche Regelverstöße sehr zu Herzen.

»Wo sind sie denn?«, fragte der Schnurrbartmann.

Der Bär räusperte sich und sah weg. »Sie verstecken sich, Boss.«

»Okay«, meinte der Schnurrbartmann. »Dann suchen wir sie eben.«

Die Kamera folgte den drei Männern, die den Club durchforsteten, hinter den Sofas, unter den Tischen, hinter den Vorhängen, sogar auf den Toiletten. Hollys Familie schüttete sich aus vor Lachen.

In einer Ecke des Lokals entstand plötzlich Unruhe. Die Kamera fuhr auf das gekippte Bett zu, und man sah unter den Goldlaken ein Gewühle, als kämpften darunter drei Schweine. Natürlich waren es Sharon, Denise und Holly, die dort herumrollten, einander beschimpften und nebenbei versuchten, sich so platt wie möglich zu machen, damit keiner sie bemerkte.

Die Gorillas, die sich inzwischen genähert hatten, zählten bis drei, dann zerrten sie das Laken weg. Drei sehr erschrockene junge Frauen, die aussahen wie Rehe im Scheinwerferlicht, starrten sie an, flach auf dem Bett ausgestreckt, die Arme an die Seiten gepresst.

»Wir mussten nur ein Nickerchen machen, ehe wir gehen«, verkündete Holly mit ihrem Prinzessinnenakzent.

»Na los, Prinzessin, jetzt reicht's aber«, rief Paul. Die drei Männer schoben die Mädels nach draußen und versicherten ihnen, dass sie ab jetzt im »Boudoir« Hausverbot hatten.

»Kann ich schnell noch meinen Freundinnen in der VIP-Lounge sagen, dass wir gehen?«, fragte Sharon.

»Hören Sie, jetzt reicht es aber wirklich«, erwiderte Schnurrbartmann wütend. »Ihre Freundinnen sind nicht da drin. Machen Sie, dass Sie wegkommen.«

»Entschuldigen Sie mal«, gab Sharon ebenso ärgerlich zurück. »Ich habe zwei Freundinnen in der VIP-Bar, eine mit rosa Haaren und die andere ...«

Der Schnurrbartmann hob die Stimme. »Die Sängerin mit den rosa Haaren möchte nicht gestört werden, außerdem ist sie genauso wenig Ihre Freundin wie Mette-Marit von Norwegen. Jetzt verschwinden Sie endlich, sonst kriegen Sie noch mehr Ärger.«

Im Club Diva brüllten die Zuschauer vor Lachen.

Die Szene wechselte, und auf dem Bildschirm erschien die Überschrift *»Der lange Weg nach Hause«*. Die Freundinnen saßen im Taxi. Abbey streckte angestrengt den Kopf aus dem Fenster. »Sie kotzen mir nicht in meinen Wagen!«, blaffte der Taxifahrer sie an. Abbeys Gesicht war puterrot, ihre Zähne klapperten vor Kälte, aber sie wollte natürlich nicht nach Hause laufen. Jack lachte. Ciara saß mit verschränkten Armen auf der Rückbank und schmollte, weil ihre Freundinnen sie nicht nur gezwungen hatten, viel zu früh aufzubrechen, sondern auch noch ihre Identität als Popstar hatten auffliegen lassen, was extrem peinlich gewesen war. Sharon und Denise schliefen, die Köpfe aneinander gelehnt. Im Saal des Club Diva lächelte John und ergriff die Hand seiner Frau.

Die Kamera schwenkte und zeigte wieder Holly auf dem Beifahrersitz. Aber diesmal plauderte sie nicht mit dem Taxifahrer, sondern hatte den Kopf an die Kopfstütze gelehnt und starrte in die dunkle Nacht hinaus. Holly wusste noch genau, was sie in diesem

Moment gedacht hatte: Jetzt muss ich wieder zurück in das große leere Haus, ganz allein.

»Herzlichen Glückwunsch, Holly!«, sagte Abbey mit vor Kälte zitternder Stimme. Holly drehte sich um und sah sich direkt der Kamera gegenüber. »Filmst du immer noch? Stell das Ding endlich ab!« Damit schlug sie Declan die Kamera aus der Hand. Und der Film war zu Ende.

Als Daniel das Licht im Saal wieder anmachte, schlüpfte Holly schnell von ihrem Platz und floh in den nächstbesten Nebenraum. Sie musste ihre Gedanken ordnen, bevor alle zu reden anfingen. So fand sie sich in einem winzigen Abstellraum wieder, umgeben von Schrubbern und Eimern und leeren Fässern. Was für ein dummes Versteck, dachte sie, setzte sich aber trotzdem auf eins der Fässer und dachte über das nach, was sie gerade gesehen hatte. Sie fühlte sich wie unter Schock. Ein bisschen sauer war sie schon auf Declan – er hatte gesagt, er würde eine Doku über das Dubliner Nachtleben drehen, und jetzt hatte er seine Schwester und ihre Freundinnen gnadenlos vorgeführt.

Hier, vor allen Leuten wollte sie sich nicht mit Declan streiten. Der Film war ja auch gut gewesen – großartige Aufnahmen, einwandfrei geschnitten. Was sie störte, waren diese hinterhältig eingestreuten Aufnahmen ihrer Traurigkeit.

Große, salzige Tränen liefen über ihre Wangen, und sie schlang die Arme um sich. Im Film hatte sie gesehen, wie sie sich wirklich fühlte. Verloren und einsam. Von heftigem Schluchzen geschüttelt, weinte sie um Gerry, weinte um sich selbst, so heftig, dass es wehtat, wenn sie Luft holen wollte. Sie wollte nicht mehr allein sein, sie wollte nicht, dass ihre Familie ihre Einsamkeit bemerkte, wo sie sich doch solche Mühe gab, sie zu verbergen. Sie wollte Gerry zurück, alles andere war ihr egal. Es war ihr egal, wenn sie sich dann jeden Tag stritten, es war ihr egal, wenn sie pleite waren, kein Haus und kein Geld hatten. Sie wollte ihn nur wiederhaben. Auf einmal hörte sie, wie hinter ihr die Tür aufging, dann schlangen sich starke Arme um ihren Körper. Sie weinte einfach weiter, als hätten sich Angst und Schmerz monatelang aufgestaut. Jetzt war der Damm gebrochen.

»Was ist los mit ihr? Hat ihr mein Film nicht gefallen?«, hörte sie von draußen Declans besorgte Stimme.

»Lass sie nur, Declan«, sagte ihre Mutter leise, dann schloss sich die Tür wieder, während Daniel ihr über die Haare strich und sie sanft in seinen Armen wiegte.

Als sie das Gefühl hatte, alle Tränen der Welt geweint zu haben, ließ das Schluchzen nach, und Holly ließ Daniel los. »Entschuldige«, schniefte sie und wischte sich mit dem Ärmel übers Gesicht.

»Du brauchst dich nicht zu entschuldigen«, erwiderte er sanft und gab ihr ein Tempo.

Eine Weile saß sie schweigend da und versuchte die Fassung wiederzugewinnen.

»Falls dich der Film so durcheinander gebracht hat – dafür gibt es wirklich keinen Grund«, sagte Daniel nach einer Weile und setzte sich auf einen Karton ihr gegenüber.

»Nein, bestimmt nicht«, gab sie sarkastisch zurück und wischte sich wieder die Augen.

»Nein, ehrlich«, beteuerte er. »Ich fand ihn lustig. Man hat den Eindruck, dass ihr euch super amüsiert habt.«

»Schade nur, dass ich mich gar nicht so gefühlt habe«, entgegnete sie traurig.

»Vielleicht hast du dich nicht so gefühlt, aber die Kamera fängt auch nicht unbedingt alle Gefühle ein, Holly.«

»Du musst nicht versuchen, mich zu trösten«, wehrte Holly ab, denn plötzlich war es ihr peinlich, dass Daniel, den sie doch kaum kannte, sie so gesehen hatte.

»Ich versuche gar nicht, dich zu trösten, ich sage nur, was ich denke. Ich glaube, dass keiner außer dir das im Film so wahrgenommen hat. Ich übrigens auch nicht.«

»Sicher?« Tatsächlich ging es Holly schon ein klein wenig besser.

»Absolut sicher«, antwortete er lächelnd. »Aber du musst wirklich aufhören, dich immer irgendwo in meinem Club zu verstecken, sonst nehme ich das noch persönlich!«

»Ist mit meinen Freundinnen alles okay?«, fragte Holly und hoffte, dass sie tatsächlich nur überreagiert hatte.

Wie aufs Stichwort erscholl von draußen lautes Gelächter.

»Na, du hörst ja selbst, wie's ihnen geht«, antwortete Daniel mit einem viel sagenden Blick zur Tür. »Ciara denkt, dass sie jetzt alle für einen Star halten, Denise ist schon wieder aus der Toilette raus, und Sharon kriegt sich gar nicht wieder ein vor lauter Lachen. Nur Jack macht Abbey Vorwürfe, weil sie auf dem Heimweg gekotzt hat.«

Holly kicherte.

»Du siehst also, keiner hat was gemerkt.«

»Danke, Daniel!« Holly holte tief Luft und lächelte ihn an.

»Bereit für die Öffentlichkeit?«

»Ich glaube schon.« Sie trat hinaus in den inzwischen hell erleuchteten Saal, wo immer noch dieselbe aufgekratzte Stimmung herrschte. Holly setzte sich neben ihre Mutter, die gleich den Arm um sie legte und ihr einen Kuss auf die Wange drückte.

»Also, ich fand den Film großartig«, verkündete Jack enthusiastisch. »Jetzt müssen wir Declan nur noch dazu kriegen, dass er immer mit euch ausgeht, damit wir endlich wissen, was ihr so treibt – findest du nicht auch, John?« Er zwinkerte Sharons Mann viel sagend zu.

»Ich kann dir versichern, dass du keinen normalen Mädelsabend gesehen hast«, beteuerte Abbey.

Aber das wollten die Männer ihr natürlich nicht abkaufen.

»Ich fand den Film richtig lustig, Holly«, kicherte Sharon. »Du und deine Operation Goldener Vorhang«, fuhr sie fort und gab Denise einen Klaps aufs Knie.

Denise verdrehte die Augen. »Aber eins kann ich euch sagen – ich werde nie wieder einen Tropfen Alkohol anrühren.«

Alles lachte, und Tom legte ihr den Arm um die Schultern.

»Was denn? Ich meine das ernst!«, beteuerte Denise.

»Wo wir gerade davon sprechen – was wollt ihr trinken?« Daniel stand auf. »Jack?«

»Ein Budweiser. Danke.«

»Abbey?«

»Hmmm … ein Glas Weißwein, bitte«, antwortete sie.

»Frank?«

»Ein Guinness. Danke, Daniel.«

»Ich auch«, rief John.

»Sharon?«

»Wodka-Cola, bitte. Du auch, Holly?« Sie sah zu ihrer Freundin hinüber, und Holly nickte.

»Tom?«

»Jack Daniels mit Cola, bitte, Dan.«

»Ich auch«, schloss Declan sich an.

»Denise?« Daniel konnte ein Lächeln nicht unterdrücken.

»Hmmm … ich hätte gern … einen Gin Tonic bitte.«

»Ha!« Alle applaudierten.

»Was?« Sie zuckte die Achseln. »Ein kleiner Drink hin und wieder wird mich ja wohl nicht umbringen.«

Mit aufgekrempelten Ärmeln stand Holly an der Spüle und schrubbte die Töpfe, als sie eine vertraute Stimme hörte.

»Hi, Süße.«

Sie blickte auf und sah ihn an der offenen Terrassentür stehen. »Hallo du«, lächelte sie.

»Vermisst du mich?«

»Natürlich.«

»Hast du schon einen neuen Mann gefunden?«

»Na klar, er liegt oben im Bett und schläft«, lachte sie und trocknete sich die Hände ab.

Gerry schüttelte den Kopf und schnalzte tadelnd mit der Zunge. »Soll ich raufgehen und ihn erwürgen?«

»Ach, lass ihm noch eine Stunde oder so«, lachte sie mit einem Blick auf ihre Armbanduhr. »Er hat den Schlaf bitter nötig.«

Sie musterte ihn: Gerry sah glücklich aus, fand sie, frisch im Gesicht und immer noch genauso attraktiv, wie sie ihn in Erinnerung hatte. Er trug ihren blauen Lieblingspulli, den sie ihm einmal zu Weihnachten geschenkt hatte. Mit seinen großen braunen Augen starrte er sie unter langen, dunklen Wimpern nachdenklich an.

»Kommst du ein bisschen rein?«, fragte sie.

»Nein, ich wollte nur kurz vorbeischauen, wie es dir geht. Läuft alles einigermaßen?« Die Hände in den Hosentaschen, lehnte er sich gegen den Türpfosten.

»So lala«, antwortete sie und mit einem Schulterzucken. »Könnte besser sein.«

»Wie ich gehört habe, bist du jetzt ein Fernsehstar«, grinste er.

»Aber eher unfreiwillig«, gab sie zu.

»Die Männer werden dir zu Füßen liegen.«

»Daran ist nichts auszusetzen, aber ich wünsche mir eigentlich etwas anderes.«

Er lachte.

»Ich vermisse dich, Gerry.«

»Ich bin ganz in deiner Nähe«, erwiderte er leise.

»Verlässt du mich wieder?«

»Ja, erst mal schon.«

»Dann bis bald.« Sie lächelte ihm nach, und er verschwand mit einem Augenzwinkern.

Holly erwachte mit einem Lächeln im Gesicht und fühlte sich so frisch, als hätte sie tagelang geschlafen. »Guten Morgen, Gerry«, sagte sie und starrte fröhlich hinauf zur Decke.

Neben ihr klingelte das Telefon. »Hallo?«

»O mein Gott, Holly«, schrie Sharon, »hast du schon in die Zeitung geguckt?«

Sechzehn

Holly sprang aus dem Bett, warf sich ein paar Sachen über und fuhr zum nächsten Zeitungskiosk. Da sie nicht wusste, in welcher Zeitung sie die Sensationsmeldung finden würde, von der Sharon gesprochen hatte, fing sie an zu blättern, aber der Mann hinter der Theke hustete laut, und als Holly aufblickte, meinte er böse: »Das ist keine Leihbibliothek hier, junge Frau.«

»Ich weiß, ich weiß«, antwortete sie, raffte einfach alle Tageszeitungen zusammen, die der Laden hatte, knallte sie auf die Theke und grinste den Verkäufer freundlich an.

Der Verkäufer begann, die einzelnen Blätter in die Kasse einzutippen, während sich hinter Holly allmählich eine Schlange bildete.

»Sonst noch was?«, fragte er sarkastisch.

»Nein danke, das ist alles«, antwortete Holly, bezahlte und fingerte eine Weile mit ihrem Portemonnaie herum, weil sich das Wechselgeld nicht verstauen ließ.

»Bitte schön?«, fragte der Verkäufer den Kunden hinter Holly.

»Hallo, ich hätte gern eine Benson and …«

»Entschuldigung«, unterbrach Holly ihn. »Könnte ich bitte eine Tüte bekommen?«, sie blickte viel sagend auf den Stapel vor ihrer Nase.

»Moment«, erwiderte der Ladenbesitzer barsch, »jetzt kümmere ich mich erst mal um diesen Gentleman hier. Ja, bitte, Sir, Zigaretten?«

»Ja, bitte«, antwortete der Kunde und sah Holly entschuldigend an.

»Also«, wandte sich der Ladenbesitzer dann wieder Holly zu. »Und was kann ich für Sie noch tun?«

»Ich hätte gerne eine Tüte«, stieß sie zwischen zusammengebissenen Zähnen hervor.

»Das wären dann zwanzig Cent, bitte.«

Holly seufzte laut und wühlte in ihrer Handtasche nach ihrem Portemonnaie.

»Mark, übernimm bitte mal die andere Kasse«, rief der Verkäufer mit einem genervten Augenaufschlag. Aus einem der Gänge erschien ein pickliger Teenager mit einem Auspreisgerät in der Hand.

Inzwischen hatte Holly ihr Geld gefunden, knallte eine Münze auf den Ladentisch, packte die Zeitungen ein und wandte sich zum Gehen, als Mark sie plötzlich mit dem Ruf aufschreckte: »Hey, ich kenne Sie! Sie sind doch die Frau aus dem Fernsehen!«

Überrascht wirbelte Holly herum. Die unvermittelte Bewegung gab dem ohnehin über Gebühr beanspruchten Plastikhenkel ihrer Tüte den Rest, und die Zeitungen flogen in alle Richtungen.

Der junge Mann hinter ihr bückte sich und half ihr, sie einzusammeln, während der Rest der Kundschaft amüsiert zuschaute und sich fragte, wer die Frau aus dem Fernsehen wohl sein mochte.

»Das sind doch Sie, oder?«, hakte Mark inzwischen nach.

Mit einem schwachen Lächeln blickte Holly vom Boden zu ihm hoch.

»Ich wusste es!«, rief der Knabe und klatschte aufgeregt in die Hände. »Cool!«

Holly wurde knallrot und räusperte sich nervös. »Hmm ... entschuldigen Sie, könnte ich vielleicht eine neue Tüte kriegen?«

»Ja, das macht ...«

»Bitte schön«, unterbrach ihn der junge Mann freundlich und legte eine Zwanzigcentmünze auf den Ladentisch. Der Verkäufer machte ein verblüfftes Gesicht, bediente aber wortlos weiter.

»Ich bin Rob«, stellte sich der Mann vor, und streckte Holly die Hand hin.

»Ich heiße Holly«, erwiderte sie, ein bisschen verlegen, weil er so freundlich war, und nahm seine Hand. »Und ich bin zeitungssüchtig.«

Er lachte.

»Danke für Ihre Hilfe«, fügte sie hinzu und rappelte sich auf.

»Kein Problem«, wehrte er ab und hielt ihr die Tür auf. Holly fand, dass er ziemlich gut aussah, vielleicht ein paar Jahre jünger als sie selbst, mit einer seltsamen Augenfarbe – eine Art Graugrün. Verstohlen sah sie noch einmal hin.

Er räusperte sich, und Holly wurde plötzlich bewusst, dass sie ihn anstarrte. Sie wurde knallrot, ging rasch zu ihrem Auto weiter und stellte die Tüte auf den Rücksitz. Rob war ihr gefolgt, und ihr Herz machte einen kleinen Hüpfer.

»Hallo noch mal«, lachte er. »Hmm ... ich hab mich gefragt, ob Sie vielleicht Lust hätten, mit mir was trinken zu gehen?« Dann lachte er wieder und blickte auf seine Armbanduhr. »Für den Pub ist es ja noch ein bisschen früh, aber wie wäre es mit Kaffee?«

Er machte einen selbstbewussten Eindruck, wie er da, die Hände in den Taschen seiner Jeans vergraben, am Auto lehnte und Holly mit seinen seltsamen Augen unverhohlen musterte – als wäre es das Normalste der Welt, eine wildfremde Frau einfach so zum Kaffee einzuladen. Aber er wirkte so entspannt, dass Holly sich kein bisschen unbehaglich fühlte.

»Hmm ...« Holly dachte nach. Was war dagegen einzuwenden? Rob war nett zu ihr gewesen, und außerdem sah er auch noch sehr gut aus. Und Holly sehnte sich nach Gesellschaft. Sharon und Denise hatten beide einen Job, Hollys Mutter war auch nicht ständig verfügbar, also musste sie irgendwann neue Leute kennen lernen. Viele von Gerrys und Hollys gemeinsamen Freunden waren Arbeitskollegen oder sonstige Bekannte von Gerry gewesen und ließen sich seit seinem Tod kaum mehr blicken. Zumindest wusste sie seither, wer ihre wirklichen Freunde waren.

Gerade wollte sie Rob zusagen, als er zufällig auf ihre Hand hinabschaute und sein Lächeln schlagartig verschwand. »Oh, tut mir Leid, ich hab gar nicht bemerkt ...« Er wich zurück, als hätte sie eine ansteckende Krankheit. »Ich muss sowieso los«, meinte er und eilte auch schon die Straße hinunter.

Verwirrt starrte Holly ihm nach. Sie blickte auf ihre Hand hinunter und sah dort ihren Ehering glitzern. Sie seufzte müde und rieb sich das Gesicht. Resigniert schlug sie die Autotür zu und schaute sich um. Sie mochte nicht nach Hause fahren, denn sie hatte genug davon, jeden Tag die Wände anzustarren und mit sich selbst zu reden. Es war erst zehn Uhr, und der Tag sonnig und warm. Auf der anderen Straßenseite befand sich eins ihrer Lieblingscafés, The Greasy Spoon; dort stellten sie gerade Tische und Stühle raus. Holly knurrte der Magen. Ein schönes großes irisches Frühstück war genau das, was sie jetzt brauchte. Sie holte ihre Sonnenbrille aus dem Handschuhfach, klemmte den Stapel Zeitungen unter den Arm und schlenderte über die Straße. Eine rundliche Frau säuberte gerade die Tische. Ihre Haare waren zu einem dicken Knoten zurückgesteckt, eine rotweiß karierte Schürze bedeckte ihr Blümchenkleid. Holly hatte das Gefühl, direkt in eine Bauernstube marschiert zu sein. »Ist eine Weile her, seit diese Tische das Sonnenlicht gesehen haben«, meinte sie fröhlich zu Holly.

»Ja, heute ist ein wunderschöner Tag, nicht wahr?«, erwiderte Holly, und sie blickten beide in den wolkenlosen blauen Himmel empor. Kein Wunder, dass schönes Wetter in Irland immer gleich zum Thema des Tages avancierte. Es kam eben so selten vor.

»Wollen Sie sich hierher setzen?«

»Ja, gerne. Man sollte die Sonne ausnutzen, vielleicht fängt es in einer Stunde schon wieder an zu regnen«, lachte Holly und nahm Platz.

»Immer schön positiv denken«, meinte die Frau. »Ich hole Ihnen erst mal die Speisekarte.« Sie wandte sich zum Gehen.

»Nein, warten Sie«, rief Holly ihr nach. »Ich weiß schon, was ich möchte! Ein schönes irisches Frühstück.«

»Alles klar«, lächelte die Frau. Dann fiel ihr Blick auf den Zeitungsstapel, den Holly vor sich hingelegt hatte. »Wollen Sie einen Kiosk aufmachen?«, kicherte sie.

Holly blickte auf den Stapel hinunter und musste ebenfalls lachen: Die oberste Zeitung war der »Arab Leader«.

»Um ehrlich zu sein«, sagte die Frau, während sie den Nebentisch abwischte, »es wäre uns allen nur recht, wenn Sie dem miesepetrigen alten Mistkerl da drüben das Wasser abgraben würden.« Holly lachte, und die Frau wuselte wieder zurück ins Café.

Eine Weile saß Holly einfach nur da und ließ die Welt an sich vorüberziehen. Sie liebte es, Gespräche anderer Leute zu belauschen – man bekam immer so interessante Einblicke in ihr Leben. Dann überlegte sie, womit sie wohl ihr Geld verdienten, wohin sie unterwegs waren, wo sie wohnten, ob sie verheiratet waren ... Oft spielte sie dieses Rätselraten zusammen mit Sharon, wenn sie in Bewley's Café saßen und auf die Grafton Street hinausschauten. Im Moment allerdings war Holly sehr oft alleine mit solchen Dingen beschäftigt.

Sie blätterte die mitgebrachten Zeitungen durch, und ein Artikel erregte sofort ihre Aufmerksamkeit.

»Girls and the City«, der Überraschungs-Quotenhit.

Von Tracey Coleman

Für alle die Unglücklichen, denen die unglaublich komische Dokumentation *»Girls and the City«* letzten Mittwoch entgangen ist, eine frohe Botschaft: Nicht verzagen, die Sendung wird demnächst wiederholt.

Die witzige Dokumentation des Iren Declan Kennedy begleitet fünf junge Dublinerinnen einen Abend lang beim exzessiven Feiern. Die Freundinnen verschaffen sich Zutritt in die mysteriöse Welt der Promis im Szeneclub »Boudoir« und erschüttern dabei dreißig Minuten lang unser Zwerchfell.

Bei der Erstausstrahlung am letzten Mittwoch auf Channel 4 hatte die Sendung einen sensationellen Erfolg mit 4 Millionen Zuschauern. Am Sonntagabend um 23 Uhr wird der Film nun wiederholt. Ein Muss, das Sie sich nicht entgehen lassen sollten!

»Girls and the City«, Sonntag 23 Uhr, Channel 4

Holly bemühte sich, ruhig zu bleiben. Für Declan war das natürlich ein großer Erfolg, aber für sie eher eine Katastrophe. Jetzt wurde die Sendung auch noch wiederholt! Sie hatte wirklich genug am Hals, um sich auch noch über so was Gedanken zu machen.

Sie blätterte die anderen Zeitungen durch. Überall gab es Artikel über die Sendung, und ein Blatt hatte sogar ein älteres Foto von Denise, Sharon und Holly veröffentlicht. Zum Glück gab es auch einige richtige Neuigkeiten, sonst hätte sich Holly wirklich Sorgen um die Welt gemacht. Besonders glücklich war sie über Bezeichnungen wie »willenlose Weiber« oder »trinkfeste Partyqueens« nicht gerade.

Schließlich kam Hollys Frühstück. Auf dem Teller häuften sich Würstchen, Schinkenspeck, Eier, Leberwurst und Blutwurst, gebackene Bohnen, Bratkartoffeln, Pilze, Tomaten und fünf Scheiben Toast. Wie in aller Welt sollte sie das alles in sich reinstopfen? »Damit Sie ein bisschen Fleisch auf die Knochen kriegen«, meinte die rundliche Frau, die es vor sie auf den Tisch stellte. »Das können Sie brauchen, Sie sind viel zu dünn!«

Anscheinend hatte Holly länger im Greasy Spoon gesessen, als sie dachte, denn als sie in Portmarnock eintrudelte, war es schon fast zwei. Ganz entgegen ihrer Prophezeiung war das Wetter nicht schlechter geworden, sondern die Sonne strahlte immer noch von einem wolkenlosen Himmel. Holly blickte über den Strand zum Horizont; man konnte kaum ausmachen, wo der Himmel aufhörte und das Meer begann. Überall tummelten sich die Leute, in der Luft lag ein feiner Duft nach Sonnenmilch. Teeniegruppen saßen mit Ghettoblastern auf dem Grasstreifen und hörten lautstark die neuesten Hits. Die Klänge und Gerüche riefen in Holly angenehme Kindheitserinnerungen wach.

Sie klingelte, aber auch nach dem vierten Mal öffnete niemand. Aber es musste jemand da sein, denn im oberen Stockwerk standen die Schlafzimmerfenster offen. Wenn ihre Eltern nicht zu Hause waren, ließen sie nie ein Fenster offen, vor allem, wenn so viele Strandbesucher durch die Gegend wanderten. Also ging Holly über den Rasen und drückte das Gesicht an die Scheibe des Wohnzimmerfensters, um zu sehen, ob es irgendwelche Lebenszeichen gab. Gerade wollte sie aufgeben, als sie plötzlich hörte, wie Declan und Ciara sich anbrüllten.

»Ciara, mach endlich die verdammte Tür auf!«

»Nein, hab ich gesagt. Ich habe zu tun!«, schrie sie zurück.

»Ich auch!«

Holly klingelte noch einmal.

»Declan!« Ein Schrei, der einem das Blut in den Adern gefrieren ließ.

»Geh doch selber, du faule Sau!«

»Das sagt ja der Richtige!«

Holly nahm ihr Handy und wählte die Nummer ihrer Eltern.

»Ciara, geh ans Telefon!«

»Nein!«

»Verdammt noch mal«, schimpfte Holly vor sich hin und versuchte es mit Declans Nummer.

»Ja?«

»Declan, mach die Tür auf, oder ich trete sie ein«, knurrte Holly.

»Oh, tut mir Leid, Holly, ich dachte, Ciara hätte längst aufgemacht«, log er.

In Boxershorts kam er zur Tür, und Holly stürmte hinein. »Was ist denn hier los? Ich hoffe nur, ihr beiden veranstaltet nicht jedes Mal so ein Theater, wenn es klingelt.«

Declan zuckte die Schultern. »Mum und Dad sind nicht da«, verkündete er und machte sich auf den Weg nach oben.

»Hey, wo willst du hin?«

»Wieder ins Bett.«

»Nein, du bleibst hier«, sagte Holly bestimmt. »Setz dich hin, dann können wir uns mal über ›Girls and the City‹ unterhalten.«

»Warum denn ausgerechnet jetzt?«, ächzte Declan. »Ich bin

wirklich total müde.« Zum Beweis rieb er sich mit den Fäusten die Augen.

»Setz dich!«, wiederholte Holly nur und zeigte auf die Couch.

Ächzend befolgte er ihren Befehl, streckte sich aber in voller Länge aus, sodass für Holly kein Platz mehr blieb. Genervt zog sie sich den Lieblingssessel ihres Vaters heran.

»Ich fühl mich schon wie beim Seelenklempner«, lachte Declan, verschränkte die Arme unter dem Kopf und starrte zu ihr empor.

»Gut so, dann kann ich dir auch gleich eine Gehirnwäsche verpassen.«

Declan zuckte zusammen. »Ach Holly, müssen wir uns denn wirklich deswegen streiten?«

»Komm schon, Declan«, fuhr sie in etwas sanfterem Ton fort. »Ich bin deine Schwester, ich will nicht an dir rumnörgeln. Ich möchte nur wissen, warum du uns nicht vorher gesagt hast, dass du uns filmst.«

»Ich hab euch doch gesagt, dass ich filme«, verteidigte er sich.

»Ja, für eine Doku übers Dubliner Nachtleben!«

»Es ging doch auch ums Nachtleben«, lachte Declan.

»Oh, du hältst dich wohl für superschlau«, fauchte Holly und er hörte auf zu lachen.

»Also Declan«, sagte sie dann etwas ruhiger, »meinst du nicht, dass ich momentan genug durchmache? Ich verstehe einfach nicht, warum du mich nicht vorher gefragt hast!«

Declan richtete sich auf, wurde ernst und klang zur Abwechslung mal wie ein Erwachsener. »Ich weiß, Holly, ich weiß, dass du eine schreckliche Zeit hinter dir hast, aber ich dachte, der Film würde dir Spaß machen. Ich wollte eigentlich wirklich nur den Club filmen. Aber als ich angefangen hab, das Material zu schneiden, fanden es alle so komisch, dass ich was draus machen musste. Holly, ihr wart einfach zum Schreien!« Er lachte wieder.

»Okay, aber es hätte ja wohl nicht gleich ins Fernsehen gemusst, oder?«

»Ich wusste nicht, dass das zum Preis gehört, ehrlich«, beteuerte er mit großen Augen. »Keiner wusste das, nicht mal die Dozenten!«

»Na gut, okay«, räumte Holly ein und fuhr sich mit den Fingern durch die Haare.

»Ich hab wirklich gedacht, es würde dir gefallen«, lächelte er. »Ich hab sogar Ciara gefragt, und die meinte auch, dass du es witzig finden würdest. Tut mir Leid, wenn ich dich geärgert habe«, fügte er leise hinzu.

Holly nickte. Anscheinend hatte ihr Bruder wirklich die besten Absichten gehabt. Aber was hatte er da gerade gesagt? Sie setzte sich aufrecht in den Sessel. »Declan, hast du gerade gesagt, dass Ciara es gewusst hat?«

Declan erstarrte und suchte verzweifelt nach einer Ausrede. Schließlich warf er sich wieder der Länge nach auf die Couch und steckte den Kopf unter ein Kissen. Ihm war bewusst, dass er soeben den dritten Weltkrieg heraufbeschworen hatte.

»Oh, Holly, sag ihr nicht, dass du's weißt, die bringt mich um!«, tönte es erstickt unter dem Kissen hervor.

Aber Holly sprang vom Sessel, rannte nach oben und hämmerte gegen Ciaras Zimmertür.

»Bleib draußen!«, brüllte Ciara.

Siebzehn

»Was ist denn los, Ciara?«, fragte Holly betroffen. Sie konnte sich nicht erinnern, dass sie ihre kleine Schwester jemals hatte weinen sehen. Es musste also etwas Ernstes sein.

»Gar nichts ist los«, erwiderte Ciara, knallte ein Album zu und schob es schnell unters Bett. Anscheinend war es ihr furchtbar peinlich, in diesem Zustand überrascht worden zu sein. Hastig wischte sie sich das Gesicht ab und versuchte so zu tun, als ob nichts wäre.

»Doch, es muss irgendetwas los sein«, widersprach Holly und setzte sich neben ihre Schwester auf den Boden. Sie hatte keine Ahnung, wie sie in einer solchen Situation mit Ciara umgehen sollte, so unerwartet war dieser Rollentausch. Schon als Kind war Holly immer diejenige gewesen, die geweint hatte, und Ciara hatte sie getröstet. Ciara war die Starke.

»Mir geht's gut!«, schnappte Ciara.

»Okay«, lenkte Holly ein. »Aber wenn es etwas gibt, worüber du gerne sprechen möchtest, dann lass es mich wissen, ja?«

Ciara weigerte sich, ihr ins Gesicht zu sehen und nickte nur mit dem Kopf. Gerade wollte Holly wieder aufstehen und ihre Schwester in Ruhe lassen, als Ciara plötzlich erneut in Tränen ausbrach. Sofort nahm Holly sie in die Arme.

Ciara legte den Kopf auf die Schulter ihrer großen Schwester, und diese streichelte tröstend den pinkfarbenen Haarschopf, während Ciara leise weinte.

»Möchtest du mir nicht doch erzählen, was los ist?«, fragte Holly sanft.

Ciara gluckste nur und holte das Fotoalbum unter dem Bett hervor. Mit zitternden Fingern schlug sie es auf.

»Der da«, sagte sie und zeigte auf ein Foto. Darauf war Ciara zu sehen, auf den Knien eines jungen Mannes, die Arme um seinen Hals geschlungen. Die beiden strahlten einander an, und Holly erkannte ihre Schwester kaum, so anders sah sie aus. Ihre Haare waren blond – diese Haarfarbe hatte Holly noch nie an ihr gesehen –, sie lächelte, und ihr Gesicht wirkte viel weicher.

»Ist das dein Freund?«, fragte Holly vorsichtig.

»Das *war* mein Freund«, schniefte Ciara, und eine Träne tropfte auf das Albumblatt.

»Bist du deswegen nach Hause gekommen?« Behutsam wischte Holly ihrer Schwester die Tränen ab.

Ciara nickte.

»Willst du erzählen, was passiert ist?«

Ciara musste erst tief Luft holen. »Wir haben uns gestritten.«

»Hat er …« Holly überlegte sich sorgfältig, wie sie ihre Frage am besten formulierte. »Er hat dir doch nicht wehgetan, oder?«

Ciara schüttelte den Kopf. »Nein«, stammelte sie. »Es ging um irgendeine blöde Kleinigkeit, und da hab ich gesagt, ich fahre nach Hause, und er meinte, das wäre ihm gerade recht …« Sie begann wieder zu schluchzen.

Holly hielt sie im Arm, bis sie weitersprechen konnte.

»Er ist nicht mal zum Flughafen gekommen.«

Holly rieb ihr über den Rücken wie einem Baby, das gerade sein Fläschchen getrunken hatte. Sie hoffte, Ciara würde sich nicht auf ihre Schulter übergeben. »Hat er angerufen?«

»Nein, und dabei bin ich doch jetzt schon seit zwei Monaten wieder hier«, klagte sie und sah Holly dabei so traurig an, dass ihre große Schwester fast ebenfalls angefangen hätte zu weinen. Was bildete dieser Kerl sich ein, ihrer Schwester so was anzutun? Andererseits kannte sie natürlich auch nicht alle Einzelheiten der Geschichte. Sie lächelte ermutigend. »Glaubst du denn, er ist vielleicht einfach nicht der Richtige für dich?«

Wieder begann Ciara zu weinen. »Nein, ich liebe Mathew, und es war wirklich nur ein blöder Streit. Ich habe den Rückflug nur gebucht, weil ich so wütend war, ich hätte nie gedacht, dass er mich einfach gehen lässt …«

Sie starrte schweigend auf das Foto.

Durch die offenen Fenster drangen die vertrauten Geräusche der Wellen und das Lachen der Strandbesucher herein. Früher hatten Holly und Ciara zusammen in diesem Zimmer gewohnt, und ein seltsames, angenehmes Gefühl überkam Holly. Es roch sogar genauso wie damals.

Neben ihr wurde Ciara allmählich ruhiger. »Tut mir Leid, Holly.«

»Hey, das braucht dir doch nicht Leid zu tun«, erwiderte sie und drückte ihre Hand. »Du hättest es mir gleich erzählen sollen, als du heimgekommen bist, statt alles in dich reinzufressen.«

»Aber das ist doch gar nichts, verglichen mit dem, was du durchmachst. Ich komme mir so blöd vor, wegen so was zu heulen.« Ärgerlich wischte sie die Tränen weg.

»Ciara, das ist nicht gar nichts«, widersprach Holly betroffen. »Wenn man jemanden verliert, den man liebt, ist das immer furchtbar schwer, egal ob derjenige noch lebt oder …« Sie konnte den Satz nicht vollenden. »Ich hoffe, du weißt, dass du mir immer alles erzählen kannst!«

»Du bist so tapfer, Holly. Und ich sitze hier rum und flenne wegen meinem blöden Freund, mit dem ich grade mal ein paar Monate zusammen war.«

»Ich und tapfer?«, lachte Holly. »Schön wär's.«

»O doch, das bist du«, beharrte Ciara. »Das sagen alle. Wenn mir das passiert wäre, würde ich irgendwo besoffen im Graben liegen.«

»Bring mich nicht auf Ideen, Ciara«, grinste Holly und fragte sich, wer in aller Welt sie wohl tapfer fand.

»Alles in Ordnung mit dir?« Ciara sah ihr besorgt ins Gesicht.

Nachdenklich schob Holly ihren Ehering am Finger auf und ab, und eine Weile waren die beiden jungen Frauen ganz in ihre eigenen Gedanken versunken. Noch nie hatte Holly ihre kleine Schwester so ruhig gesehen. Ganz geduldig saß sie neben ihr und wartete auf eine Antwort.

»Ob mit mir alles in Ordnung ist?«, wiederholte Holly die Frage, den Blick auf ihre Sammlung von Teddys und Puppen gerichtet, die ihre Eltern sich wegzuwerfen weigerten. »Es ist ganz unterschiedlich«, erklärte Holly, während sie weiter an ihrem Ring herumspielte. »Ich bin einsam, ich bin müde, ich bin traurig, ich bin glücklich, ich bin unglücklich. Jeden Tag bin ich ganz viele Dinge. Aber ich denke, manchmal ist auch alles in Ordnung, ja.«

Sie sah Ciara an und lächelte traurig.

»Und du bist tapfer«, versicherte Ciara ihr noch einmal.

Langsam schüttelte Holly den Kopf. »Nein Ciara, ich bin nicht tapfer. Du bist die Tapfere von uns. Das warst du schon immer. »Das ganze Zeug – aus Flugzeugen springen, mit dem Snowboard steile Abhänge runterrauschen …« Holly durchforschte ihren Kopf nach anderen verrückten Hobbys ihrer kleinen Schwester.

»Nein, nein, Schwesterherz, das ist nicht tapfer, nur dumm. Jeder kann Bungeejumping von einer Brücke machen. Du auch.« Ciara versetzte Holly einen Rippenstoß.

Aber Holly schüttelte entschieden den Kopf, und Ciara fuhr etwas ruhiger fort: »Du würdest es tun, wenn du müsstest, Holly. Glaub mir, das hat mit Tapferkeit gar nichts zu tun.«

Holly sah ihre Schwester an und antwortete ebenfalls ruhig: »Ja, und wenn dein Mann sterben würde, dann würdest du auch irgendwie damit zurechtkommen, weil du es müsstest. Das hat auch nichts mit Tapferkeit zu tun. Man hat einfach keine Wahl.«

Eine Weile schwiegen sie nachdenklich, dann sagte Ciara: »Tja, anscheinend sind wir uns ähnlicher, als wir dachten.«

Holly nahm sie in den Arm und drückte sie an sich. »Wer hätte das gedacht?« Ihre kleine Schwester sah mit ihren großen, unschuldigen blauen Augen wirklich aus wie ein Kind, und auf einmal kam sich Holly selbst vor wie ein kleines Mädchen. Hier auf dem Boden hatten sie so oft zusammen gespielt und später als Teenies endlos miteinander gequatscht.

Schweigend lauschten sie den Geräuschen draußen.

»Was war vorhin eigentlich los?«, fragte Ciara nach einer Weile mit leiser Stimme. Holly musste lachen.

»Ach, vergiss es einfach«, antwortete Holly und starrte in den blauen Himmel hinauf.

Draußen vor der Tür wischte ein erleichterter Declan sich den Schweiß von der Stirn – das war ja glimpflich ausgegangen. Lautlos schlich er sich in sein Zimmer zurück und stieg wieder ins Bett. Wer immer dieser Mathew war, Declan war ihm jedenfalls zu Dank verpflichtet. Sein Telefon piepte; eine SMS. Wer zum Teufel ist Sandra?, überlegte er, als er sie gelesen hatte. Dann erinnerte er sich an letzte Nacht, und ein Grinsen breitete sich auf seinem Gesicht aus.

Es war schon acht Uhr, aber noch hell, als Holly zu Hause ankam. Sie lächelte, denn die Welt erschien ihr nicht halb so deprimierend, wenn es hell war. Sie hatte den Tag mit Ciara verbracht und über ihre Abenteuer in Australien erzählt. Mindestens alle zwanzig Minuten hatte Ciara ihre Meinung geändert, ob sie Mathew jetzt anrufen sollte oder doch nicht. Als Holly ging, war sie gerade wild entschlossen, nie im Leben wieder ein Wort mit ihm zu reden, was wahrscheinlich bedeutete, dass sie ihn inzwischen längst angerufen hatte.

Als Holly den Weg zur Haustür hinaufging, stutzte sie unwillkürlich. War das nur ihre Einbildung, oder sah der Garten heute irgendwie ordentlicher aus?

Dann hörte sie einen Rasenmäher und drehte sich um. Es war ihr Nachbar, der in seinem Garten zugange war, und sie winkte ihm dankbar zu, weil sie annahm, dass er sich nebenbei auch um ihren gekümmert hatte. Der Nachbar winkte freundlich zurück.

Der Garten war immer Gerrys Angelegenheit gewesen. Zwar war er auch nicht gerade ein passionierter Gärtner, aber da Holly in diesem Bereich absolut unfähig war, hatte er das übernommen. Der Garten war immer sehr schlicht gewesen: ein kleiner Rasen mit ein paar Büschen und Blumen darum herum. Gerry verstand allerdings auch nicht viel von Pflanzen, setzte sie oft zur falschen Jahreszeit, sodass sie eingingen und nur die widerstandsfähigen Büsche übrig blieben. Jetzt sah es aus wie ein verwildertes Feld. Mit Gerrys Tod war auch der Garten gestorben.

Dabei fiel Holly Richards Orchidee ein, und sie lief schnell ins Haus, füllte einen Krug mit Wasser und goss es über die halb verdurstete Pflanze. Sie sah nicht gerade gesund aus, aber Holly schwor sich, dass sie sie nicht eingehen lassen würde.

Sie schob ein Hähnchencurry in die Mikrowelle und setzte sich an den Küchentisch. Auf der Straße draußen hörte man noch Kinder spielen. Das hatte sie als kleines Mädchen immer sehr geliebt: Wenn die hellen Abende kamen, hatten Mum und Dad sie abends lange draußen herumtoben lassen, ohne auf die Schlafenszeit zu achten, und das war immer etwas ganz Besonderes gewesen. Holly ließ sich den Tag noch einmal durch den Kopf gehen und kam zu dem Schluss, dass er insgesamt gut gewesen war. Abgesehen von einer Sache …

Sie blickte auf ihren Ehering und bekam sofort ein schlechtes Gewissen. Als dieser Rob abgehauen war, hatte Holly sich schrecklich gefühlt. Sie hatte einem anderen Mann in die Augen geschaut und daran gedacht, mit ihm auszugehen. Auch in den Jahren ihrer Ehe mit Gerry hatte sie ab und zu andere Männer attraktiv gefunden, aber das war etwas anderes gewesen. Damals waren gut aussehende Männer für sie kein Thema gewesen, denn sie kehrte ja immer nach Hause zu ihrem Mann zurück, den sie liebte, und dachte nicht mehr an den anderen. Jetzt hatten sich die Dinge drastisch verändert. Aber Hollys Herz gehörte immer noch Gerry. Sie konnte nicht plötzlich so tun, als liebte sie ihn nicht mehr, nur weil er nicht mehr da war. Sie fühlte sich immer noch verheiratet, und wenn sie heute Mittag mit Rob einen Kaffee getrunken hätte, wäre sie sich vorgekommen, als würde sie ihren Mann betrügen. Ihr Herz, ihre Seele und ihre Gedanken gehörten immer noch Gerry. Aber er war nicht mehr da.

Gedankenverloren drehte sie an ihrem Ehering. Wann würde sie ihn ablegen? Inzwischen war Gerry schon fast ein halbes Jahr tot. Wann war der richtige Zeitpunkt, den Ring abzunehmen und sich klarzumachen, dass sie nicht mehr verheiratet war? Gab es irgendwo ein Handbuch für Witwen, in dem so etwas stand? Wo sollte sie den Ring aufbewahren? War es besser, ihn wegzuwerfen? Oder ihn nebens Bett zu legen, damit sie sich jeden Tag an ihn erinnerte? Fragen über Fragen. Nein, sie war noch nicht bereit, Gerry aufzugeben, für sie lebte er noch. Die Mikrowelle piepte, das Essen war fertig. Sie holte es heraus und beförderte es auf direktem Wege in den Abfall. Ihr war der Appetit vergangen.

Später rief Denise an. Sie war in heller Aufregung. »Mach das Radio an, auf Dublin FM, schnell!«

Holly rannte zum Radio. »Ich bin Tom O'Connor, und Sie hören Dublin FM. Falls Sie gerade erst eingeschaltet haben – wir unterhalten uns gerade über Türsteher, die Rausschmeißer der einschlägigen Clubs. Angesichts der Überredungskünste, die die ›Girls and the City‹ zum Einsatz bringen mussten, um ins ›Boudoir‹ zu gelangen, möchten wir gerne wissen, wie Sie über Türsteher denken. Finden Sie die Kerle in Ordnung? Oder eher nicht? Machen Sie ihren Job richtig? Rufen Sie uns an, die Nummer ist …«

Holly griff wieder zum Telefon.

»Was haben wir da bloß ausgelöst, Denise?«

»Ja, nicht wahr?«, kicherte sie. Anscheinend fand sie es ganz wunderbar. »Hast du die Zeitungen heute schon gesehen?«

»Ja, aber das ist doch alles ein bisschen albern. Okay, es war eine gute Dokumentation, aber die Artikel waren ziemlich blöd, fand ich.«

»Ich find's toll! Ich komme drin vor!«, lachte sie.

»Kann ich mir vorstellen.« Auch Holly lachte.

Sie lauschten wieder dem Radio. Irgendein Mann äußerte sich, und Tom versuchte, ihn zu beschwichtigen.

»Oh, hör dir nur meinen Süßen an«, seufzte Denise. »Klingt er nicht wahnsinnig sexy?«

»Hmm … ja«, murmelte Holly. »Ihr seid also noch zusammen?«

»Na klar«, erwiderte Denise beleidigt. »Überrascht dich das etwa?«

»Na, es hält ja jetzt für deine Verhältnisse schon ziemlich lange, Denise«, erklärte Holly hastig. »Du hast immer gesagt, du bleibst mit einem Mann höchstens einen Monat zusammen und dass du es hasst, an eine Person gebunden zu sein.«

»Ja gut, ich hab es bisher nicht länger als einen Monat mit einem ausgehalten, aber ich hab nie behauptet, dass ich es nicht probieren würde. Tom ist ganz anders, Holly«, hauchte Denise.

Holly staunte, dass ausgerechnet Denise so etwas sagte, denn sie war immer fest entschlossen gewesen, den Rest ihres Lebens Single zu bleiben. »Was ist denn so anders an Tom?« Holly klemmte das Telefon zwischen Ohr und Schulter und setzte sich in den Sessel, um ihre Nägel zu inspizieren.

»Ach, es gibt da einfach so eine Verbindung zwischen uns. Als wären wir seelenverwandt oder so was. Er ist so aufmerksam, macht mir dauernd kleine Geschenke, lädt mich zum Essen ein und verwöhnt mich einfach. Und er bringt mich ständig zum Lachen … ich bin einfach unheimlich gern mit ihm zusammen. Ich kann nicht genug von ihm kriegen, ganz anders als bei meinen sonstigen Freunden. Außerdem sieht er auch noch supergut aus.«

Holly musste ein Gähnen unterdrücken, denn Denise sagte nach der ersten Woche von allen ihren neuen Typen das Gleiche. Allerdings änderte sie sonst schneller ihre Meinung, also meinte sie es diesmal vielleicht wirklich ernst. »Ich freue mich für dich«, sagte sie.

Jetzt hatte sich im Radio ein Türsteher zu Wort gemeldet.

»Also, zuerst mal möchte ich euch gern allen sagen, dass wir die letzten Abende ich weiß nicht wie viele Prinzessinnen und Kammerzofen abfertigen mussten. Seit dieser Sendung scheinen die Leute zu denken, wenn sie sich als adlig ausgeben, kommen sie überall rein! Und dazu möchte ich nur sagen: Leute, das funktioniert nicht, also versucht es erst gar nicht!«

Tom lachte, und Holly machte das Radio aus.

»Denise«, meinte sie ernst, »ich glaube, die sind alle verrückt geworden.«

Am nächsten Tag zwang Holly sich, früh aufzustehen und einen Spaziergang im Park zu machen. Sie brauchte ein bisschen Bewegung, damit sie nicht völlig versackte, und außerdem musste sie sich langsam wirklich um eine Arbeit kümmern. Wo immer sie hinging versuchte sie, sich selbst in einem der dort vorhandenen Jobs vorzustellen. Klamottenläden kamen nicht infrage (das hatte Denise ihr ausgeredet), ebenso wenig Restaurants, Hotels und Pubs, einen normalen Bürojob wollte sie auch nicht, also blieb ihr ... eigentlich nichts. Manchmal hing sie irgendwelchen Fantasien nach, wenn sie irgendwelche Filme mit FBI-Agentinnen sah, zum Beispiel. Aber da sie weder in Amerika wohnte noch eine Polizeiausbildung vorzuweisen hatte, war dieser Plan wohl nicht allzu zukunftsträchtig. Vielleicht konnte sie ja zum Zirkus gehen ...

Sie setzte sich auf eine Bank beim Spielplatz und lauschte dem fröhlichen Geschrei der Kinder. Nur allzu gern wäre sie auf die Rutsche oder die Schaukel geklettert. Warum musste man überhaupt erwachsen werden, wo es doch viel mehr Spaß machte, ein Kind zu sein? Auf einmal wurde ihr klar, dass sie schon das ganze Wochenende davon geträumt hatte.

Sie wollte keine Verantwortung, sie wollte, dass jemand für sie sorgte und ihr sagte, dass sie sich keine Sorgen zu machen und sich um nichts zu kümmern brauchte. Wie leicht das Leben doch wäre ohne diese ganzen blöden Erwachsenendinge! Irgendwann würde sie dann wieder älter werden und Gerry ein zweites Mal kennen lernen und ihn zwingen, früher zum Arzt zu gehen, und dann würde sie hier neben ihm sitzen und ihren Kindern beim Spielen zuschauen. Wenn, wenn, wenn ...

Sie dachte an Richards ätzende Bemerkung, dass sie sich jetzt wenigstens um Kinder keine Sorgen mehr zu machen brauchte. Wenn sie nur daran dachte, fing sie schon wieder an, sich über ihn zu ärgern. Wäre doch nur ein kleiner Gerry auf dem Spielplatz herumgesprungen, den sie hätte ermahnen können, er solle schön vorsichtig sein.

Ein paar Monate bevor Gerry seine Diagnose bekommen hatte, hatten er und Holly darüber nachzudenken begonnen, ob sie eigentlich Kinder haben wollten. Sie waren beide ganz aufgeregt geworden, hatten stundenlang im Bett gelegen, über Namen gegrübelt und sich ausgemalt, wie es wäre, Eltern zu sein. Holly lächelte. Gerry wäre bestimmt ein wundervoller Vater geworden. Sie konnte sich so gut vorstellen, wie er mit seinen Kindern am Küchentisch saß und ihnen bei den Hausaufgaben half, wie seine Alarmglocken losschlugen, wenn seine Tochter einen Jungen mit nach Hause brachte ... Sie musste endlich aufhören, in ihren Erinnerungen zu leben und unmöglichen Träumen nachzuhängen. Das führte doch zu nichts.

Wenn man vom Teufel spricht ..., dachte Holly, denn in diesem Moment kam Richard mit Emily und Timmy auf sie zu, ganz entspannt und offensichtlich in seinem Element. Holly staunte, denn sie sahen alle drei aus, als hätten sie Spaß – kein sehr vertrauter Anblick. Holly setzte sich auf und wappnete sich innerlich für das bevorstehende Gespräch.

»Hallo, Holly!«, rief Richard fröhlich, als er sie entdeckte, und kam über die Wiese auf sie zu.

»Hallo, was für ein Zufall!«, erwiderte Holly und begrüßte die Kinder, die zu ihr rannten und sie umarmten. Ein nettes Gefühl. »Ihr seid aber weit weg von zu Hause«, sagte sie zu Richard. »Was bringt euch denn alle hierher?«

»Wir haben Oma und Opa besucht, stimmt's?«, antwortete er und zauste den Kindern die Haare.

»Und wir waren bei McDonald's«, ergänzte Timmy aufgeregt. Emily lachte.

»Oh, lecker!«, sagte Holly und fuhr sich mit der Zunge über die Lippen. »Ihr habt ja ein Glück! Euer Papa ist klasse, hab ich Recht?« Richard machte ein zufriedenes Gesicht.

»Ist aber nicht gerade Vollwertkost, oder?«, meinte Holly, an ihren Bruder gewandt.

»Ach«, wehrte er mit einer wegwerfenden Handbewegung ab. »Solange es nicht zur Gewohnheit wird, was, Emily?«

Die Fünfjährige nickte ernsthaft, als hätte sie ihren Vater ganz genau verstanden. Mit ihren großen Augen und den rotblonden Lokken sah sie ihrer Mutter so ähnlich, dass Holly schnell wegschauen musste. Dann bekam sie aber gleich ein schlechtes Gewissen und lächelte das kleine Mädchen an.

»Na ja, einmal McDonald's wird sie garantiert nicht umbringen«, stimmte Holly ihrem Bruder zu.

Prompt fasste Timmy sich an den Hals und tat, als würde er ersticken. Sein Gesicht lief rot an, er ließ sich aufs Gras plumpsen und blieb dort reglos liegen. Richard und Holly lachten, aber Emily schien den Tränen nahe.

»Ach du jemine«, scherzte Richard. »Sieht aus, als hätten wir uns geirrt, Holly. McDonald's hat Timmy anscheinend doch umgebracht.«

Verblüfft sah Holly ihren Bruder an. Hatte er seinen Sohn eben Timmy genannt? Richard stand auf, hob Timmy hoch und legte ihn sich über die Schulter. »Dann müssen wir ihn jetzt wohl begraben.«

Timmy kicherte, kopfüber von der Schulter seines Vaters baumelnd.

»Oh, er lebt ja doch noch!«, lachte Richard.

»Nein, überhaupt nicht«, widersprach Timmy.

Gerührt beobachtete Holly die Vater-Sohn-Szene. Es war eine ganze Weile her, seit sie so etwas gesehen hatte. Ihre Freunde hatten allesamt noch keine Kinder, daher hatte Holly auch wenig mit Kindern zu tun. Wenn sie Richards Kinder jetzt so anhimmelte, konnte mit ihr irgendetwas nicht stimmen. Und ohne Mann in ihrem Leben war es auch keine gute Idee, weiter darüber zu grübeln.

»Okay, wir müssen los«, rief Richard. »Tschüss, Holly.«

»Tschüss, Holly«, wiederholten die Kinder fröhlich, und Holly sah ihnen nach: Richard mit Timmy über der Schulter, daneben Emily, die hüpfte und tanzte und nach seiner Hand griff.

Da ging ein ganz unbekannter Richard, aber Holly fand die Veränderung sehr angenehm. Wer war dieser Mann, der behauptete, ihr Bruder zu sein?

Ach, warum waren eigentlich alle glücklich außer ihr?

Achtzehn

Barbara bediente den Kunden fertig, aber sobald sich die Tür hinter ihm geschlossen hatte, rannte sie in den Pausenraum und zündete sich eine Zigarette an. Im Reisebüro war den ganzen Tag so viel Betrieb gewesen, dass sie keine Mittagspause gehabt hatte. Melissa, ihre Kollegin, hatte sich heute Morgen krankgemeldet, doch Barbara wusste, dass sie in der vorigen Nacht gefeiert und sich ihre Krankheit wahrscheinlich selbst zu verdanken hatte. Jedenfalls steckte Barbara den ganzen Tag allein hier fest, und natürlich war heute so viel los gewesen wie seit Urzeiten nicht mehr. Wenn der November mit seinen deprimierenden dunklen Abenden und seinem beißenden Wind und Regen kam … dann rannten sie ihr hier die Tür ein, um Ferien in der Sonne zu buchen. Barbara schauderte, als sie den Wind an den Fenstern rütteln hörte, und nahm sich vor, selbst auch mal nach Angeboten Ausschau zu halten.

Ihr Chef war vor einer Weile verschwunden, um Besorgungen zu machen, und es war ihre erste Gelegenheit, in Ruhe zu rauchen. Als gleich wieder die Glocke über der Ladentür klingelte, fluchte sie im Stillen über den Kunden, der ihr die wohl verdiente Zigarettenpause zunichte machte. Rasch inhalierte sie noch einmal, so tief, dass ihr fast schwindlig wurde, zog ihren knallroten Lippenstift nach und versprühte reichlich Parfüm im Zimmer, damit ihr Chef nachher den Rauch nicht bemerkte. Dann verließ sie den Pausenraum in der Erwartung, den neuen Kunden bereits vor ihrem Tisch warten zu sehen. Aber nein, es war ein alter Mann, der sich mühsam auf die Theke zu bewegte.

»Entschuldigen Sie?«, hörte sie den Mann mit schwacher Stimme fragen.

»Guten Tag, Sir, wie kann ich Ihnen helfen?«, erkundigte sie sich zum hundertsten Mal an diesem Tag. Sie war verblüfft, wie jung dieser Mann in Wirklichkeit war, dass sie ihn erst einmal überrascht musterte. Nur von weitem hatte er durch den gebückten Körper und den Stock alt gewirkt. Seine Haut war weiß, als hätte er jahrelang keine Sonne mehr gesehen, aber er hatte große braune Augen, die sie unter langen Wimpern so freundlich anlächelten, dass sie unwillkürlich zurücklächelte.

»Ich möchte gern eine Reise buchen«, erklärte er leise. »Könnten Sie mir helfen, einen Ort auszusuchen?«

Normalerweise ärgerte Barbara sich über solche Bitten, weil man es ihrer Erfahrung nach keinem recht machen konnte: Die meisten Kunden waren so heikel, dass man stundenlang mit ihnen herumsitzen und Prospekte wälzen musste, bis man den Betreffenden nur noch loswerden wollte und es einem längst gleichgültig war, wo er seinen Urlaub verbrachte. Aber dieser Mann machte einen netten Eindruck, und da er wirklich nicht in der Lage zu sein schien, selbst etwas auszusuchen, würde Barbara ihm gern helfen. Eigentlich überraschte es sie, dass sie ehrlich hilfsbereit sein konnte.

»Kein Problem, Sir, nehmen Sie Platz, dann sehen wir uns ein paar Prospekte an«, sagte sie und zeigte auf den Stuhl vor ihrem Schreibtisch. Um ihm nicht zusehen zu müssen, wie er sich mühsam zu ihr bewegte und hinsetzte, sah sie weg.

»So«, lächelte sie dann. »Gibt es irgendein Land, das Ihnen besonders gefällt?«

»Hmm … die Kanaren … Lanzarote könnte ich mir vorstellen.«

Das wird ja einfacher, als ich gedacht habe, freute sich Barbara.

»Möchten Sie im nächsten Sommer fahren?«

Er nickte langsam.

Sie arbeiteten sich durch den Prospekt, und schließlich entdeckte der Mann etwas, das ihm offensichtlich zusagte. Barbara war angenehm berührt, dass er ihr zuhörte und ihren Rat beherzigte, ganz anders als die meisten Kunden. Dabei musste sie doch wissen, was am besten war, schließlich gehörte das zu ihrem Job!

»Soll es ein bestimmter Monat sein?«, fragte sie, während sie sich die Preistabellen durchlas.

»August?«, schlug er vor, und die warmen braunen Augen blickten so tief in Barbaras Seele, dass sie am liebsten aufgesprungen wäre und ihn umarmt hätte.

»August ist ein guter Monat«, pflichtete sie ihm bei und setzte rasch hinzu: »Hätten Sie gerne ein Zimmer mit Blick aufs Meer oder Blick auf den Pool? Meerblick kostet dreißig Euro mehr.«

Mit einem Lächeln, als wäre er schon dort, antwortete er: »Mit Meerblick, bitte.«

»Das ist eine gute Wahl. Möchten Sie allein fahren?«

»Oh ... nein, es ist nicht für mich ... es soll eine Überraschung für meine Frau und ihre Freundinnen sein.« Jetzt sahen die braunen Augen auf einmal traurig aus.

Barbara räusperte sich nervös. »Das ist aber eine sehr nette Idee, Sir«, sagte sie. »Darf ich dann um Ihren Namen bitten?«

Sie nahm alles auf, und der Mann beglich die Rechnung. Doch als sie die Unterlagen ausdrucken und ihm mitgeben wollte, wehrte er ab.

»Wäre es möglich, dass ich alles hier bei Ihnen lasse? Wie gesagt soll es ja eine Überraschung sein, und wenn ich die Papiere irgendwo im Haus lasse, habe ich Angst, dass sie sie findet.«

Barbara lächelte; seine Frau war ein echter Glückspilz.

»Ich möchte es ihr erst im August sagen. Meinen Sie, dass Sie die Unterlagen bis dahin aufbewahren können? Meine Frau kommt dann vorbei und holt die Tickets und alles andere selbst ab.«

»Das ist gar kein Problem, denn normalerweise werden die Termine erst ein paar Wochen vor dem Abflug bestätigt, also müssen wir Ihre Frau sowieso nicht vorher anrufen. Aber ich sage meinen Kollegen auch Bescheid, damit bestimmt nichts schief geht.«

»Herzlichen Dank für Ihre Hilfe, Barbara«, sagte er, und wieder war ein trauriges Lächeln in seinen braunen Augen.

»Es war mir ein Vergnügen, Mr. …?«

»Nennen Sie mich einfach Gerry.«

»Nun, es war mir ein Vergnügen, Gerry, und ich bin sicher, dass Ihre Frau einen sehr schönen Aufenthalt haben wird. Meine Freundin war letztes Jahr auf Lanzarote, und es hat ihr sehr gut gefallen.«

»Nun, dann gehe ich mal lieber wieder nach Hause, damit keiner denkt, ich wäre gekidnappt worden. Ich darf eigentlich nicht aufstehen, wissen Sie«, lachte er, und Barbara spürte plötzlich einen Kloß im Hals.

Rasch sprang sie auf, um ihm die Tür aufzuhalten. Im Vorbeigehen lächelte er sie noch einmal an, und sie sah zu, wie er langsam ins Taxi stieg, das vor der Tür auf ihn gewartet hatte. Gerade als Barbara die Tür zumachen wollte, kam ihr Chef herein. Barbara schaute zu Gerry hinüber, der noch darauf wartete, dass das Taxi losfuhr; er lachte und hielt ermutigend die Daumen nach oben.

Barbaras Chef warf ihr einen grimmigen Blick zu, weil sie die Theke unbeaufsichtigt gelassen hatte, und marschierte gleich in den Pausenraum. »Barbara!«, schrie er. »Haben Sie etwa wieder geraucht?«

Sie wandte sich zu ihm um.

»Gott, was ist denn mit Ihnen los?«, fragte er verdutzt. »Sie sehen ja aus, als wollten Sie gleich anfangen zu heulen.«

Am 1. Juli saß Barbara schlecht gelaunt hinter ihrem Schreibtisch im Reisebüro von Swords. Immer wenn sie arbeiten musste, war schönes Wetter. Gestern und vorgestern hatte sie frei gehabt, und da hatte es natürlich wie aus Kübeln gegossen. Heute genau das Gegenteil. Typisch. Natürlich musste auch noch jeder Kunde, der mit kurzen Hosen oder knappem Oberteil hereinspazierte und einen penetranten Geruch nach Kokos-Sonnencreme verbreitete, ihr unverzüglich mitteilen, dass es diesen Sommer noch nie so herrlich warm gewesen war wie heute. Barbara rutschte in ihrer unbequemen, kratzigen Uniform unruhig auf ihrem Stuhl herum. Sie hatte das Gefühl, als wäre sie wieder in der Schule, und schlug frustriert mit der Faust gegen den Ventilator, der sich mal wieder weigerte zu funktionieren.

»Ach, lass doch, Barbara«, stöhnte Melissa. »Dadurch wird es nur schlimmer.«

»Als wäre das überhaupt möglich«, grummelte Barbara, drehte sich zu ihrem Computer und hämmerte wütend auf die Tastatur ein.

»Was ist denn heute in dich gefahren?«, erkundigte sich Melissa lachend.

»Ach, nichts«, antwortete Barbara durch zusammengebissene Zähne. »Es ist nur der bisher wärmste Tag des Jahres, und wir sitzen in diesem beschissenen Job fest, in einem stickigen Raum ohne Klimaanlage in einer potthässlichen, kratzigen Uniform«, rief sie und hoffte, dass ihr Boss sie hörte. »Weiter nichts.«

Melissa kicherte. »Hör mal, warum gehst du nicht ein paar Minuten nach draußen und schnappst ein bisschen frische Luft? Ich kümmere mich so lange um die Kundschaft«, sagte sie mit Blick auf die Frau, die gerade hereingekommen war.

»Danke, Mel«, sagte Barbara, erleichtert, dass sie einen Moment fliehen konnte. Sie schnappte sich ihre Zigaretten. »Bin gleich wieder da.«

Melissa blickte viel sagend auf die Zigaretten. »Hallo, kann ich Ihnen helfen?«, wandte sie sich dann mit einem Lächeln der neuen Kundin zu.

»Ja, ich hätte gern gewusst, ob Barbara noch hier arbeitet.«

Barbara, die schon an der Tür war, überlegte, ob sie schnell weglaufen oder zurück an die Arbeit gehen sollte. Schließlich entschied sie sich, wenn auch mit einem tiefen Seufzer, für Letzteres. Sie sah die Frau an; sie war hübsch, aber sie starrte ziemlich nervös zwischen Barbara und Melissa hin und her.

»Ja, ich bin Barbara«, sagte sie.

»Oh, gut!« Die Frau machte einen erleichterten Eindruck und nahm hastig vor Barbaras Schreibtisch Platz. »Ich hatte schon Angst, dass Sie womöglich gar nicht mehr hier sind.«

»Das ist ihr geheimster Wunsch«, brummte Melissa leise und bekam dafür von Barbara prompt einen Rippenstoß.

»Kann ich Ihnen behilflich sein?«, fragte Barbara.

»O ja, das hoffe ich sehr«, meinte die Frau aufgeregt, während sie ihre Tasche durchwühlte. Barbara zog die Augenbrauen hoch und warf Melissa einen raschen Blick zu. Sie mussten sich beide zusammennehmen, um nicht loszulachen. »Okay«, sagte die Kundin schließlich und zog einen zerknitterten Umschlag aus der Tasche. »Das habe ich heute von meinem Mann bekommen und mich gefragt, ob Sie es mir vielleicht erklären können.«

Barbara runzelte die Stirn und starrte auf das Stück Papier auf dem Tisch. Eine Seite aus einem Reiseprospekt, auf die jemand gekritzelt hatte: Swords Reisebüro. Ansprechpartnerin: Barbara.

Stirnrunzelnd betrachtete Barbara die Seite. »Meine Freundin hat vor zwei Jahren mal dort Urlaub gemacht, ansonsten sagt es mir nichts. Haben Sie keine weiteren Informationen?«

Die Frau schüttelte entschieden den Kopf.

»Können Sie denn nicht Ihren Mann bitten, dass er es Ihnen erklärt?«, fragte Barbara etwas verwirrt.

»Nein, er ist nicht mehr da«, antwortete die Frau traurig, und Tränen stiegen ihr in die Augen. Barbara wurde panisch. Wenn ihr Chef mitkriegte, dass eine Kundin ihretwegen weinte, würde sie garantiert entlassen. Sie war schon mehrmals abgemahnt worden.

»Na gut, wenn Sie mir Ihren Namen sagen, kann ich im Computer nachsehen.«

»Ich heiße Holly Kennedy«, antwortete die Frau mit zittriger Stimme.

»Holly Kennedy, Holly Kennedy«, wiederholte Melissa nachdenklich. »Der Name kommt mir irgendwie bekannt vor. Ah, warten Sie, ich sollte Sie diese Woche anrufen! Das ist ja seltsam! Ich hatte von Barbara strikte Anweisung, Sie aus irgendeinem Grund nicht vor Juli anzurufen …«

»Oh!«, fiel Barbara ihrer Freundin ins Wort – endlich fiel ihr alles wieder ein. »Sind Sie Gerrys Frau?«

»Ja!« Holly schlug sich die Hände vors Gesicht. »War er hier?«

»Er war hier, ja.« Barbara lächelte sie ermutigend an, denn sie vermutete, dass der Mann mit den schönen braunen Augen gestorben war. »Er war ein wunderbarer Mensch«, sagte sie und nahm Hollys Hand.

Verdattert starrte Melissa die beiden an. Was war hier los?

Barbara empfand großes Mitgefühl für die junge Frau, die bestimmt eine schrecklich schwere Zeit durchmachte. Ein Glück, dass ihr wenigstens heute eine schöne Überraschung bevorstand. »Melissa, kannst du für Holly bitte ein Päckchen Taschentücher holen, während ich ihr erkläre, warum ihr Mann hier war?«, sagte sie und ließ Hollys Hand los, um etwas in den Computer einzugeben.

Im Handumdrehen war Melissa mit den Taschentüchern wieder da. »Also, Holly«, erklärte Barbara, »Gerry hat für Sie, eine gewisse Sharon McCarthy und eine Denise Hennessey eine Woche Urlaub auf Lanzarote gebucht, vom 28. Juli bis zum 3. August.«

Jetzt war es mit Hollys Beherrschung endgültig vorbei, und die Tränen strömten ihr über die Wangen.

»Er war ganz sicher, dass er den perfekten Urlaubsort für Sie gefunden hat«, fuhr Barbara fort, der ihre neue Rolle großen Spaß machte. Sie kam sich vor wie eine von diesen Fernsehmoderatorinnen, die ihren Gästen irgendwelche umwerfenden Überraschungen präsentierten. »Das ist der Ort, an den Sie fahren«, sagte sie und zeigte auf das zerknitterte Blatt aus dem Reiseprospekt. »Sie werden eine wunderbare Zeit dort haben, glauben Sie mir. Meine Freundin war vor zwei Jahren dort, wie ich vorhin schon sagte, und es hat ihr unheimlich gut gefallen. Es gibt jede Menge Restaurants und Bars und …« Sie ließ den Satz unvollendet, weil ihr plötzlich klar wurde, dass es Holly wahrscheinlich vollkommen egal war, ob sich Barbaras Freundin auf Lanzarote amüsiert hatte oder nicht.

»Tut mir Leid«, sagte Holly und wischte sich die Augen, nachdem der erste Schock etwas nachgelassen hatte.

»Ach, machen Sie sich keine Sorgen«, sagte Melissa mitfühlend, obwohl sie immer noch nicht richtig kapierte, was eigentlich vorging. In diesem Moment kam leider ein neuer Kunde, und Melissa musste ihre Aufmerksamkeit von Barbara und ihrer interessanten Kundin losreißen.

»Wann war er hier?«, wollte Holly wissen.

Barbara gab wieder etwas in den Computer ein. »Die Buchung wurde am 28. November vorgenommen.«

»Im November?«, stieß Holly hervor. »Da hätte er gar nicht mehr aufstehen dürfen! War er allein?«

»Ja, aber vor der Tür hat ein Taxi gewartet.«

»Um welche Tageszeit war das?«, fragte Holly. Anscheinend wollte sie sich alles möglichst genau vorstellen können.

»Tut mir Leid, aber daran kann ich mich echt nicht mehr erinnern. Es ist ziemlich lange her …«

»Ja, natürlich, entschuldigen Sie«, unterbrach Holly.

Aber Barbara verstand sie genau. Wäre Gerry ihr Mann gewesen, hätte sie auch jede Kleinigkeit wissen wollen. Sie erzählte alles, woran sie sich erinnern konnte, bis Holly keine weiteren Fragen mehr einfielen.

»Danke, Barbara, herzlichen Dank für Ihre Mühe.« Holly umarmte Barbara über den Schreibtisch hinweg.

»Kein Problem, gern geschehen«, lächelte sie und war sehr zufrieden mit sich und ihrer guten Tat. »Lassen Sie uns bei Gelegenheit wissen, wie es Ihnen gefallen hat. Hier sind Ihre Unterlagen.« Sie reichte Holly den dicken Umschlag und sah ihr nach, wie sie das Reisebüro verließ. Vielleicht war dieser Job doch gar nicht so übel.

»Was in aller Welt war denn das?« Da Melissa vor Neugier fast platzte, erzählte Barbara ihr die ganze Geschichte.

»Ich gehe jetzt in die Pause!«, ertönte die Stimme ihres Chefs, als sie gerade am Ende angekommen war. Die Tür zu seinem Büro fiel ins Schloss. »Barbara, keine Zigaretten im Pausenraum!«, fügte er hinzu, doch dann drehte er sich noch einmal um und sah die beiden Frauen verwundert an. »Herr des Himmels, was ist passiert? Warum weinen Sie denn alle beide?«

Neunzehn

Als Holly zu Hause ankam, saßen Sharon und Denise auf ihrer Gartenmauer und ließen sich die Sonne auf den Pelz brennen.

»Mensch, ihr seid ja schnell hergekommen«, rief Holly und versuchte, munterer zu klingen, als ihr zumute war. Sie fühlte sich erschöpft und war eigentlich überhaupt nicht in der Stimmung, ihren Freundinnen alles zu erklären.

»Als du angerufen hast, hat Sharon sofort Feierabend gemacht und mich in der Stadt abgeholt«, berichtete Denise, während sie Holly musterte und einzuschätzen versuchte, wie schlimm die Situation war.

»Oh, das hättet ihr nicht extra machen müssen«, erwiderte Holly tonlos, während sie den Schlüssel in die Haustür steckte.

»Hey, hast du den Garten gemacht?«, fragte Sharon, um die Stimmung aufzulockern, und sah sich um.

»Nein, ich glaube, das hab ich meinem Nachbarn zu verdanken.« Holly zog den Schlüssel wieder aus der Tür und suchte an ihrem Bund nach dem richtigen.

»Meinst du?« Denise versuchte, das Gespräch in Gang zu halten, während Sharon etwas besorgt beobachtete, wie Holly mit den Schlüsseln kämpfte.

»Entweder war es mein Nachbar, oder es wohnt ein kleiner Heinzelmann in meinem Garten«, fauchte Holly und fuchtelte immer hektischer mit ihren Schlüsseln herum. Denise und Sharon sahen einander ratlos an.

»Ach, Scheiße!«, schrie sie plötzlich und schmiss den Schlüsselbund wütend auf den Boden. Denise konnte gerade noch zur Seite springen, sonst hätte er sie am Knöchel getroffen.

»Hey, mach dir doch damit keinen Stress«, meinte Sharon leichthin und hob ihn auf. »Das passiert mir ständig. Ich könnte schwören, die Dinger tauschen heimlich die Plätze, nur um mich zu ärgern.«

Holly lächelte matt, war aber dankbar, dass Sharon sich um die Schlüssel kümmerte und dabei mit beruhigender Stimme auf sie einredete, als wäre sie ein kleines Kind. Endlich sprang die Tür auf, und Holly rannte hinein, um die Alarmanlage abzuschalten. Zum Glück erinnerte sie sich an den Code – das Jahr, in dem Gerry und sie sich kennen gelernt hatten, und das Jahr ihrer Heirat.

»Macht es euch doch schon mal im Wohnzimmer gemütlich, ich komme gleich nach.« Sharon und Denise befolgten die Aufforderung, während Holly ins Badezimmer ging, um sich kaltes Wasser ins Gesicht zu spritzen. Sie musste sich irgendwie aus diesem Trancezustand befreien, ihren Körper wieder in den Griff bekommen und sich so über diese Reise freuen, wie Gerry es beabsichtigt hatte. Als sie sich ein klein wenig lebendiger fühlte, ging sie zu ihren beiden Freundinnen ins Wohnzimmer.

Sie zog den Hocker zur Couch hinüber und setzte sich ihnen gegenüber.

»Okay, ich will euch nicht länger auf die Folter spannen. Ich habe heute den Umschlag für Juli aufgemacht, und das hier war drin.« Sie wühlte in ihrer Handtasche nach der kleinen Karte, die an den Reiseprospekt geheftet gewesen war, und reichte sie ihren Freundinnen. Darauf stand:

Gute Reise – und einen schönen Holly-day!
P.S. Ich liebe Dich.

»Ist das alles?« Wenig beeindruckt rümpfte Denise die Nase, aber Sharon boxte sie in die Rippen. »Autsch!«

»Das ist aber eine nette Karte«, log Sharon höflich. »Lustiges Wortspiel.«

Holly musste lachen, denn sie wusste, dass Sharon nicht die Wahrheit sagte, weil sich dann immer ihre Nasenflügel blähten. »Blöde Kuh!«, rief sie und schlug Sharon ein Kissen auf den Kopf.

Sharon lachte ebenfalls. »Gut, ich hab mir nämlich schon ein bisschen Sorgen gemacht.«

»Sharon, du meinst es immer so gut mit mir, dass mir manchmal richtig übel wird!«, kicherte Holly. »Also, in dem Umschlag war auch noch das hier.« Damit überreichte sie ihren Freundinnen die Seite aus dem Reiseprospekt.

Amüsiert beobachtete sie, wie die beiden Gerrys Schrift zu entziffern versuchten, und schließlich schlug sich Denise die Hand vor den Mund. »O wow!«, rief sie und stand halb auf.

»Was denn? Was?«, wollte Sharon aufgeregt wissen. »Hat Gerry dir eine Reise geschenkt?«

»Nein«, antwortete Holly ernst und schüttelte den Kopf.

»Oh.« Enttäuscht setzten sich Sharon und Denise wieder hin.

Holly ließ das Schweigen eine Weile in der Luft hängen, dann sagte sie: »Nein, er hat *uns* eine Reise geschenkt!« Ein Lächeln breitete sich auf ihrem Gesicht aus.

Kurz entschlossen holte sie eine Flasche Wein, und die drei Freundinnen machten es sich gemütlich, um das große Ereignis zu besprechen.

»Das ist echt unglaublich«, sagte Denise, nachdem sie die Nachricht einigermaßen verdaut hatte. »Gerry ist wirklich ein Schatz.« Holly nickte stolz, weil ihr Mann es mal wieder geschafft hatte, sie alle zu überraschen.

»Du bist also zu dieser Barbara gegangen?«, wollte Sharon wissen.

»Ja, und sie war echt nett«, antwortete Holly lächelnd. »Sie hat sich Zeit genommen und mir alles von dem Gespräch erzählt, das sie damals mit Gerry geführt hat.«

»Toll«, meinte Denise und nahm einen Schluck Wein. »Wann war das eigentlich?«

»Ende November.«

»Im November?«, wiederholte Sharon nachdenklich. »Das war nach der zweiten Operation.«

Holly nickte. »Barbara meinte, dass er ziemlich schwach ausgesehen hat.«

»Ist es nicht komisch, dass keiner von uns eine Ahnung hatte?«, bemerkte Sharon.

Die anderen nickten.

»Tja, sieht so aus, als kämen wir endlich mal nach Lanzarote!« Denise hielt ihr Glas hoch.

»Auf Gerry!«

»Auf Gerry!«, stimmten Holly und Sharon ein.

»Seid ihr denn sicher, dass Tom und John nichts dagegen haben?«, fragte Holly, weil ihr plötzlich einfiel, dass ihre Freundinnen ja auch an ihre Partner denken mussten.

»John hat garantiert nichts dagegen!«, lachte Sharon. »Wahrscheinlich freut er sich sogar, wenn er mich mal eine Woche los ist!«

»Ja, und ich kann meine zweite Woche Urlaub später nehmen und dann mit Tom wegfahren, was mir sehr gut in den Kram passt«, stimmte Denise ihr zu. »Dann hängen wir wenigstens nicht gleich beim ersten Mal zwei Wochen am Stück aufeinander!«

»Ihr lebt ja sowieso schon praktisch zusammen!«, lachte Sharon und knuffte sie.

Denise lächelte kurz, sagte aber nichts dazu, und so ließen sie das Thema fallen. Holly ärgerte sich ein wenig, weil das immer so lief. Sie wollte so gerne wissen, wie es ihren Freundinnen wirklich mit ihren Männern ging, aber aus lauter Angst, ihr wehzutun, wurden ihr die interessanten Einzelheiten vorenthalten. Anscheinend fürchteten sie sich davor, ihr gegenüber zu erwähnen, dass sie glücklich waren, aber sie wollten sich auch nicht bei ihr ausweinen, wenn mal etwas nicht so gut klappte. So wie Ciara, die geglaubt hatte, ihre Trennung wäre verglichen mit Hollys Situation eine Lappalie, die man ihr gegenüber lieber nicht ansprach. Stattdessen wurde Holly mit irgendwelchem banalen Zeug abgespeist … und das ging ihr allmählich auf die Nerven. Man konnte sie doch nicht auf ewig vor dem Glück anderer Menschen abschirmen, was sollte das bringen?

»Ich muss schon sagen, der Heinzelmann in deinem Garten macht gute Arbeit«, stellte Denise mit einem Blick über den Garten fest und riss Holly damit aus ihrer Grübelei.

Holly wurde rot. »Stimmt. Tut mir Leid, dass ich vorhin so genervt reagiert habe, Denise. Wahrscheinlich sollte ich wirklich mal nach nebenan gehen und mich bedanken.«

Als Denise und Sharon gegangen waren, holte Holly eine Flasche Wein aus dem Keller und ging hinüber zu ihrem Nachbarn. Sie klingelte und wartete.

»Hallo, Holly«, begrüßte ihr Nachbar Derek sie, als er aufmachte. »Kommen Sie doch rein!«

Holly sah an ihm vorbei zur Küche, wo die ganze Familie beim Abendessen saß, und wich unwillkürlich ein Stück zurück.

»Nein, nein, ich möchte nicht stören, ich wollte nur das hier rüberbringen«, sagte sie rasch und drückte ihm die Weinflasche in die Hand. »Als kleinen Dank.«

»Das ist aber sehr nett von Ihnen«, meinte Derek, blickte auf das Etikett hinunter und sah Holly dann etwas verwirrt an. »Aber als Dank wofür, wenn ich fragen darf?«

»Oh, dafür, dass Sie meinen Garten in Ordnung gebracht haben«, antwortete sie und wurde rot. »Bestimmt hat schon die ganze Nachbarschaft geschimpft, dass ich unsere Straße verschandle.« Sie lachte verlegen.

»Holly, Ihr Garten stört niemanden, wir verstehen doch Ihre Situation. Aber ich muss Ihnen gestehen, dass ich nichts damit zu tun habe, wenn er jetzt wieder ordentlich ist.«

»Oh.« Holly räusperte sich. Die ganze Sache wurde immer peinlicher. »Ich dachte, das waren Sie.«

»Nein, leider nicht.«

»Wissen Sie denn dann vielleicht, wer es gewesen sein könnte?« Schon wieder lachte sie vor lauter Verlegenheit.

»Nein, ich habe keine Ahnung«, antwortete er und sah noch verwirrter aus. »Ich dachte, Sie hätten es selbst gemacht.« Auch er lachte. »Seltsam.«

Jetzt wusste Holly überhaupt nicht mehr, was sie sagen sollte.

»Vielleicht möchten Sie die dann lieber wieder zurückhaben«, meinte Derek unbeholfen und streckte ihr die Weinflasche hin.

»Aber nein, das ist schon in Ordnung. Die können Sie gern behalten, als Dank ... als Dank dafür, dass Sie so angenehme Nachbarn sind. Jetzt will ich nicht länger stören, damit Sie wieder zu Ihrem Abendessen kommen.« Mit knallrotem Gesicht lief sie, so schnell sie konnte, die Auffahrt hinunter. Für wie blöd würden ihre Nachbarn sie jetzt halten, wenn sie nicht einmal wusste, wer sich um ihren Garten kümmerte?

Sie klopfte noch an ein paar Türen in der Nachbarschaft, aber keiner schien etwas zu wissen. Erstaunlicherweise hatten alle genug zu tun und mussten sich die Zeit nicht damit totschlagen, dass sie Hollys Garten überwachten. Verwirrt kehrte Holly nach Hause zurück. Als sie zur Tür hereinkam, klingelte das Telefon.

»Hallo?«, meldete sie sich atemlos.

»Was hast du denn gemacht, bist du einen Marathon gelaufen?«

»Nein, ich hab ein Heinzelmännchen gejagt«, erklärte Holly.

»Oh, cool.«

Typisch Ciara.

»Hör mal, ich hab in zwei Wochen Geburtstag.«

Daran hatte Holly überhaupt nicht gedacht. »Ja, ich weiß«, erwiderte sie trotzdem.

»Mum und Dad möchten, dass wir alle zusammen essen gehen ...«

Holly stöhnte laut.

»Genau«, sagte Ciara, drehte sich dann vom Hörer weg und schrie in die Gegend: »Dad, Holly hat das Gleiche gesagt wie ich!«

Im Hintergrund hörte man ihren Vater vor sich hin grummeln.

Ciara kam wieder ans Telefon und sagte so laut, dass ihr Vater sie auch bestimmt hören konnte: »Okay, ich habe mir gedacht, man könnte das Familienessen ja ruhig machen, aber auch Freunde dazu einladen, damit es ein netter Abend wird. Was meinst du?«

»Klingt gut«, stimmte Holly zu.

»Dad, Holly findet meine Idee gut!«, hörte man Ciara rufen, und kurz darauf kam die Antwort ihres Vaters: »In Ordnung, aber ich zahle kein Essen für die ganze Meute.«

»Da hat er Recht«, meinte Holly. »Weißt du was, warum grillen wir nicht einfach? Dann ist Dad in seinem Element, und es wird auch nicht so teuer.«

»Hey, das ist eine gute Idee! Dad, wie wäre es mit Grillen?«

Schweigen.

»Er findet die Idee toll«, kicherte Ciara. »Da kann der Chefkoch mal wieder was für die Massen brutzeln. Okay, sagst du dann Sharon und John, Denise und ihrem DJ-Typen Bescheid? Und könntest du vielleicht auch diesen Daniel einladen? Den finde ich echt süß!« Sie lachte hysterisch.

»Ciara, ich kenne ihn doch kaum. Sag Declan, er soll ihn einladen, er sieht ihn ständig.«

»Nein, du musst ihm nämlich bitte durch die Blume mitteilen, dass ich ihn liebe und unbedingt Kinder von ihm haben möchte. Irgendwie glaube ich nicht, dass Declan das hinkriegt.«

Holly stöhnte.

»Keine Widerrede!«, befahl Ciara. »Es ist immerhin mein Geburtstag!«

»Okay«, gab Holly nach. »Aber warum willst du dann meine ganzen Freunde einladen? Was ist mit deinen eigenen?«

»Ach Holly, zu denen hab ich den Kontakt verloren, weil ich so lange weg war. Alle meine Freunde sind in Australien, aber die gemeinen Arschlöcher melden sich einfach nicht bei mir.« Holly wusste schon, auf wen sich das unter anderem bezog.

»Aber findest du nicht, dass es eine gute Gelegenheit wäre, wieder mit deinen alten Freunden in Kontakt zu kommen?«

»Ja, stimmt schon, aber was soll ich machen, wenn sie anfangen, mir blöde Fragen zu stellen? So nach dem Motto: Hast du einen

Job? Äh … nein. Hast du einen Freund? Äh … nein. Wo wohnst du? Äh … ich wohne immer noch bei meinen Eltern. Das hört sich ja wohl superjämmerlich an?«

Holly strich die Segel. »Na gut, wie du meinst. Ich rufe die anderen an und …«

Aber Ciara hatte bereits aufgelegt.

Holly beschloss, den Anruf, der ihr am unangenehmsten war, gleich hinter sich zu bringen und wählte die Nummer von Hogan's.

»Hallo, hier bei Hogan's.«

»Hallo, kann ich bitte Daniel Connelly sprechen?«

»Ja, einen Moment bitte.« Sie wurde auf die Warteschleife gelegt, und »Greensleeves« dröhnte ihr ins Ohr.

»Hallo?«

»Hi, Daniel.«

»Ja, mit wem habe ich das Vergnügen?«

»Hier ist Holly Kennedy.« Nervös tänzelte sie in ihrem Schlafzimmer herum und hoffte, dass er wenigstens ihren Namen erkannte.

»Wer?«, schrie er, während der Lärm im Hintergrund immer lauter wurde.

Peinlich berührt ließ Holly sich aufs Bett fallen. »Holly Kennedy! Declans Schwester.«

»Oh, Holly, hi, warte mal eine Sekunde, ich such mir gerade mal eine ruhigere Ecke.«

Wieder wurde Holly mit »Greensleeves« bedröhnt. Sie sprang vom Bett auf, tanzte durchs Zimmer und sang laut mit.

»Tut mir Leid, Holly«, sagte Daniel, als er den Hörer wieder aufnahm, und fing gleich an zu lachen. »Magst du ›Greensleeves‹?«

Holly wurde knallrot und schlug sich an die Stirn. »Äh, nein, eigentlich nicht. Ich wollte dich zum Grillen einladen.«

»Oh, prima.«

»Freitag in einer Woche, da hat Ciara Geburtstag – du erinnerst dich doch bestimmt an meine Schwester Ciara?«

»Ja, die mit den rosa Haaren.«

Holly lachte. »Blöde Frage, was? Na ja, Ciara wollte, dass ich dich einlade und dir ganz subtil mitteile, dass sie dich heiraten und Kinder mit dir haben möchte.«

Daniel lachte. »Aha … das war ja eine ganz neue Art der subtilen Mitteilung.«

Holly überlegte, ob Ciara wohl sein Typ war.

»Sie wird fünfundzwanzig«, erklärte sie aus unerfindlichen Gründen, ohne auf seine Bemerkung einzugehen.

»Oh … gut.«

»Denise und dein Freund Tom kommen auch, außerdem wird auch Declan mit seiner Band da sein. Also kennst du schon eine ganze Menge Leute.«

»Und du?«

»Na klar!«

»Gut, dann kenne ich sogar noch mehr Leute, was?«

»Wunderbar, Ciara wird sich freuen.«

»Na ja, ich käme mir doch sehr unhöflich vor, wenn ich die Einladung einer Prinzessin ausschlage.«

Holly murmelte irgendeine zusammenhanglose Erwiderung. Plötzlich fiel ihr etwas ein. »Oh, da ist noch was!«

»Na, dann schieß los!«, lachte er.

»Ist die Stelle am Tresen eigentlich noch frei?«

Zwanzig

Gott sei Dank ist wenigstens schönes Wetter, dachte Holly, als sie ihr Auto abschloss und die Straße zum Haus ihrer Eltern überquerte. In den letzten Wochen hatte es ständig geregnet. Ciara war die ganze Woche über völlig aufgelöst und unausstehlich gewesen, weil sie Angst um ihre Grillparty hatte, aber dann war zum Glück die Sonne zurückgekehrt.

Holly war stolz auf ihr Geschenk. Sie hatte Ciara einen Schmetterling für ihr Bauchnabel-Piercing gekauft, mit einem kleinen rosa Kristall auf jedem Flügel. Perfekt passend zu Ciaras neuem Tattoo und ihren rosaroten Haaren. Holly folgte dem Klang fröhlicher Stimmen und freute sich, dass der ganze Garten voller vertrauter Gesichter war. Denise war mit Tom und Daniel gekommen, und die drei hatten sich im Gras niedergelassen. Sharon war ohne John da und unterhielt sich mit Hollys Mutter. Ciara stand in der Mitte des Gartens, rief jedem etwas zu und genoss es, der Mittelpunkt zu sein. Sie trug ein rosa Bikini-Oberteil und abgeschnittene Jeans.

Holly überreichte ihr Geschenk, das Ciara sofort aufriss. Beim Einpacken musste man sich für sie wirklich keine große Mühe geben.

»O Holly, das ist ja toll!«, rief Ciara und fiel ihrer Schwester um den Hals.

»Ich dachte mir, das würde dir bestimmt gefallen«, sagte Holly. Ihr Schwesterchen hätte es allerdings auch sofort herausposaunt, wenn dem nicht so gewesen wäre.

»Ich werde es gleich dranmachen«, verkündete Ciara, pulte

ihr Piercing aus dem Nabel und ersetzte es durch den Schmetterling.

Holly schüttelte sich. »Das hätte ich mir jetzt nicht unbedingt ansehen müssen, danke.«

Überall duftete es köstlich nach Gegrilltem, und Holly lief das Wasser im Mund zusammen. Wie nicht anders zu erwarten, drängelten sich die Männer ums Feuer, mit ihrem Vater auf dem Ehrenplatz. Steinzeitjäger, die dafür sorgten, dass ihre Familien zu essen hatten.

Als Holly Richard ausfindig gemacht hatte, ging sie zu ihm hinüber. Ohne lange Vorrede kam sie zum Thema: »Richard, hast du in meinem Garten was gemacht?«

Verwirrt blickte Richard vom Grill auf. »Wie bitte, was soll ich getan haben?« Auch die anderen Männer unterbrachen ihre Gespräche und starrten Holly verwundert an.

»Hast du in meinem Garten was gemacht?«, fauchte Holly, die Hände in die Hüften gestemmt. Sie wusste selbst nicht, warum sie sich benahm, als wäre sie wütend auf ihn, denn sie war ja froh darüber, dass der Garten wieder einigermaßen in Ordnung war. Aber irgendwie ärgerte es sie, dass sich jedes Mal, wenn sie nach Hause kam, wieder etwas verändert hatte, ohne dass sie die geringste Ahnung hatte, wer dafür verantwortlich war.

»Nein Holly«, fauchte er zurück. »Manche Leute müssen nämlich arbeiten, weißt du.«

Holly warf ihm noch einen wütenden Blick zu, aber ihr Vater ging dazwischen, um einen größeren Familienstreit zu verhindern. »Was sagst du da, Liebes? Jemand hat in deinem Garten gearbeitet?«

»Ja, und ich weiß nicht, wer es war«, murmelte sie und rieb sich nachdenklich die Stirn. »Du vielleicht, Dad?«

Aber Frank schüttelte entschieden den Kopf. Hoffentlich hatte seine Tochter jetzt nicht doch noch den Verstand verloren.

»Du, Declan?«

»Na ja, Holly, die Frage kannst du dir wohl selbst beantworten«, meinte er sarkastisch.

»Sie vielleicht?«, wandte sie sich an den wildfremden Mann, der neben ihrem Vater stand.

»Äh, nein … ich bin gerade erst in Dublin angekommen … übers Wochenende«, antwortete er nervös mit einem ausgeprägten britischen Akzent.

Ciara fing laut an zu lachen. »Komm, Holly, ich helfe dir. Arbeitet irgendjemand von den Anwesenden heimlich in Hollys Garten?«, brüllte sie in die Runde. Alle sahen sich nach ihr um, schüttelten jedoch die Köpfe.

»Na, war das nicht viel einfacher?«, kicherte Ciara.

Stumm ging Holly auf die andere Seite des Gartens hinüber, zu Denise, Tom und Daniel.

»Hallo Daniel«, sagte Holly und gab ihm einen Kuss auf die Wange.

»Hi, Holly, lange nicht gesehen«, antwortete er und reichte ihr eine Dose Bier vom Vorrat neben ihm.

»Du hast den Heinzelmann also immer noch nicht entlarvt?«, fragte Denise lachend.

»Nein«, antwortete Holly, streckte die Beine aus und stützte sich auf die Ellbogen. »Es ist wirklich sonderbar!« Sie erklärte Tom und Daniel die Geschichte.

»Meinst du, dein Mann hat das vielleicht organisiert?«, platzte Tom heraus, und sein Freund warf ihm einen warnenden Blick zu.

»Nein«, erwiderte Holly. »Das glaube ich eher nicht.« Sie sah Denise wütend an, weil sie Tom offensichtlich von der Liste erzählt hatte, aber diese hob nur hilflos die Hand und zuckte die Achseln.

»Schön, dass du kommen konntest, Daniel«, wandte sich Holly demonstrativ von den beiden anderen ab.

»Kein Problem, ich freue mich, hier zu sein.«

Da Holly ihn bisher nur in Wintersachen kannte, war er in seiner dunkelblauen Weste, der dunkelblauen knielangen Cargohose und den blauen Turnschuhen ein ungewohnter Anblick. Wenn er einen Schluck Bier nahm, trat sein Bizeps hervor. Holly hatte keine Ahnung gehabt, dass er so durchtrainiert war.

»Du bist ganz schön braun«, bemerkte sie, als Ausrede dafür, dass sie seine Muskeln angeglotzt hatte.

»Du auch«, erwiderte er, während er ganz unverhohlen ihre Beine in dem kurzen Jeansrock betrachtete.

Holly lachte und wechselte ihre Sitzhaltung. »Ich hab Zeit, in der Sonne zu liegen, weil ich keinen Job habe. Und du?«

»Ich war letzten Monat ein paar Tage in Miami.«

»Wow, du hast es gut! War's schön?«

»Ja, es war toll«, nickte er und lächelte. »Warst du schon mal drüben?«

Sie schüttelte den Kopf. »Aber immerhin fahre ich nächste Woche mit meinen Freundinnen nach Lanzarote. Ich kann's kaum erwarten«, meinte sie und rieb sich aufgeregt die Hände.

»Ja, ich hab schon davon gehört. Muss eine nette Überraschung gewesen sein.« Er lächelte sie an und bekam dabei süße Lachfältchen in den Augenwinkeln.

»Kann man wohl sagen«, bestätigte Holly, die es manchmal selbst noch nicht recht glauben konnte.

Eine Weile unterhielten sie sich über seinen Urlaub und das Leben im Allgemeinen, und Holly kapitulierte irgendwann vor ihrem Burger, weil ihr beim Reden ständig Ketchup und Mayonnaise übers Kinn liefen.

»Ich hoffe, du warst nicht mit einer Frau in Miami, sonst ist Ciara garantiert fertig mit der Welt«, witzelte Holly.

»Nein, nein, ich habe mich vor ein paar Monaten getrennt.«

»Oh, tut mir Leid«, antwortete sie ehrlich. »Wart ihr lange zusammen?«

»Sieben Jahre.«

»Puh, das ist echt lange.«

Er sah weg, und Holly merkte, dass er nicht gern darüber sprach. Also wechselte sie schnell das Thema.

»Übrigens«, begann sie, senkte aber gleich die Stimme, und Daniel beugte sich näher zu ihr herüber. »Ich wollte mich noch bedanken, dass du mich damals nach dem Film so nett getröstet hast. Die meisten Männer laufen weg, wenn sie eine Frau weinen sehen. Danke, dass du das nicht getan hast, ich weiß es wirklich zu schätzen.« Holly lächelte ihn an.

»Gern geschehen, Holly. Ich mag es halt nicht, wenn es dir schlecht geht.« Daniel erwiderte ihr Lächeln.

»Du bist ein echt guter Freund«, sagte Holly, mehr zu sich selbst.

Daniel schien sich darüber zu freuen. »Wie wäre es, wenn wir zusammen noch mal was trinken gehen, ehe du wegfährst?«

»Ja, vielleicht erfahre ich dann auch mal was über dich, wo du inzwischen schon meine gesamte Lebensgeschichte kennst«, lachte Holly.

»Ja, das wäre schön«, stimmte Daniel zu, und sie vereinbarten gleich einen Termin.

»O, hast du Ciara eigentlich schon dein Geschenk gegeben?«, fragte Holly.

»Nein, sie war immer so ... so beschäftigt.«

Holly drehte sich zu ihrer Schwester um und sah, dass sie mit einem von Declans Freunden flirtete, was Declan offenbar gar nicht gefiel. Holly lachte – es war wohl doch nicht so weit her mit ihrem Plan, Daniel zu heiraten.

»Ich hole sie, ja?«

»Nur zu«, ermunterte sie Daniel.

»Ciara!«, rief Holly. »Hier ist noch ein Geschenk für dich!«

»Ooh!« Ciara stieß einen Jubelschrei aus und ließ den sehr enttäuscht wirkenden jungen Mann einfach stehen.

»Was ist es?«, fragte sie und ließ sich neben Holly und Daniel ins Gras sinken.

Holly nickte Daniel zu. »Von ihm.«

Aufgeregt wandte sich Ciara ihm zu.

»Ich hab mich gefragt, ob du vielleicht den Job als Barfrau im Club Diva möchtest?«

Ciara war sprachlos. Aber nur eine Sekunde. »O Daniel, das wäre super!«

»Hast du schon mal am Tresen gearbeitet?«

»Ja, schon oft«, antwortete sie mit einer wegwerfenden Handbewegung.

Daniel zog die Brauen hoch; er wollte gern etwas ausführlichere Informationen.

»O, ich hab schon in fast allen Ländern, in denen ich war, an der Bar gearbeitet, ehrlich!«, beteuerte sie aufgeregt.

»Dann glaubst du also, du wärst dazu in der Lage«, fragte Daniel und lächelte.

»Na klar!«, kreischte sie und schloss ihn in die Arme.

Ihr ist jede Ausrede recht, dachte Holly, während sie zusah, wie ihre Schwester Daniel praktisch erwürgte. Er wurde schon ganz rot im Gesicht und gab Holly SOS-Zeichen.

»Das reicht, Ciara«, meinte Holly, während sie Daniel befreite. »Du willst deinen neuen Chef doch nicht gleich umbringen.«

»O, tut mir Leid«, lenkte Ciara sofort ein. »Aber das ist soo cool! Ich habe einen Job, Holly!« Schon kreischte sie wieder los.

»Ja, ich hab es gehört«, lachte Holly.

Auf einmal wurde es ganz still im Garten, und Holly sah sich um. Was war los? Alle schauten zum Wintergarten hinüber, in dessen Tür Hollys Eltern mit einer großen Geburtstagstorte erschienen waren und begannen, Happy Birthday zu singen. Die Gäste stimmten ein, und Ciara sonnte sich in der allgemeinen Aufmerksamkeit. Als ihre Eltern ins Freie traten, sah Holly, dass jemand ihnen mit einem großen Blumenstrauß folgte. Die Torte wurde vor Ciara auf den Tisch gestellt, und nun kam der Fremde hinter seinem Bouquet hervor.

»Mathew!«, japste Ciara und wurde kreidebleich. Holly nahm schnell ihre Hand.

»Tut mir Leid, dass ich mich so blöd benommen habe, Ciara«, sagte Mathew mit einem unverkennbaren australischen Akzent. Ein paar von Declans Freunden lachten; offenbar war es ihnen peinlich, wenn jemand seine Gefühle aussprach. Natürlich war die Szene wie aus einer Daily Soap, aber genau das mochte Ciara.

»Ich liebe dich! Bitte lass mich zu dir zurückkommen!«, fuhr Mathew unbeirrt fort, und nun wandten sich wieder alle Blicke Ciara zu. Was würde sie antworten?

Einen Moment saß sie regungslos und mit zitternder Unterlippe im Gras, dann sprang sie plötzlich auf, rannte auf Mathew zu, schlang die Arme um seinen Hals und die Beine um seine Taille. Holly traten Tränen der Rührung in die Augen, während Declan seine Kamera ergriff und die Szene für die Nachwelt festhielt.

Daniel legte den Arm um Hollys Schulter und drückte sie. »Tut mir Leid, Daniel«, sagte Holly und wischte sich die Tränen weg. »Aber ich fürchte, sie hat dich gerade abserviert.«

»Macht nichts«, lachte er. »Man sollte Job und Privatvergnügen sowieso lieber auseinander halten.« Genau genommen machte er einen erleichterten Eindruck.

Mathew wirbelte Ciara in seinen Armen herum.

»Ach, nehmt euch doch ein Hotelzimmer, dann seid ihr ungestört!«, rief Declan, und alles lachte.

»Wir fahren mit Holly in Urlaub!«, sangen die Freundinnen den ganzen Weg bis zum Flughafen. John hatte seine Fahrdienste angeboten, aber inzwischen bereute er es schon. Die drei Frauen benahmen sich, als hätten sie noch nie das Land verlassen. Holly kam es vor wie eine Ewigkeit, seit sie sich das letzte Mal so auf etwas gefreut hatte. Sie hatte das Gefühl, sie wäre wieder in der Schule, auf Klassenfahrt. Ihre Taschen waren voll gestopft mit Süßigkeiten, Schokolade und Zeitschriften, und sie konnten einfach nicht aufhören zu singen. Ihr Flug ging erst um neun Uhr abends, und sie würden in den frühen Morgenstunden ihr Quartier erreichen.

Als sie am Flughafen waren, kletterten alle aus dem Auto, während John die Koffer aus dem Kofferraum hievte. Denise rannte über die Straße in die Wartehalle, als würde dadurch irgendetwas schneller gehen, aber Holly wartete neben dem Wagen, während Sharon sich von ihrem Mann verabschiedete.

»Du passt gut auf dich auf, ja?«, sagte er besorgt. »Dass du mir keine Dummheiten machst da unten.«

»Natürlich passe ich auf mich auf, John.«

Er flüsterte ihr etwas ins Ohr, und sie nickte. »Ich weiß, ich weiß.«

Dann küssten sie sich lange zum Abschied, und während Holly sie beobachtete, wühlte sie im vorderen Fach ihrer Handtasche nach dem Augustbrief von Gerry. Sie würde ihn am Strand aufmachen. Was für ein Luxus. Sonne, Sand, Meer und Gerry, alles gleichzeitig.

»Holly, pass bitte gut auf meine wundervolle Frau auf, ja?«, rief John und holte Holly damit aus ihren Gedanken.

»Mach ich, John. Wir sind aber nur eine Woche weg, weißt du«, lachte Holly und drückte John an sich.

»Ich weiß, aber nachdem ich gesehen habe, was ihr so treibt, wenn ihr zusammen weggeht, mache ich mir schon ein bisschen Sorgen.« Er lächelte. »Viel Spaß, Holly, du hast es wirklich verdient.«

John sah ihnen nach, wie sie ihr Gepäck über die Straße schleiften.

Als sich die Flughafentür hinter ihnen geschlossen hatte, holte Holly erst einmal tief Luft. Sie liebte Flughäfen, den Geruch, den Lärm, die ganze Atmosphäre, Leute in Aufbruchstimmung oder bei der Heimkehr. Sie sah gern zu, wie die frisch Angekommenen von ihren Familien jubelnd begrüßt und umarmt wurden. Überhaupt war es der perfekte Ort, um Menschen zu beobachten. In Flughäfen spürte man die Aufregung, die Vorfreude darauf, bald etwas ganz Besonderes zu erleben. Am Gate in der Schlange zu stehen, kam ihr immer vor, als wartete sie im Vergnügungspark auf die Achterbahn. Sie fühlte sich wie ein kleines Mädchen.

Sie folgte Sharon, und nach einer Weile fanden sie Denise beim Check-in in einer extrem langen Schlange.

»Ich hab euch doch gesagt, wir hätten früher da sein sollen«, stöhnte Denise.

»Aber dann hätten wir am Gate ewig warten müssen«, gab Holly zu bedenken.

»Ja, aber da gibt's wenigstens eine Bar«, entgegnete Denise. »Außerdem ist es der einzige Platz in diesem ganzen blöden Gebäude, wo man rauchen kann.«

»Also«, begann Sharon mit ernster Miene, »ich will euch beiden mal was sagen, gleich jetzt, bevor wir losfliegen: Ich werde mich weder sinnlos besaufen noch mir die Nächte um die Ohren schlagen. Ich möchte mich einfach nur am Pool oder am Strand mit meinem Buch entspannen, gut essen und früh schlafen gehen.«

Voller Entsetzen starrte Denise sie an. »Können wir jemand anders mitnehmen, Holly?«

Holly lachte. »Nein, ich stimme Sharon völlig zu. Ich will auch nur entspannen. Keinerlei Freizeit-Stress.«

Denise schmollte wie ein kleines Mädchen.

»Ach, keine Sorge, Schätzchen«, meinte Sharon leise. »Da gibt's bestimmt andere Kinder in deinem Alter, mit denen du spielen kannst.«

Denise zeigte ihr den erhobenen Mittelfinger. »Wenn wir da sind, werde ich jedenfalls allen erzählen, dass meine beiden Freundinnen furchtbare Langweiler sind.«

Sharon und Holly kicherten.

Nach dreißig Minuten in der Schlange konnten sie endlich einchecken, und danach deckte Denise sich für ein ganzes Leben mit Zigaretten ein.

»Warum starrt die Tussi da drüben mich so an?«, fragte sie zwischen zusammengebissenen Zähnen und musterte dabei eine junge Frau am Ende der Bar.

»Wahrscheinlich, weil du sie anstarrst«, antwortete Sharon und blickte auf ihre Armbanduhr. »Nur noch fünfzehn Minuten.«

»Nein, mal ehrlich, Leute«, Denise drehte sich zu ihnen um. »Das ist kein Verfolgungswahn, sie starrt uns an.«

»Dann geh doch zu ihr rüber und frag sie, ob sie mit dir rausgeht, um die Sache zu regeln«, scherzte Holly, und Sharon kicherte.

»Achtung, sie tanzt an«, trällerte Denise und drehte sich weg.

Holly blickte auf und sah eine dünne blonde Frau mit Riesensilikonbrüsten auf sie zukommen. »Hol schon mal den Schlagring raus, die sieht ziemlich gefährlich aus«, neckte Holly, und diesmal wäre Sharon vor Lachen fast erstickt, weil sie gerade einen Schluck von ihrem Wasser trank.

»Hallo!«, quietschte die Frau.

»Hallo«, antwortete Sharon und bemühte sich, ein ernstes Gesicht zu machen.

»Ich wollte nicht unhöflich sein, aber ich musste einfach rüberkommen und nachsehen, ob Sie es wirklich sind!«

»Doch, ich bin es tatsächlich«, erwiderte Sharon ironisch. »Höchstpersönlich.«

»Oh, ich wusste es!«, quietschte die junge Frau wieder und hüpfte vor Aufregung auf und ab. Erwartungsgemäß bewegte sich ihr Busen nicht entsprechend. »Meine Freundinnen meinten dauernd, ich würde mich irren, aber ich wusste einfach, dass Sie es sind. Da drüben stehen sie übrigens, meine Freundinnen«, erklärte sie und zeigte zur Bar, wo die anderen vier lächelten und winkten. »Ich heiße Cindy …«

Wieder erstickte Sharon beinahe an ihrem Wasser.

»… und ich bin ein großer Fan von Ihnen.« Vor lauter Aufregung schnappte ihr fast die Stimme über. »Ich liebe eure Sendung, ich hab sie mir bestimmt schon zwanzigmal angesehen. Sie spielen die Prinzessin Holly, nicht wahr?«, fragte sie und deutete mit einem manikürten Fingernagel auf Holly.

Holly machte den Mund auf, um zu antworten, aber Cindy plapperte unbeirrt weiter.

»Und Sie ihre Kammerzofe!« Sie zeigte auf Denise. »Und Sie« – jetzt war Sharon an der Reihe – »Sie waren die Freundin der australischen Rocksängerin.«

Die Freundinnen warfen einander besorgte Blicke zu, während Cindy einen Stuhl heranzog und sich ungefragt an ihrem Tisch niederließ.

»Wissen Sie, ich bin selbst Schauspielerin …«

Denise verdrehte die Augen.

»... und ich würde furchtbar gern auch mal bei so einer Sendung mitmachen. Wann startet denn Ihr nächstes Projekt?«

Holly machte wieder den Mund auf, um zu erklären, dass sie keine Schauspielerinnen waren, aber Denise kam ihr zuvor.

»Oh, wir stehen noch in Verhandlungen«, log sie munter.

»Fantastisch!« Cindy klatschte vor Begeisterung in die Hände. »Worum geht es?«

»Im Moment können wir noch keine näheren Auskünfte darüber geben, aber wir müssen zum Dreh auf jeden Fall nach Hollywood.«

Cindy sah aus, als drohe ihr eine Herzattacke. »O mein Gott! Wer ist denn Ihr Agent?«

»Frankie«, mischte sich jetzt auch Sharon ein. »Frankie goes mit uns allen to Hollywood.«

Holly prustete los.

»Achten Sie nicht auf Prinzessin Holly, Cindy, sie ist vor Flugreisen immer so aufgeregt«, winkte Denise ab.

»Kein Wunder!« Cindy warf einen Blick auf Denises Bordkarte, die auf dem Tisch lag, und brach nun endgültig fast zusammen. »Nein, Sie fliegen doch nicht etwa auch nach Lanzarote?!«

Sofort packte Denise die Bordkarte und stopfte sie in ihre Handtasche – als könnte das jetzt noch etwas ändern.

»Da wollen ich und meine Freundinnen auch hin. Die da drüben.« Wieder drehte sie sich zu ihnen um, winkte ihnen zu, und sie winkten zurück. »Wir wohnen in einem Hotel namens Costa Palma Palace. Und Sie?«

Holly schluckte. »Ich erinnere mich gar nicht mehr an den Namen, ihr vielleicht?« Mit weit aufgerissenen Augen starrte sie Sharon und Denise an.

Auch die beiden schüttelten heftig die Köpfe.

»Na, macht ja nichts«, meinte Cindy und zuckte fröhlich die Achseln. »Bei der Landung sehen wir uns bestimmt. Aber jetzt geh ich mal lieber an Bord, sonst fliegt das Flugzeug noch ohne mich ab!« Inzwischen starrten die Leute von den Nachbartischen unverhohlen zu ihnen herüber, aber Cindy achtete nicht darauf, umarmte die

Freundinnen eine nach der anderen und stolzierte dann zu ihrer Gruppe zurück.

»Sieht aus, als müssten wir die Schlagringe doch noch auspacken«, meinte Holly unglücklich.

»Ach was«, munterte Sharon sie auf. »Wir ignorieren sie einfach.«

Sie standen auf und gingen zum Gate hinüber. Beim Einsteigen hechtete Holly sofort auf den Sitz am Fenster, und Sharon ließ sich rasch neben ihr nieder. Denise fiel das Gesicht herunter, als sie merkte, wen sie als Nachbarin haben würde.

»O, das ist ja fabelhaft! Wir sitzen nebeneinander!«, quietschte Cindy.

Denise warf Sharon und Holly einen bösen Blick zu und ließ sich resigniert neben Cindy auf ihren Platz plumpsen.

»Siehst du? Ich hab dir doch gesagt, du findest bestimmt eine Freundin zum Spielen«, kicherte Sharon, und auch Holly konnte nicht länger an sich halten.

Einundzwanzig

Vier Stunden später setzte die Maschine unter allgemeinem Beifall auf dem Flugplatz von Lanzarote auf. Kaum jemand war so erleichtert darüber wie Denise.

»Ich habe mordsmäßiges Kopfweh«, beklagte sie sich bei ihren Freundinnen, während sie sich auf den Weg zur Gepäckabholung machten. »Diese Frau kaut einem echt das Ohr ab.« Sie massierte sich die Schläfen und schloss die Augen.

In diesem Moment kamen Cindy und ihre Truppe auf sie zu. Sharon und Holly ließen Denise stehen und suchten schnell einen günstigen Platz, wo einem die Leute, die sich direkt neben dem Rollband aufgestellt hatten, nicht die Sicht versperrten. Es dauerte eine halbe Stunde, bis das Band sich überhaupt in Bewegung setzte; nach einer weiteren halben Stunde hatten die meisten Passagiere sich bereits auf den Weg nach draußen zu den Bussen gemacht, aber die drei Freundinnen warteten immer noch auf ihre Sachen.

»Ihr seid echt fies«, schimpfte Denise, die mit ihrem Koffer auf Sharon und Holly zukam. »Aber dafür sind eure Sachen auch noch nicht da.«

»Doch, doch, es ist nur so entspannend, den paar Taschen hier zuzuschauen, wie sie Karussell fahren. Warum setzt du dich nicht schon mal in den Bus? Wir bleiben noch ein Weilchen hier und genießen es«, erwiderte Sharon sarkastisch.

»Hoffentlich haben sie deinen Koffer unterwegs verloren«, fauchte Denise. »Oder noch besser, hoffentlich ist er aufgegangen, und deine ganzen Unterhosen und BHs fliegen auf dem Band rum, sodass jeder sie besichtigen kann.«

Holly sah Denise amüsiert an: »Geht es dir jetzt besser?«

»Erst wenn ich eine Zigarette kriege«, antwortete Denise, aber immerhin grinste sie wieder.

»Oh, da ist ja mein Koffer!«, rief Sharon erfreut und hievte ihn so schwungvoll vom Band, dass sie das gute Stück gegen Hollys Schienbeine donnerte.

»Au!«

»Entschuldige, aber ich musste meine Klamotten retten.«

»Wenn sie meine verloren haben, verklage ich die Fluggesellschaft«, verkündete Holly wütend. Inzwischen waren alle Passagiere weg, und sie waren die Einzigen, die noch warteten. »Warum kommen meine Sachen immer als Letztes?«, fragte Holly.

»Murphys Gesetz«, erklärte Sharon. »Ah, da ist er ja!«, rief sie dann, packte den Koffer und knallte ihn erneut gegen Hollys bereits ziemlich ramponierte Schienbeine.

»Au! Mann!«, brüllte Holly und rieb sich die Beine. »Könntest du die Dinger nicht zur Abwechslung mal andersrum runterholen?«

»Entschuldige, tut mir Leid«, sagte Sharon. »Ich kann's nur in eine Richtung.«

Nun machten sie sich endlich auf den Weg, um ihren Reiseleiter zu suchen.

»Hör auf, Gary! Finger weg!«, hörten sie eine Frauenstimme, als sie um die Ecke bogen. Eine junge Frau in der Uniform des Reiseveranstalters wurde gerade von einem jungen Mann, ebenfalls in Uniform, abgeknutscht. Als die drei Freundinnen näher kamen, richtete sie sich auf.

»Kennedy, McCarthy und Hennessey?«, erkundigte sie sich mit einem fetten Londoner Akzent.

Die drei nickten.

»Hallo, ich bin Victoria und werde mich die nächste Woche um Sie kümmern«, verkündete die junge Frau lächelnd. »Folgen Sie mir, ich zeige Ihnen Ihren Bus.« Sie zwinkerte Gary noch einmal zu und eilte nach draußen.

Es war zwei Uhr früh, aber sie wurden von einer warmen Brise begrüßt, als sie ins Freie traten. Holly lächelte ihre beiden Freundinnen an, die es ebenfalls spürten – jetzt hatte der Urlaub richtig begonnen. Als sie in den Bus stiegen, klatschten alle Beifall, und Holly fluchte innerlich, denn sie hatte keine Lust, sich mit jedem zu verbrüdern, der zufällig das gleiche Urlaubsziel hatte wie sie.

»Juhu!«, jodelte Cindy zu ihnen herüber, stand von ihrem Platz auf und winkte ihnen aufgeregt zu. »Ich hab hier drei Plätze frei gehalten!«

Denise seufzte laut an Hollys Schulter, aber sie mussten wohl oder übel nach hinten durchgehen. Holly hatte Glück, denn sie saß am Fenster und konnte die anderen ignorieren. Hoffentlich begriff Cindy irgendwann, dass sie in Ruhe gelassen werden wollten. Sie hatte eigentlich schon genug Winke mit dem Zaunpfahl bekommen.

Eine Dreiviertelstunde später trafen sie am Costa Palma Palace ein, und Holly spürte wieder das Kribbeln im Magen. Die lange Auffahrt zum Hotel war von Palmen gesäumt. Vor dem Haupteingang gab es einen blau angestrahlten Brunnen. Die drei Freundinnen bekamen eine Studio-Suite, die aus einem Schlafzimmer mit Doppelbett, einer kleinen Küche und einem Wohnbereich mit ausziehbarer Couch bestand, dazu natürlich Badezimmer und Balkon. Holly trat gleich hinaus und blickte aufs Meer. Zwar sah man im Dunkeln nicht viel, aber sie hörte das Wasser leise an den Strand plätschern. Sie schloss die Augen und lauschte.

»Zigarette, Zigarette, ich brauch dringend eine Zigarette!« Denise stellte sich neben sie, riss ein Päckchen auf und inhalierte tief. »Ah! Jetzt geht's mir schon besser, ich hab nicht mehr das Bedürfnis, einen Mord zu begehen.«

Holly lachte; sie freute sich darauf, die nächste Woche mit ihren Freundinnen zu verbringen.

»Holly, hast du was dagegen, wenn ich auf dem Ausziehsofa

schlafe?«, rief Sharon von drinnen. »Ich wache morgens ungern neben jemandem auf, der nach Rauch stinkt.«

»Danke!«, gab Denise fröhlich zurück.

Um neun am nächsten Morgen regte Sharon sich als Erste, und kurz darauf flüsterte sie Holly zu, dass sie zum Pool gehen und ihnen ein paar Liegen reservieren wollte. Zehn Minuten später kam sie zurück. »Die Deutschen haben sämtliche Liegen okkupiert«, beschwerte sie sich. »Ich bin unten am Strand, wenn ihr mich sucht.« Schlaftrunken murmelte Holly eine Antwort und drehte sich noch einmal um. Gegen zehn schubste Denise sie so heftig, dass sie endgültig aufwachte. Sie beschlossen aufzustehen und zu Sharon an den Strand zu gehen.

Der Sand war so heiß, dass man sich fast die Fußsohlen verbrannte. So stolz Holly in Irland auf ihre Bräune gewesen war – hier konnte jeder sehen, dass sie gerade erst angekommen waren. Sie waren die Bleichsten weit und breit. Unter einem Sonnenschirm entdeckten sie Sharon, die gemütlich im Schatten saß und ihr Buch las.

»Ist es nicht wunderschön hier?« Denise sah sich lächelnd um.

Sharon blickte von ihrer Lektüre auf und lächelte zurück. »Wie im Paradies.«

Holly sah sich um, ob Gerry vielleicht in dieses Paradies gekommen war. Aber nein, er war nirgends zu sehen. Dafür wimmelte es überall von Pärchen – Pärchen, die sich gegenseitig den Rücken einrieben, Pärchen, die Hand in Hand am Strand entlangschlenderten, Pärchen, die Strandtennis spielten, Pärchen, die sich beim Sonnen aneinander kuschelten. Aber Holly hatte keine Zeit für Depressionen, denn Denise hatte ihr Strandkleid ausgezogen und hüpfte in nichts als einem knappen Stringtanga mit Leopardenmuster auf dem heißen Sand herum.

»Wäre eine von euch so nett, mich einzucremen?«

Sharon legte ihr Buch zur Seite und starrte sie über den Rand ihrer Lesebrille hinweg an. »Gern, vorausgesetzt, du kümmerst dich selbst um Po und Titten.«

»Dann such ich mir eben jemand anderes«, meinte Denise lachend, setzte sich aber gemütlich aufs Fußende von Sharons Liege. »Weißt du was, Sharon?«

»Was denn?«

»Du wirst richtig braun, wenn du deinen Wickelrock anbehältst.«

Sharon sah an sich hinunter und zerrte den Rock ein Stückchen weiter über die Beine. »Ich werde nie braun. Ich bin gesegnet mit einer dezenten irischen Blässe, Denise, wusstest du nicht, dass das jetzt Mode ist?«

Holly und Denise lachten. Sosehr sich Sharon auch schon bemüht hatte, braun zu werden – sie bekam höchstens einen Sonnenbrand und schälte sich dann. Irgendwann hatte sie es aufgegeben und die Tatsache akzeptiert, dass sie eben blass blieb.

»Außerdem bin ich in letzter Zeit so fett geworden, dass ich lieber was anlasse, um die Leute nicht in den Herzinfarkt zu treiben.«

Holly sah ihre Freundin an. Sie mochte es nicht, wenn Sharon so abschätzig über sich sprach. Gut, sie hatte ein bisschen zugelegt, aber fett konnte man sie ganz bestimmt nicht nennen.

»Dann könntest du ja rauf an den Pool gehen und die Deutschen verjagen«, scherzte Denise.

Den Rest des Tages verbrachten sie am Strand und kühlten sich gelegentlich im Meer ein wenig ab. Mittags aßen sie etwas an der Strandbar, und insgesamt war alles so faul und entspannt, wie sie es sich vorgenommen hatten. Holly spürte, wie Stress und Anspannung allmählich aus ihren Muskeln wichen, und ein paar Stunden später fühlte sie sich wie befreit.

Am Abend vermieden sie erfolgreich Cindys Barbie-Brigade und genossen das Abendessen in einem der vielen netten Restaurants an der belebten Straße ganz in der Nähe ihres Feriendomizils.

»Ich glaub's einfach nicht. Es ist erst zehn und wir sind schon auf dem Heimweg«, sagte Denise, während sie die Augen sehnsüchtig über diverse Lokale schweifen ließ.

Straßencafés, Bars und Straßen waren voller Menschen, Musik

drang aus fast jedem Gebäude. Holly konnte fast spüren, wie der Boden unter ihren Füßen vibrierte. Gelächter und Gläserklirren aus allen Richtungen. Neonschilder, die blinkten und blitzten und sich gegenseitig auszustechen versuchten. Sonnengebräunte junge Menschen saßen in Gruppen um die Tische im Freien, schlenderten selbstbewusst durch die Straßen; überall roch es nach Sonnencreme. Auf einmal fühlte Holly sich richtig alt.

»Wir könnten schon auf ein paar Drinks in eine Bar gehen«, meinte sie, während sie sich etwas unsicher die jungen Leute anschauten, die ausgelassen auf der Straße tanzten.

Denise blieb stehen und betrachtete prüfend die Bars.

»Na, schöne Frau?« Schon war ein sehr attraktiver junger Mann vor ihr stehen geblieben und ließ lächelnd seine Zähne blitzen. Er sprach mit britischem Akzent. »Wie wär's mit einem Cocktail?«

Denise schaute ihn an. Sharon und Holly tauschten viel sagende Blicke. Doch Denise richtete sich auf und sagte: »Nein danke, ich habe einen Freund«, verkündete sie erhobenen Hauptes. »Kommt, Leute!«, rief sie Holly und Sharon zu und spazierte weiter in Richtung Hotel.

Verblüfft standen die beiden auf der Straße. Nicht zu fassen! Sie mussten rennen, um Denise einzuholen.

»Was glotzt ihr denn so?«, grinste sie.

»Wir staunen über dich«, antwortete Sharon wahrheitsgemäß. »Was ist aus unserer männermordenden Freundin geworden?«

»Na ja«, meinte Denise, streckte die Hände in die Luft und lächelte. »Ich hab mir gedacht, vielleicht ist es ja doch nicht so toll, ewig Single zu bleiben.«

Holly senkte die Augen und kickte einen Stein vor sich her. Sie war der gleichen Meinung.

»Freut mich für dich, Denise«, meinte Sharon, schlang ihr den Arm um die Taille und drückte sie an sich.

Eine Weile schwiegen sie; Holly lauschte der immer leiser werdenden Musik, bis schließlich nur noch das Pulsieren der Bässe zu hören war.

»Auf der Straße da unten kam ich mir eben unglaublich alt vor!«, sagte Sharon auf einmal.

»Ich auch!« Denise machte große Augen. »Seit wann dürfen denn solche Kids überhaupt so spät alleine rumlaufen?«

Sharon lachte. »Die anderen werden nicht jünger, Denise, wir werden älter.«

Diese Möglichkeit musste Denise sich erst eine Weile durch den Kopf gehen lassen. »Na ja, aber wir sind ja wirklich noch nicht alt. Wenn wir Lust haben, können wir immer noch die Nächte durchmachen, wir sind einfach nur … wir sind einfach nur ein bisschen müde. O Gott, ich klinge ja tatsächlich wie eine alte Oma.« Denise plapperte noch eine Weile vor sich hin, aber Sharon hörte ihr nicht mehr richtig zu, weil sie damit beschäftigt war, Holly zu beobachten, die mit gesenktem Kopf dahintrottete und immer noch den Stein vor sich herkickte.

»Holly, ist alles in Ordnung?«, erkundigte sie sich besorgt.

»Ich hab nur nachgedacht«, antwortete Holly leise, ohne den Kopf zu heben.

»Worüber denn?«, fragte Sharon behutsam.

Ruckartig hob Holly den Kopf. »Über Gerry.« Jetzt sah sie ihre Freundinnen an. »Ich habe an Gerry gedacht.«

»Komm, wir gehen ein bisschen an den Strand«, schlug Denise vor. Sie schlüpften aus den Schuhen und ließen ihre Füße im kühlen Sand versinken.

Der Himmel war klar und schwarz, und eine Million kleiner Sterne funkelten; es war, als hätte jemand Glitzersteinchen in den Himmel geworfen, die sich in einem großen schwarzen Netz verfangen hatten. Der Vollmond hing niedrig über dem Horizont, und in seinem Licht konnte man erkennen, wo Himmel und Meer zusammentrafen. Die Freundinnen setzten sich ans Ufer. In sanftem Rhythmus schwappten die Wellen an den Strand. Die Luft war warm, aber eine kühle Brise wehte Holly durch die Haare. Sie schloss die Augen und holte tief Atem.

»Dafür hat er dich hierher geschickt, weißt du«, sagte Sharon, als sie sah, wie ihre Freundin sich entspannte. Holly ließ die Augen geschlossen und lächelte.

»Du sprichst nie von ihm, Holly«, stellte Denise leise fest, während sie mit dem Finger Muster in den Sand malte.

Langsam öffnete Holly die Augen. Ihre Stimme klang warm und weich. »Ich weiß.«

Denise blickte auf. »Warum?«

Holly schwieg eine Weile und schaute hinaus aufs nachtschwarze Meer. »Ich weiß nicht, wie ich von ihm sprechen soll.« Wieder hielt sie inne. »Ich weiß nicht, ob ich sagen soll ›Gerry war‹ oder ›Gerry ist‹. Ich weiß nicht, ob ich froh oder traurig sein soll, wenn ich von ihm erzähle. Wenn ich fröhlich von ihm erzähle, habe ich Angst, dass man mich schief anguckt, weil ich mir gefälligst die Augen auszuweinen habe. Und wenn ich traurig bin, ist das vielen Leuten furchtbar unangenehm.« Nach einer Pause fuhr sie fort: »Ich kann nicht einfach so über ihn lästern wie früher, weil sich das falsch anfühlt. Ich kann nicht über die Dinge sprechen, die er nur mir gesagt hat, weil ich seine Geheimnisse nicht verraten will. Ich weiß einfach nicht, wie ich mich im Gespräch an ihn erinnern soll, obwohl das nicht bedeutet, dass ich nicht hier oben ständig an ihn denke.« Sie klopfte sich an die Stirn.

Die drei jungen Frauen kauerten eng nebeneinander im Sand.

»John und ich reden dauernd von ihm«, sagte Sharon und sah Holly mit feucht glänzenden Augen an. »Darüber, wie er uns immer so zum Lachen gebracht hat.« Schon beim Gedanken daran mussten sie lachen. »Manchmal lassen wir auch unsere Streitereien Revue passieren. Wir erinnern uns gegenseitig an Dinge, die wir an ihm geliebt haben, aber auch an solche, die uns echt auf die Nerven gegangen sind.« Holly zog die Augenbrauen hoch. »Wir erinnern uns an alles«, fuhr Sharon fort, »und daran ist überhaupt nichts auszusetzen, finde ich.«

Sie schwiegen lange.

Schließlich sagte Denise mit zitternder Stimme: »Ich wünschte, Tom hätte Gerry gekannt.«

Holly blickte sie überrascht an.

»Gerry war auch mein Freund.« Tränen stiegen ihr in die Augen. »Und jetzt kennen Tom und Daniel ihn nicht mal. Deshalb erzähle ich ihnen auch dauernd irgendwelche Geschichten über Gerry, damit sie wissen, dass ich vor nicht allzu langer Zeit mit einem der nettesten Menschen der Welt befreundet war, und dass ich finde, jeder hätte ihn kennen sollen.« Sie biss sich auf die Unterlippe.

Eine Träne rollte über Hollys Wange, und sie streckte die Arme aus, um Denise an sich zu drücken. »Dann erzählen wir ihnen einfach weiter von ihm, ja, Denise?«

Sie machten sich nicht die Mühe, am nächsten Morgen bei dem Welcome-Drink anzutanzen, denn sie hatten alle keine Lust, irgendwelche Ausflüge zu machen oder an albernen Sportwettkämpfen teilzunehmen. Stattdessen standen sie früh auf und beteiligten sich am Liegenwettbewerb, bei dem man versuchte, sein Handtuch auf eine Liege zu werfen und sie für den Tag zu reservieren. Leider waren sie immer noch zu spät dran. (»Schlafen diese blöden Deutschen eigentlich überhaupt nie?«, schimpfte Sharon.) Nachdem Sharon schließlich unbeobachtet ein paar Handtücher entfernt hatte, schafften sie es, drei Liegen nebeneinander zu ergattern.

Gerade als Holly dabei war einzudösen, hörte sie durchdringende Schreie. Leute rannten aufgeregt an ihr vorbei. Aus irgendeinem Grund schien Gary – der Reiseleiter, den sie gleich bei ihrer Ankunft gesehen hatten – es unglaublich lustig zu finden, sich als Frau verkleidet von Victoria um den Swimmingpool jagen zu lassen. Die anderen Gäste feuerten ihn an, aber die drei Freundinnen verdrehten nur entnervt die Augen. Schließlich bekam Victoria Gary zu fassen, und sie platschten beide ins Wasser.

Frenetischer Beifall brandete auf.

Ein paar Minuten später, als Holly gerade ein paar ruhige Bahnen im Pool zog, verkündete eine Frau durchs Mikrofon, dass in fünf Minuten das Aqua-Aerobic anfangen würde. Unterstützt von der Barbie-Brigade rannten Victoria und Gary zwischen den Sonnenliegen herum und versuchten die Urlauber zum Mitmachen zu animieren. Holly wurde von der Übermacht der heranjagenden Flusspferdmeute aus dem Wasser vertrieben und verbrachte eine unglaublich öde halbe Stunde auf der Liege, während ein Kursleiter penetrant seine Anweisungen ins Mikro blökte. Als es endlich überstanden war, wurde ein Wasserballspiel angekündigt. Die drei Freundinnen suchten das Weite und machten sich auf den Weg zum Strand, um ein bisschen Ruhe zu haben.

»Hörst du eigentlich manchmal was von Gerrys Eltern, Holly?«, erkundigte sich Sharon, während sie mit ihren Luftmatratzen auf dem Meer herumschaukelten.

»Ja, sie schicken mir alle paar Wochen eine Postkarte, auf der steht, wo sie sind und wie es ihnen geht.«

»Sind sie immer noch auf Kreuzfahrt?«

»Ja.«

»Fehlen sie dir?«

»Eigentlich nicht. Ehrlich gesagt habe ich nicht das Gefühl, noch zu ihnen zu gehören. Ihr Sohn ist nicht mehr da, es gibt keine Enkelkinder, da ist nicht mehr viel, was uns verbindet.«

»Das ist doch Quatsch, Holly. Du warst mit ihrem Sohn verheiratet, du bist ihre Schwiegertochter.«

Holly registrierte deutlich die Vergangenheitsform.

»Ach, ich weiß nicht«, seufzte sie. »Sie fanden es ja schon schrecklich, dass Gerry und ich ›in Sünde‹ zusammengelebt haben. Erst konnten sie es gar nicht abwarten, dass wir endlich heiraten, aber dann wurde alles nur noch schlimmer. Sie haben zum Beispiel nie verstanden, dass ich meinen Namen behalten habe.«

»Ja, daran erinnere ich mich noch«, lachte Sharon. »Bei der Hochzeit hat Gerrys Mutter mir ständig damit in den Ohren gelegen. Sie meinte, es sei die Pflicht einer Frau, ihren Namen zu ändern, als Zeichen ihres Respekts vor ihrem Ehemann. Unglaublich!«

Holly lachte.

»Hallo, Leute!« Denise kam angeschwommen, ebenfalls auf einer Luftmatratze.

»Hallo, wo warst du denn?«, fragte Holly.

»Ach, ich hab mich nur ein bisschen mit einem Typen aus Miami unterhalten. Echt netter Kerl.«

»Miami? Da war Daniel in Urlaub«, bemerkte Holly leichthin und bewegte leicht die Finger durch das klare blaue Wasser.

»Hmm«, machte Sharon. »Auch ein netter Kerl, dieser Daniel, findest du nicht?«

»Ja, er ist wirklich nett«, stimmte Holly zu. »Man kann sich gut mit ihm unterhalten.«

»Tom hat mir erzählt, dass er es in letzter Zeit ganz schön schwer gehabt hat«, sagte Denise und drehte sich auf den Rücken.

Sharon sah auf. »Warum das denn?«

»Ach, er war mit dieser Frau verlobt, und dann stellte sich heraus, dass sie ihn mit einem anderen betrügt. Deshalb ist er nach Dublin gezogen und hat den Pub gekauft. Um von ihr wegzukommen.«

»Das ist ja schrecklich«, sagte Holly traurig.

»Wo hat er denn vorher gewohnt?«, fragte Sharon.

»In Galway. Da hatte er auch schon eine Kneipe«, erklärte Holly.

»Ach«, meinte Sharon überrascht, »aber er hat überhaupt keinen Galway-Akzent.«

»Nein, er ist in Dublin aufgewachsen und dann nach Galway gezogen«, berichtete Holly.

»Du weißt ja eine ganze Menge über ihn, was?«, neckte Sharon.

»Gott, ich vermisse Tom«, wechselte Denise abrupt das Thema. Sie klang richtig traurig.

»Hast du das dem Typen aus Miami auch erzählt?«, fragte Sharon lachend.

»Nein, mit dem hab ich nur so gequatscht«, verteidigte sich Denise. »Ehrlich gesagt interessiert mich kein anderer Mann mehr so richtig. Schon komisch – andere Männer fallen mir einfach nicht mehr auf. Wenn man bedenkt, dass wir momentan von Hunderten halb nackter Typen umgeben sind, ist das ein ziemlicher Hammer, oder?«

»Ich glaube, das nennt man Liebe, Denise«, sagte Sharon und grinste ihre Freundin an.

»Na ja, wie auch immer man es nennt, es ist mir jedenfalls noch nie passiert.«

»Ein schönes Gefühl, oder?«, bemerkte Holly, mehr zu sich selbst als zu den anderen.

Eine Weile lagen sie schweigend auf ihren Luftmatratzen, jede in ihre eigenen Gedanken versunken, und ließen sich von den sanften Wellen schaukeln.

»Ach du Hölle!«, schrie Denise so plötzlich, dass die beiden anderen vor Schreck in die Höhe fuhren. »Seht doch mal, wie weit wir draußen sind!«

Sofort setzte Holly sich auf. Sie waren so weit vom Strand abgetrieben, dass die Leute dort aussahen wie Ameisen.

»Ach du Scheiße!«, rief Sharon, offensichtlich in Panik. Und wenn Sharon in Panik geriet, waren sie wirklich in Schwierigkeiten, das wusste Holly.

»Los, wir schwimmen zurück, schnell!«, rief Denise. Sie legten sich auf den Bauch und paddelten mit aller Macht los, aber nach ein paar Minuten harter Arbeit gaben sie atemlos auf und stellten voller Entsetzen fest, dass sie nur noch weiter ins offene Meer getrieben waren.

Es war sinnlos, der Sog war zu stark.

Zweiundzwanzig

»Hilfe!«, brüllte Denise aus vollem Hals und fuchtelte wild mit den Armen.

»Ich glaube nicht, dass man uns hier hören kann«, sagte Holly voller Angst.

»Wie konnten wir nur so blöd sein?«, schimpfte Sharon und schloss eine Tirade über die Gefahren von Luftmatratzen auf dem offenen Meer an.

»Bitte sagt mir, das es hier keine Haie gibt«, wimmerte Denise.

»O Denise, bitte!«, fuhr Sharon sie an. »Das ist das Letzte, woran wir jetzt denken dürfen.«

Holly spähte ins Wasser. Das vorhin noch so klare blaue Wasser sah jetzt fast schwarz aus. Kurz entschlossen sprang sie von der Luftmatratze, um zu prüfen, wie tief es hier war. Aber sie kam nicht auf den Grund. Ihr Herz begann zu pochen.

Sharon und Holly versuchten noch einmal zu schwimmen, allerdings zogen sie diesmal die Luftmatratze hinter sich her. Denise stieß weiterhin schrille Hilferufe aus.

»Verdammt, Denise«, keuchte Sharon. »Auf dein Gekreische reagiert höchstens ein Delphin.«

»Und ihr könnt die Schwimmerei auch sein lassen. Ihr rudert jetzt schon ein paar Minuten hier rum und seid immer noch direkt neben mir.«

Holly legte eine Pause ein, blickte prüfend um sich und versuchte, die Tränen zurückzuhalten. »Sharon, ich glaube, es bringt tatsächlich nichts.«

Auch Sharon gab auf. Sie konnten nichts tun, und das machte die Panik noch schlimmer. Allmählich wurde es auch noch kühl.

Holly wusste nicht, ob sie lachen oder weinen sollte, aber dann mischte sich beides in ihr und erzeugte ein höchst ungewöhnliches Geräusch. Schlagartig hörten Sharon und Denise zu weinen auf und starrten sie verwundert an.

»Na ja, ein Gutes hat die ganze Sache wenigstens«, lach-weinte Holly. »Wir wollten doch immer schon mal nach Afrika.«

Die beiden anderen blickten aufs Meer hinaus. »Und das noch mit einem spottbilligen Transportmittel«, stimmte Sharon ein. »Ich würde sagen, wir stecken echt in der Scheiße«, kicherte sie.

Eine Weile lachten und weinten sie durcheinander, bis auf einmal das Geräusch eines Motorboots an ihre Ohren drang. Sofort setzte Denise sich auf und winkte. Holly und Sharon lachten noch mehr, als sie sahen, wie Denise mit hüpfenden Brüsten in ihrem Leopardentanga in der Luft herumfuchtelte, während sich das Rettungsboot langsam näherte.

»Es ist genauso, als hätten wir mal wieder ordentlich gefeiert«, kicherte Sharon, als Denise von einem muskulösen jungen Mann aufs Boot gehievt wurde.

»Ich glaube, die stehen unter Schock«, meinte der eine Rettungsschwimmer zum anderen, während sie die beiden anderen ziemlich hysterischen jungen Frauen an Bord schafften.

Als sie ans Ufer kamen, sahen sie eine große Menschenmenge. Die drei Freundinnen tauschten schnelle Blicke und fingen wieder an zu lachen. Nacheinander wurden sie unter dem Beifall der Menge aus dem Boot gehoben; Denise stellte sich sogar vor die Zuschauer und knickste.

»Jetzt klatschen sie, aber wo waren sie, als wir sie gebraucht hätten?«, brummte Sharon.

»Verräter«, kicherte Holly.

»Da sind sie!«, vernahmen sie ein nur allzu bekanntes Quietschen, und dann sahen sie, wie sich Cindy und ihre Barbie-Brigade durch die Menge drängten. »O mein Gott! Alles in Ordnung mit euch?«, quietschte sie. »Ich hab die ganze Sache mit dem Fernglas verfolgt und das Rettungsboot alarmiert. Alles in Ordnung?«, wiederholte sie und sah aufgeregt von einer zur anderen.

»Ach, uns geht's gut«, antwortete Sharon ernst. »Wir hatten Glück, nur die Luftmatratzen hatten leider keine reelle Chance.« Alles lachte schallend, dann wurden die drei zum Arzt gebracht, der sich vergewisserte, dass sie mit dem Schrecken davongekommen waren.

Gegen Abend wurde den drei Freundinnen die Gefahr, in der sie geschwebt hatten, erst richtig bewusst, und die Stimmung veränderte sich schlagartig. Schweigend saßen sie beim Essen, dachten daran, was alles hätte passieren können, und machten sich Vorwürfe, dass sie so leichtsinnig gewesen waren. Sie hatten wirklich Glück gehabt, dass Cindy sie beobachtet hatte, und bekamen ihr gegenüber doch ein bisschen ein schlechtes Gewissen.

Holly fragte sich, warum sie da draußen so komisch reagiert hatte. Als ihr klar geworden war, dass sie vielleicht bald bei Gerry sein würde, hatte sie fast so etwas wie freudige Erwartung gespürt. Jetzt machte es ihr doch ziemlich zu schaffen, dass es sie nicht weiter kümmerte, ob sie lebte oder starb.

»Hey, Holly«, flüsterte Sharon in ihre Grübelei. »Freust du dich auf morgen?«

»Was meinst du damit?«, fragte Holly.

»Es ist Zeit für den nächsten Brief!«, antwortete Sharon, überrascht, dass Holly sich nicht sofort daran erinnert hatte. »Sag bloß nicht, dass du das vergessen hast.«

In einer Stunde durfte sie Gerrys sechsten Brief öffnen. Natürlich hatte sie das nicht vergessen!

Am nächsten Morgen wachte Holly davon auf, dass Sharon sich in der Toilette übergab. Schnell ging sie zu ihr, rieb ihr sanft den Rükken und hielt ihr die Haare aus dem Gesicht.

»Alles in Ordnung?«, fragte sie besorgt, als es vorbei zu sein schien.

»Ja, das sind bloß diese doofen Träume, die ich die ganze Nacht gehabt habe. Ich hab geträumt, ich wäre auf einem Boot und auf einer Luftmatratze und lauter solche Sachen. Ich glaube, ich war seekrank.«

»Ich hab auch lauter solche Sachen geträumt. Das war ziemlich gruslig gestern, stimmt's?«

Sharon nickte. »Ich werde mich nie wieder auf eine Luftmatratze legen«, schwor sie mit einem matten Lächeln.

In diesem Moment erschien Denise in der Tür, schon im Bikini, und die Freundinnen zogen los zum Pool.

Holly konnte kaum glauben, dass sie gestern schon vor Mitternacht eingeschlafen war. Eigentlich hatte sie sich leise aus dem Bett schleichen wollen, ohne die anderen zu wecken, und dann in Ruhe auf dem Balkon den Brief lesen. Sie sagte den beiden anderen, dass sie eine Weile allein sein wollte, und sie nickten ihr aufmunternd zu, weil sie ja wussten, was Holly vorhatte.

Sie suchte sich ein stilles Plätzchen am Strand, weit weg von dem aufgeregten Geschrei der Kinder und den Kofferradios, und machte es sich auf ihrem Strandlaken bequem. Die Wellen schlugen an den Strand, Möwen kreischten am klaren blauen Himmel, schossen herunter und tauchten in das kühle, kristallklare Wasser, um sich ihr Frühstück zu schnappen. Schon jetzt am Vormittag schien die Sonne sehr warm.

Vorsichtig, als wäre er zerbrechlich, holte Holly den Brief aus ihrer Tasche und strich mit den Fingern über das ordentlich geschriebene Wort »August«. Sie nahm die Geräusche und Gerüche der Welt um sie herum in sich auf, löste vorsichtig die Umschlagklappe und las Gerrys sechste Botschaft.

Hi, Holly,
ich hoffe, Du hast einen wunderschönen Urlaub. Du siehst übrigens toll aus in Deinem Bikini. Hoffentlich habe ich den

richtigen Ort ausgesucht – eigentlich wollten wir dort unsere Flitterwochen verbringen, erinnerst Du Dich? Ich bin froh, dass Du ihn jetzt endlich kennen lernst …
Wenn Du ganz ans Ende des Strands gehst, bei den Felsen gegenüber vom Hotel, und um die Ecke nach links schaust, müsstest Du angeblich einen Leuchtturm sehen. Man hat mir gesagt, dass sich dort die Delphine treffen. Das wissen aber nicht viele Leute. Ich weiß, dass Du Delphine liebst … sag ihnen viele Grüße von mir …
P.S. Ich liebe Dich, Holly.

Mit zitternden Händen steckte Holly die Karte wieder in den Umschlag zurück und verstaute ihn ordentlich in ihrer Tasche. Sie spürte Gerrys Augen auf sich ruhen, als sie ihr Strandlaken zusammenrollte. Ein Gefühl, als wäre er bei ihr. Rasch lief sie zum Ende des Strands und blieb an der Klippe stehen. Dann zog sie sich ihre Turnschuhe an und kletterte ein Stück, damit sie um die Ecke blicken konnte.

Und da war es, genau so, wie Gerry es beschrieben hatte.

Strahlend weiß stand der Leuchtturm hoch oben auf der Klippe, wie eine Fackel, die den Weg zum Himmel wies. Vorsichtig kletterte Holly weiter über die Felsen und arbeitete sich langsam durch die kleine Bucht. Jetzt war sie allein. Hier war keine Menschenseele. Und dann hörte sie Stimmen, die spielerischen Rufe der Delphine, die sich außer Sichtweite der Touristen ganz nahe an der Küste tummelten. Holly ließ sich in den Sand sinken, sah zu, wie sie spielten, und lauschte, wie sie miteinander sprachen.

Neben ihr saß Gerry.

Vielleicht hielt er sogar ihre Hand.

Für Holly war es eigentlich ganz in Ordnung, wieder nach Dublin zurückzukehren, denn sie fühlte sich entspannt und erholt und war schön braun geworden. Genau wie sie es sich vorgestellt hatte. Aber das hinderte sie durchaus nicht daran zu stöhnen, als der Flieger bei strömendem Regen in Dublin landete. Diesmal klatschten die Passagiere keinen Beifall, und der Flughafen schien auf einer anderen Welt zu sein als der, den sie letzte Woche verlassen hatten. Wieder bekam sie als Letzte ihr Gepäck zurück, und eine Stunde später trotteten sie und ihre Freundinnen trübselig hinaus zu John, der im Wagen auf sie wartete.

Als John Holly vor ihrer Haustür absetzte, umarmte sie ihre Freundinnen und betrat dann ihr stilles, leeres Haus. Die Luft war abgestanden, und sie lief sofort in die Küche und hinaus auf die Terrasse, um frische Luft hereinzulassen.

Aber als sie den Schlüssel in der Terrassentür umdrehen wollte, erstarrte sie.

Ihr gesamter hinterer Garten war neu angelegt worden!

Das Gras war gemäht, das Unkraut verschwunden, die Gartenmöbel waren sauber geschrubbt und glänzend lackiert. Auch auf der Gartenmauer schimmerte eine neue Farbschicht. Überall prangten frische Blumen, und in einer Ecke, direkt im Schatten der großen Eiche, stand eine hübsche Holzbank. Holly blickte um sich. Wem in aller Welt hatte sie das zu verdanken?

Dreiundzwanzig

In den Tagen nach ihrer Rückkehr aus Lanzarote hatten die Freundinnen alle drei das Bedürfnis, ein paar Tage getrennt voneinander zu verbringen. Nachdem sie einander eine ganze Woche auf der Pelle gesessen hatten, war das sicher ganz gesund. Holly blieb für sich. Ciara war praktisch unerreichbar, weil sie entweder in Daniels Club arbeitete oder mit Mathew zusammen war. Jack verbrachte die wertvollen letzten Ferienwochen in Cork bei Abbeys Eltern, und Declan war … nun, wo Declan sich herumtrieb, das wusste niemand so genau.

Jetzt, wo sie wieder hier war, ödete sie ihr Leben zwar nicht unbedingt an, aber sie war auch nicht gerade überglücklich. Alles schien so ziellos. Vorher hatte sie sich auf den Urlaub gefreut, jetzt hatte sie gar keinen richtigen Grund mehr, sich morgens aus dem Bett zu quälen. Nach der Woche in der Wärme von Lanzarote wirkte Dublin besonders nass und scheußlich.

An manchen Tagen stand sie einfach nicht auf, sondern sah fern und wartete … wartete auf den nächsten Monat und den nächsten Brief von Gerry und fragte sich, auf welche Reise er sie als Nächstes schicken würde. Sie wusste, dass ihre Freunde es nicht gut finden würden, dass sie sich nach den schönen Ferien so hängen ließ. Solange Gerry am Leben gewesen war, hatte Holly für ihn gelebt, und nun, wo er tot war, lebte sie für seine Briefe. Alles drehte sich um ihn. Sie hatte wirklich geglaubt, dass es der Sinn ihres Lebens war, Gerry begegnet zu sein und mit ihm zusammen alt zu werden. Welchen Sinn hatte ihr Leben dann jetzt noch? Gab es überhaupt einen

Sinn, oder war der Verwaltung da oben schlicht und einfach ein Irrtum unterlaufen?

Nur eins ließ ihr keine Ruhe: Sie wollte endlich den Heinzelmann erwischen. Allmählich kam sie zu der Überzeugung, dass es sich doch um irgendein Missverständnis handeln musste. Wahrscheinlich hatte ein Gärtner sich aus Versehen den falschen Garten vorgenommen. Jeden Tag ging sie die Post sorgfältig durch, ob eine Rechnung für Gartenarbeiten dabei war, damit sie sich rechtzeitig weigern konnte, sie zu begleichen. Aber keine derartige Rechnung kam. Ansonsten gab es genug zu bezahlen, und das Geld wurde immer knapper. Inzwischen hatte sich ein ganzer Schuldenberg angehäuft: Stromrechnungen, Telefonrechnungen, Versicherungen – durch den Briefschlitz kam nichts anderes mehr als Rechnungen, und sie hatte keinen Plan, wie sie das alles bezahlen sollte. Andererseits war es ihr vollkommen gleichgültig. Solche unwichtigen Probleme regten sie nicht mehr auf. Sie träumte nur ihre unmöglichen Träume.

Eines Tages begriff Holly schlagartig, dass in ihrem Garten nur gearbeitet wurde, wenn sie nicht zu Hause war. Also stand sie eines Morgens früh auf und fuhr ihren Wagen um die Ecke. Von dort ging sie zurück ins Haus, setzte sich aufs Bett und wartete, dass der mysteriöse Gärtner auftauchte. Nach drei Tagen Regen war die Sonne heute wieder zum Vorschein gekommen. Holly war schon drauf und dran, die Hoffnung sinken zu lassen, als sie endlich hörte, wie jemand sich dem Garten näherte. Vorsichtig spähte sie aus dem Fenster und entdeckte einen ungefähr zwölfjährigen Jungen, der einen Rasenmäher hinter sich herzog. Sie warf Gerrys alten Bademantel über und rannte die Treppe hinunter. Ihr war völlig egal, wie sie aussah.

Als sie die Haustür aufriss, machte der Junge vor Schreck einen Satz. Mit offenem Mund starrte er die Frau im Bademantel an.

»Aha!«, rief Holly. »Jetzt habe ich mein kleines Heinzelmännchen also erwischt!«

Der Junge machte den Mund auf und zu wie ein Goldfisch und

wusste nicht, was er sagen sollte. Nach einigen Sekunden verzog sich sein Gesicht, als wollte er weinen, und er schrie: »Dad!«

Inzwischen war sein Vater aus einem Lieferwagen gestiegen, hatte die Wagentür zugeschlagen und kam auf Hollys Haus zu.

»Was ist denn los, Junge?«, fragte er, legte den Arm um die Schulter des Knaben und musterte Holly prüfend.

Aber Holly ließ sich nicht verschaukeln. »Ich wollte ihren Sohn gerade auf Ihren kleinen Trick ansprechen.«

»Welchen Trick?« Der Mann wirkte ziemlich ungehalten.

»Dass Sie ohne meine Zustimmung in meinem Garten arbeiten und dann erwarten, dass ich dafür bezahle. So was hab ich schon öfter gehört.« Sie stemmte die Hände in die Hüften und versuchte, ein möglichst selbstbewusstes Gesicht zu machen.

Der Mann sah sie verwundert an. »Tut mir Leid, ich habe keine Ahnung, wovon Sie reden, aber wir haben noch nie in Ihrem Garten gearbeitet. Ich hab schon öfter in dieser Straße zu tun gehabt, aber nicht in Ihrem Garten, und um den werde ich mich auch in Zukunft ganz sicher nicht kümmern.«

Holly machte ein langes Gesicht. »Aber ich dachte …«

»Es ist mir ganz egal, was Sie gedacht haben«, fiel er ihr ins Wort. »Halten Sie sich in Zukunft an die Tatsachen, ehe Sie meinen Sohn terrorisieren.«

Holly sah den Jungen an, dessen Augen sich mit Tränen füllten. »Oje, das tut mir schrecklich Leid«, entschuldigte sie sich. »Warten Sie bitte einen Moment.«

Damit rannte sie ins Haus, holte ihre Handtasche und drückte dem Kind ihren letzten Fünfeuroschein in die Hand. Sofort begann sein Gesicht wieder zu strahlen.

»Na gut, gehen wir«, sagte der Vater, nahm seinen Sohn bei der Schulter und führte ihn die Auffahrt hinunter.

»Dad, ich möchte lieber nicht mehr mit dir arbeiten«, jammerte der Junge, während sie zum Nachbarhaus gingen.

»Ach, mach dir keine Sorgen, Junge, es sind nicht alle so irre.«

Holly schloss die Tür und betrachtete sich im Spiegel. Der Mann hatte Recht; sie hatte sich in eine Irre verwandelt. Jetzt fehlte ihr nur noch ein Rudel Katzen.

Das Telefon klingelte. »Hallo?«, meldete sich Holly.

»Hi, wie geht's?«, fragte Denise fröhlich.

»Oh, reichlich gesegnet mit den Freuden des Lebens«, antwortete Holly ironisch. Danke, dass du mich in den letzten drei Wochen so oft angerufen hast, hätte sie gern hinzugefügt.

»Ich auch!«, kicherte Denise.

»Wirklich? Was macht dich so fröhlich?«

»Ach, nichts Besonderes, nur das Leben im Allgemeinen«, kicherte sie weiter.

Natürlich. Das Leben im Allgemeinen. Das wunderbare schöne Leben. Was für eine blöde Frage.

»Was gibt's Neues?«

»Ich wollte dich morgen Abend zum Essen einladen. Ich weiß, es ist ein bisschen kurzfristig, aber wenn du schon was anderes vorhast, sag es bitte ab!«

»Warte mal, ich sehe mal in meinem Terminkalender nach«, entgegnete Holly sarkastisch.

»Kein Problem«, meinte Denise in vollem Ernst und wartete schweigend.

Holly verdrehte die Augen. »Ach sieh mal einer an! Anscheinend bin ich morgen Abend tatsächlich frei.«

»Schön!«, rief Denise. »Wir treffen uns alle um acht bei Chang.«

»Wer sind denn ›alle‹?«

»Sharon und John kommen und ein paar von Toms Freunden. Wir waren schon seit einer Ewigkeit nicht mehr zusammen aus, ich freue mich unheimlich.«

»Okay, dann bis morgen.« Ärgerlich legte Holly auf. Hatte Denise denn völlig vergessen, dass Holly immer noch eine trauernde Witwe war und dass das Leben für sie kein Spaß war? Sie stürmte nach oben und riss ihren Kleiderschrank auf. Welche von diesen alten, abstoßenden Klamotten würde sie morgen anziehen, und wie in Dreiteufels Namen sollte sie ein teures Essen bezahlen? Sie konnte sich kaum noch Benzin für ihr Auto leisten. Mit einem Ruck riss sie sämtliche Kleider aus dem Schrank, schleuderte sie durchs Zimmer und schrie dabei so laut, dass die Wände wackelten. Irgendwann fühlte sie sich ein bisschen besser. Vielleicht würde sie sich morgen ein paar Katzen besorgen.

Zwanzig nach acht erschien Holly im Restaurant – sie hatte stundenlang verschiedene Sachen anprobiert und sich wieder vom Leib gerissen. Schließlich hatte sie sich für das entschieden, was sie nach Gerrys Anweisung bei der Karaoke-Veranstaltung getragen hatte, denn sie hoffte, sie würde sich ihm auf diese Weise näher fühlen. Die letzten Wochen waren schwierig für sie gewesen, es hatte mehr schlechte als gute Tage gegeben, und es war ihr sehr schwer gefallen, sich nach den schlechten wieder aufzurappeln. Sie sehnte sich nach besseren Zeiten, aber es war wie mit allem: Wenn man ganz besonders intensiv auf etwas wartete, stellte es sich garantiert nicht ein. In letzter Zeit fühlte sie sich verletzlich wie eine Schnecke, die ihr Haus verloren hat und sich nun vor allem und jedem ängstigt. Als sie sich dem Tisch im Restaurant näherte, sank ihr auch schon der Mut.

Nichts als Pärchen.

Auf halbem Weg blieb sie stehen und versteckte sich schnell hinter einer Mauer, ehe die anderen sie sehen konnten. Sie wusste nicht, ob sie den Abend überstehen würde. Ihr fehlte die Kraft, ständig mit ihren Gefühlen zu kämpfen, sie waren einfach zu stark. Da fiel ihr Blick auf den Notausgang neben der Küchentür, der offen stand, damit ein wenig Qualm abzog, und sie schlich sich nach draußen. Sobald sie an der frischen Luft war, fühlte sie sich wieder frei. Mit zügigen Schritten überquerte sie den Parkplatz und dachte sich dabei eine Ausrede für Denise und Sharon aus.

»Hi, Holly.«

Sie erstarrte und drehte sich langsam um, als ihr klar wurde, dass jemand sie erwischt hatte. Es war Daniel. Er lehnte an seinem Auto und rauchte eine Zigarette.

»Hallo, Daniel«, sagte sie und ging auf ihn zu. »Ich wusste gar nicht, dass du rauchst.«

»Nur wenn ich Stress habe.«

»Du hast also Stress?« Holly umarmte ihn zur Begrüßung.

»Ich habe mir gerade den Kopf darüber zerbrochen, ob ich mich den glücklichen Paaren da drin anschließen möchte oder eher nicht«, erklärte er mit einem Kopfnicken zum Restaurant.

Holly lächelte. »Du auch?«

»Ich werd' dich nicht verraten«, lachte er.

»Du hast also beschlossen reinzugehen?«

»Irgendwann muss ich mich den Tatsachen ja stellen«, meinte er grimmig und drückte die Zigarette unter dem Absatz aus.

»Wahrscheinlich hast du Recht«, stimmte Holly ihm nachdenklich zu.

»Du musst nicht mitkommen, wenn du keine Lust hast. Ich möchte nicht, dass du meinetwegen einen blöden Abend verbringst.«

»Im Gegenteil, ich denke, in Gesellschaft eines anderen Einzelgängers könnte es ganz nett sein. Es gibt nur so wenige von uns.«

Daniel lachte und hielt ihr den Arm hin. »Sollen wir?«

Holly hakte sich bei ihm unter, und sie gingen langsam hinein. Ein angenehmes Gefühl, dass sie nicht allein war mit ihrem Gefühl, allein zu sein.

»Übrigens verschwinde ich, sobald wir mit dem Hauptgang fertig sind«, lachte er.

»Verräter«, lachte sie und knuffte ihn in den Arm. »Aber ich muss auch früh los, um den letzten Bus zu erwischen.« Die letzten Tage hatte sie nicht genug Geld für eine Tankfüllung gehabt.

»Na, dann haben wir doch die perfekten Ausreden parat. Ich würde sagen, wir müssen früh los, weil ich dich heimfahre. Wann musst du zu Hause sein?«

»Halb zwölf?« Gleich um Mitternacht wollte sie den September-Umschlag öffnen.

»Sehr gut«, lächelte er, und sie betraten das Restaurant beide in deutlich besserer Stimmung.

»Da sind sie ja!«, rief Denise, als sie zum Tisch kamen.

Holly setzte sich neben Daniel; sie hatte nicht vor, ihr Alibi aufzugeben. »Tut mir Leid, dass wir zu spät kommen«, entschuldigte sie sich.

»Holly, das sind Catherine und Thomas, Peter und Sue, Joanne und Paul, Tracey und Bryan, Geoffrey und Samantha, Des und Simon«, stellte ihr Denise die anderen vor.

Holly lächelte und grüßte in die Runde.

»Hallo allerseits, wir sind Daniel und Holly«, verkündete Daniel, und Holly kicherte leise.

»Wir mussten schon bestellen«, erklärte Denise. »Aber wir haben einfach viele verschiedene Sachen genommen, von denen alle probieren können. Ist das in Ordnung für euch?«

Holly und Daniel nickten.

Die Frau neben Holly, deren Namen sie vergessen hatte, wandte sich ihr zu und fragte laut: »Und was machst du so, Holly?«

Daniel zog argwöhnisch die Augenbrauen hoch.

»Wie meinst du das – was mache ich wann?«, gab Holly die Frage ernst zurück. Sie hasste Gespräche, die sich nur darum drehten, was man beruflich machte, vor allem, wenn es wildfremde Leute waren, die sie noch keine zwei Minuten kannte.

Sie merkte, dass Daniel neben ihr das Lachen unterdrückte.

»Ich meine beruflich«, erklärte die Frau irritiert.

Eigentlich hatte Holly vorgehabt, ihr eine lustige, aber etwas freche Antwort zu geben, aber dann stockte sie, weil am Tisch plötzlich alle Gespräche verstummt waren und alle Blicke auf ihr ruhten. Verlegen sah sie sich um und räusperte sich nervös. »Hmm … na ja … ich bin gerade auf Jobsuche«, antwortete sie schließlich.

Der Mund der Frau begann zu zucken, und sie kratzte sich ziemlich ungehobelt ein Stück Brot von den Zähnen.

»Und was machst du?«, fragte Daniel sie laut in das allgemeine Schweigen hinein.

»Oh, Geoffrey hat ein eigenes Unternehmen«, verkündete sie stolz und sah ihren Mann an.

»Aha, aber was machst *du*?«, wiederholte Daniel.

Die Frau geriet kurz aus dem Konzept, dann antwortete sie trotzig: »Also, ich beschäftige mich mit ganz verschiedenen Dingen. Schatz, warum erzählst du nicht ein bisschen von deiner Firma«, lenkte sie dann schnell ab.

Ihr Mann beugte sich vor. »Es ist bloß eine ganz kleine Firma«, wiegelte er ab, biss ein Stückchen von seinem Brötchen ab und kaute langsam, während alle darauf warteten, dass er endlich schluckte und weitersprach.

»Klein, aber sehr erfolgreich«, setzte seine Frau für ihn hinzu.

»Wir stellen Windschutzscheiben her«, erklärte er, als er seinen Bissen bewältigt hatte.

»Das ist ja sehr interessant«, meinte Daniel trocken, aber niemand außer Holly schien zu bemerken, wie frech das war.

»Und was machst du, Dermot?«, wandte sich die Frau nun an Daniel.

»Tut mir Leid, aber mein Name ist Daniel. Ich habe einen Pub.«

»Soso«, nickte sie und sah schnell weg. »Das Wetter ist ja mal wieder echt scheußlich«, wechselte sie dann flott das Thema und blickte erwartungsvoll in die Runde.

Alle nahmen ihre Gespräche wieder auf, und Daniel fragte Holly: »Wie war denn dein Urlaub?«

»Oh, es war toll«, antwortete sie und lächelte. »Wir haben uns so richtig entspannt, nichts Aufregendes.«

»Genau was du brauchst«, lächelte er. »Aber ich hab auch schon von eurer Katastrophe gehört.«

Holly verdrehte die Augen. »Von Denise, stimmt's?«

Er nickte und lachte.

»Sie hat bestimmt übertrieben.«

»Eigentlich nicht. Sie hat nur gesagt, ihr wart von einem Rudel Haie umringt und musstet mit dem Hubschrauber gerettet werden.«

»Das hat sie nicht gesagt!«

»Nein, nein«, lachte er. »Aber ihr müsst ja interessante Gesprächsthemen gehabt haben, wenn ihr nicht mal gemerkt habt, wie ihr aufs offene Meer raustreibt.«

Holly wurde rot, als ihr einfiel, dass sie ausgerechnet über ihn geredet hatten.

»Hört mal alle her«, rief Denise in diesem Moment. »Wahrscheinlich fragt ihr euch schon, warum wir, Tom und ich, euch alle heute Abend eingeladen haben.«

»Die Untertreibung des Jahres«, murmelte Daniel. Holly kicherte.

»Wir haben nämlich etwas bekannt zu geben«, verkündete Denise, sah sich um und lächelte in die Runde. Holly sperrte die Augen auf.

»Tom und ich werden heiraten!«, rief sie dann, und Holly schlug sich vor Überraschung die Hand vor den Mund. Damit hatte sie überhaupt nicht gerechnet.

»O Denise!«, stieß sie hervor, sprang auf und umarmte ihre Freundin. »Das ist ja eine wundervolle Neuigkeit. Herzlichen Glückwunsch!«

Sie sah Daniel an, der kreidebleich geworden war.

Eine Flasche Sekt wurde geöffnet, und alle hoben die Gläser, während Jemima und Jim oder Samantha und Sam oder wie sie nun alle hießen einen Toast ausbrachten.

»Moment! Moment!«, hielt Denise sie in letzter Sekunde auf. »Hast du keinen Sekt abgekriegt, Sharon?«

Alle schauten Sharon an, die ein Glas Orangensaft in der Hand hielt.

»Hier, bitte«, sagte Tom und goss Sekt für sie ein.

»Nein, nein danke! Ich möchte keinen«, sagte sie.

»Warum denn nicht?« Denise klang etwas ungehalten.

John und Sharon sahen einander an. »Na ja, ich wollte eigentlich nichts sagen, weil es ja Denises und Toms Abend ist … na ja …«

»… ich bin schwanger! John und ich bekommen ein Baby!«

Johns Augen wurden feucht, und Holly erstarrte. Das kam genauso unerwartet! Mit Tränen in den Augen ging sie zu Sharon und

John, um ihnen zu gratulieren, dann setzte sie sich wieder und atmete ein paar Mal tief durch. Sie war überwältigt.

»Dann trinken wir jetzt auf Toms und Denises Verlobung und auf Sharons und Johns Baby!«

Alle Gläser klirrten. Als das Essen serviert wurde, schmeckte Holly kaum etwas davon.

»Sollen wir unseren Termin lieber auf elf vorverlegen?«, fragte Daniel leise, und Holly nickte.

Nach dem Essen entschuldigten sie sich, und von den anderen gab sich keiner wirklich Mühe, sie zum Bleiben zu überreden.

»Was bekommst du von mir?«, erkundigte sich Holly bei Denise.

»Ach, mach dir doch deswegen keine Gedanken!«, winkte sie ab.

»Sei nicht albern.«

Die Frau neben ihr nahm sich die Speisekarte vor und fing an zu rechnen.

»Das läuft auf ungefähr dreißig Euro pro Person raus, inklusive Getränke.«

Holly schluckte und starrte auf den Zwanziger in ihrer Hand.

In diesem Moment zog Daniel sie vom Stuhl hoch. »Komm, Holly, wir gehen.«

Sie wollte eine Entschuldigung stammeln, dass sie nicht so viel Geld dabei hatte, aber als sie die Hand öffnete, steckte noch ein Zehner darin.

Dankbar lächelte sie Daniel an, sie zahlten und machten sich dann gemeinsam auf den Weg zum Auto.

Schweigend saßen sie nebeneinander, jeder in seine eigenen Gedanken versunken. Holly hätte sich gern für ihre Freunde gefreut, aber sie konnte einfach das Gefühl nicht abschütteln, dass sie im Stich gelassen worden war. Bei allen entwickelte sich das Leben prächtig, nur bei ihr nicht.

Vor ihrem Haus hielt Daniel an. »Möchtest du auf einen Tee oder einen Kaffee reinkommen?« Holly rechnete fest damit, dass er ablehnen würde, und war beinahe schockiert, als er den Gurt löste und ihr Angebot dankend annahm. Sie mochte Daniel, er war nett und fürsorglich, aber eigentlich wäre sie jetzt lieber alleine gewesen.

»Das war ein Abend, was?«, meinte er, während er sich auf der Couch niederließ und einen Schluck Kaffee nahm. Auch Holly konnte nur ungläubig den Kopf schütteln.

»Ich kenne diese beiden Frauen praktisch mein ganzes Leben lang, aber darauf wäre ich absolut nicht gekommen.«

»Na ja, falls du dich dann besser fühlst – ich kenne Tom auch schon seit Jahren, und er hat kein Sterbenswörtchen davon erwähnt.«

»Obwohl Sharon schon auf Lanzarote keinen Alkohol getrunken hat …« Holly hatte überhaupt nicht gehört, was Daniel gesagt hatte. »Und einmal hat sie sich morgens übergeben, aber da hat sie behauptet, sie wäre seekrank …«

»Seekrank?«, wiederholte Daniel verwundert.

»Na, du weißt schon – nach unserer Matratzen-Katastrophe.«

»Ach so.«

Aber diesmal lachten sie nicht.

»Schon komisch«, meinte er und lehnte sich gemütlich zurück. O nein, dachte Holly, jetzt werde ich ihn nicht mehr los. »Meine Freunde haben mir immer prophezeit, dass Laura und ich als Erste heiraten würden«, fuhr er fort. »Aber ich hätte nie gedacht, dass Laura vor mir heiraten würde.«

»Sie will heiraten?«, fragte Holly.

Daniel nickte und sah weg. »Er war mit mir befreundet«, fügte er dann mit einem bitteren Lachen hinzu.

»Jetzt wohl nicht mehr.«

»Nein, natürlich nicht.«

»Das tut mir Leid«, sagte sie, und es kam von Herzen.

»Na ja, jeder hat sein Päckchen zu tragen. Das weißt du besser als alle anderen.«

»Hmm.«

»Aber irgendwann hat man auch wieder Glück.«

»Meinst du?«

»Ich hoffe es jedenfalls.«

Eine Weile schwiegen sie beide, und Holly sah auf die Uhr. Es war fünf nach zwölf. Sie musste Daniel irgendwie loswerden, damit sie endlich ihren Umschlag aufmachen konnte.

Er schien ihre Gedanken gelesen zu haben. »Wie geht's denn mit den Briefen aus dem Jenseits?«

Holly stellte ihren Kaffeebecher auf den Tisch. »Heute Nacht darf ich wieder einen aufmachen. Also …« Sie sah ihn an.

»Oh, klar!« Er hatte sofort begriffen und stellte rasch seinen Becher weg. »Dann lasse ich dich jetzt lieber mal allein.«

Holly biss sich schuldbewusst auf die Unterlippe, weil sie ihn praktisch hinausgeworfen hatte, aber sie war auch froh, dass er endlich ging.

»Tausend Dank fürs Mitnehmen, Daniel«, sagte sie, während sie ihn zur Tür begleitete.

»Gern geschehen«, antwortete er, nahm seine Jacke vom Treppengeländer und ging zur Tür. Zum Abschied umarmten sie sich kurz.

»Bis bald«, sagte sie und während sie ihm nachsah, wie er durch den Regen zu seinem Auto eilte, kam sie sich gemein vor. Sie winkte ihm zu, und ihr schlechtes Gewissen legte sich sofort, als sie die Tür hinter ihm zugemacht hatte. »Also los, Gerry«, sagte sie, rannte in die Küche und nahm den Umschlag vom Tisch. »Was hast du dir denn diesen Monat für mich ausgedacht?«

Vierundzwanzig

Holly hielt den kleinen Umschlag fest in der Hand und sah hinauf zur Wanduhr über dem Küchentisch. Es war jetzt Viertel nach zwölf. Normalerweise hätten Sharon und Denise um diese Zeit schon angerufen, um zu erfahren, was in dem Umschlag gewesen war. Aber anscheinend waren Verlobung beziehungsweise Schwangerschaft jetzt wichtiger als Neuigkeiten von Gerry. Holly schalt sich, dass sie so verbittert war, denn sie wollte sich doch für ihre Freundinnen freuen und hätte eigentlich im Restaurant auch gern weiter mit ihnen gefeiert, wie die Holly von früher es getan hätte. Aber die heutige konnte sich kaum ein Lächeln für sie abringen.

Sie war eifersüchtig auf ihre Freundinnen, auf ihr Glück. Sie war wütend, weil sie ihr Leben einfach ohne sie weiterlebten. Sie fühlte sich einsam, wenn sie allein war, aber sie fühlte sich auch allein, wenn sie unter Freunden war – sie hätte sich selbst in einem Raum mit tausend Menschen so gefühlt. Aber am schlimmsten war es hier in diesem Haus, wenn sie durch die leeren Zimmer wanderte.

Inzwischen konnte sie sich nicht einmal mehr erinnern, wann sie das letzte Mal richtig glücklich gewesen war, wann jemand oder etwas sie so richtig zum Lachen gebracht hatte. Sie wäre so gern endlich einmal wieder abends mit absolut leerem Kopf ins Bett gegangen, sie hätte gern ein Essen genossen, statt es runterzuwürgen, weil sie ja Nahrung brauchte, sie hasste es, dass ihr jedes Mal, wenn sie an Gerry dachte, flau im Magen und am ganzen Körper eiskalt wurde. Sie wollte sich wieder richtig auf ihre Lieblingssendungen im

Fernsehen freuen, statt mit ihnen nur die Zeit totzuschlagen. Sie hasste das Gefühl, keinen Grund zum Aufwachen zu haben, sie hasste es, überhaupt aufzuwachen. Sie hasste es, dass nichts sie begeisterte. Sie vermisste so sehr das Gefühl, geliebt zu werden, sie vermisste das Gefühl, dass Gerry sie ansah, beim Fernsehen, beim Essen. Sie vermisste es, seinen Blick auf sich zu spüren, wenn sie einen Raum betrat, sie vermisste seine Berührungen, seine Umarmungen, seine Ratschläge, seine liebevollen Worte.

Sie hasste es, die Tage zu zählen, bis sie endlich seine nächste Botschaft lesen durfte, weil das alles war, was sie noch von ihm hatte. Nach der hier gab es nur noch drei. Sie hasste den Gedanken, wie ihr Leben aussehen würde, wenn es keinen Gerry mehr gab. Erinnerungen waren schön, aber man konnte sie nicht berühren, nicht riechen und nicht festhalten.

Sharon und Denise sollten ihr den Buckel runterrutschen mit ihrem glücklichen Leben. Die nächsten Monate würde Holly zum zweiten Mal Gerrys letzte Tage und Wochen zelebrieren. Und sie würde jede Minute davon auskosten. Entschlossen wischte sie sich die Tränen ab, Tränen, die in den letzten Monaten fast ein Teil von ihr geworden waren, und öffnete langsam den viertletzten Umschlag.

Greif nach den Sternen, Holly, einen davon wirst Du bestimmt erwischen.
Versprich mir, dass Du Dir diesmal einen Job suchst, der Dir gefällt!
P.S. Ich liebe Dich.

Ein Lächeln zog über Hollys Gesicht. »Ja, ich verspreche es dir, Gerry«, sagte sie. Diesmal bekam sie zwar keine Reise, aber dafür einen Schubs zurück ins Leben. Noch lange studierte sie jedes einzelne Wort, und als sie alles gründlich analysiert hatte, rannte sie zur Küchenschublade, holte einen Block und einen Stift heraus und begann eine Liste zu erstellen.

Job-Möglichkeiten

1. FBI-Agentin. Möchte nicht in Amerika leben. Keine Polizei-Erfahrung.
2. Anwältin. Habe schon die Schule gehasst, will nicht zehn Millionen Jahre an die Uni gehen.
3. Ärztin – igitt.
4. Krankenschwester. Schlecht sitzende Uniformen.
5. Kellnerin. Würde alles selber aufessen.
6. Kosmetikerin. Kaue an den Nägeln, epiliere mir möglichst selten die Beine. Keine Lust, bestimmte Körperbereiche anderer Leute anzufassen.
7. Frisörin. Würde keinen Chef wie Leo ertragen.
8. Verkäuferin. Würde keine Chefin wie Denise ertragen.
9. Sekretärin. Nie wieder!
10. Journalistin. Kann nich ma richtich schreibn.
11. Schauspielerin. Brad Pitt ist schon verheiratet, hätte also keinen Sinn. Erfolg von »Girls and the City« sowieso nicht mehr zu übertreffen.
12. Model. Zu klein, zu fett, zu alt.
13. Sängerin. Harr, harr.
14. Supererfolgreiche Businessfrau in der Medienbranche, das Leben voll im Griff. Hmm. Morgen weitere Nachforschungen …

Um zwei Uhr morgens sank Holly schließlich erschöpft ins Bett und träumte davon, eine supererfolgreiche Werberin zu sein, die vor einer riesigen Versammlung von Kunden im obersten Stockwerk eines Wolkenkratzers hoch oben über der Grafton Street eine Präsentation hielt. Gerry hatte doch gesagt, greif nach den Sternen … Am nächsten Morgen erwachte sie früh, ganz aufgeregt und noch immer voller Erfolgsträume, duschte sich rasch, machte sich zurecht und zog dann los zur Stadtbibliothek, um nachzusehen, was das Internet in Sachen Jobs anzubieten hatte.

Mit laut klickenden Absätzen ging sie zum Infotresen. Einige Leute blickten von ihren Büchern auf und starrten sie an. Mit rotem Gesicht ging sie weiter, aber jetzt auf Zehenspitzen. Ein paar Kinder in Schuluniform, die offenbar schwänzten, steckten die Köpfe zusammen und kicherten, als Holly an ihrem Tisch vorbeikam.

»Kscht!«, machte die Bibliothekarin und warf den Kindern einen tadelnden Blick zu. Immer mehr Leute sahen Holly an. Die Bibliothekarin blickte auf und zog ein überraschtes Gesicht, als sie Holly vor sich stehen sah. Als hätte sie nicht gemerkt, wie sie durch den Saal gedonnert war!

»Hi«, flüsterte Holly. »Ich wollte fragen, ob ich hier mal ins Internet kann.«

»Wie bitte?«, gab die Bibliothekarin in normaler Lautstärke zurück und reckte den Hals, um Holly besser zu verstehen.

»Oh.« Holly räusperte sich und überlegte, seit wann es in Bibliotheken nicht mehr zum guten Ton gehörte, dass man flüsterte. »Ich wollte gern ins Internet.«

»Kein Problem, die Geräte stehen da drüben.« Lächelnd zeigte die Frau zu einer Reihe von Computern auf der gegenüberliegenden Seite des Raums. »Es kostet fünf Euro pro halbe Stunde.« Holly reichte ihr ihren letzten Zehneuroschein – das war alles, was sie heute Morgen noch von ihrem Konto hatte abheben können. Eine lange Schlange hatte hinter ihr am Automaten gewartet, während der Apparat ihr mit lautem, peinlichem Piepen mitteilte, dass die gewünschten hundert Euro nicht ausgezahlt werden konnten. Sie konnte gar nicht glauben, dass sie dermaßen pleite war, aber es hatte sie noch mehr motiviert, sofort auf Arbeitssuche zu gehen.

»Nein, nein«, wehrte die Bibliothekarin ab. »Sie brauchen erst zu bezahlen, wenn Sie fertig sind.«

Holly blickte zu den Computern hinüber. Typisch, dass sie ganz drüben an der anderen Wand standen! Jetzt musste sie noch mal mit Radau das Zimmer durchqueren. Sie holte tief Luft und eilte dann so schnell sie konnte an den Tischreihen entlang. Fast hätte sie laut losgelacht, denn es sah komisch aus, wie sich in einer Art Dominoeffekt ein Kopf nach dem anderen hob. Leider war kein

Computer mehr frei. Sie kam sich vor, als hätte sie gerade bei der »Reise nach Jerusalem« verloren und jeder würde sie auslachen. Allmählich wurde es albern. Sie hob abwehrend die Hände, als wollte sie sagen: »Was glotzt ihr denn alle so?«, und prompt vergruben alle wieder die Köpfe in ihren Büchern.

So wartete sie eine Weile zwischen zwei Tischreihen mit Computern, trommelte mit den Fingern nervös auf ihre Handtasche und sah sich um. Plötzlich stutzte sie: Das war doch Richard, der da drüben an einem der Computer auf die Tasten hämmerte! Kurz entschlossen schlich sie zu ihm hinüber und tippte ihn auf die Schulter. Er zuckte zusammen und drehte sich argwöhnisch um.

»Hallo!«, flüsterte Holly.

»Hallo, Holly, was machst du denn hier?«, erwiderte er verlegen, als hätte sie ihn bei etwas Anstößigem erwischt.

»Ich warte, dass ein Computer frei wird«, erklärte sie. »Ich wollte mir endlich einen Job suchen«, ergänzte sie mit einem gewissen Stolz. Schon wenn sie die Worte aussprach, kam sie sich weniger nutzlos vor.

»O gut«, meinte er, wandte sich zum Bildschirm und schloss das Programm. »Dann kannst du jetzt den hier benutzen.«

»Ach nein, du musst doch nicht meinetwegen gleich Schluss machen!«, sagte sie hastig.

»Schon gut. Ich hab nur schnell was für die Arbeit recherchiert.« Er stand auf und räumte den Platz für sie.

»Warum denn hier?«, fragte sie erstaunt. »Haben die in Blackrock keine Computer?«, witzelte sie. Ihr war nicht ganz klar, womit Richard eigentlich seinen Lebensunterhalt verdiente, aber es war ihr peinlich, ihn nach zehn Jahren danach zu fragen. Sie wusste, dass er einen weißen Kittel trug, in einem Labor herumwanderte und Substanzen in Reagenzgläser füllte. Holly und Jack hatten immer gewitzelt, dass er einen Zaubertrank braute, um die Welt vom Glück zu befreien.

»Meine Arbeit führt mich eben überallhin«, versuchte er ebenfalls zu scherzen.

»Ruhe bitte«, rief die Bibliothekarin zu ihnen herüber. Aha, jetzt sollen wir also plötzlich flüstern, dachte Holly wütend.

Richard verabschiedete sich schnell, ging zum Bezahlen an die Theke und verschwand dann leise.

Holly nahm vor dem Computer Platz, und der Mann neben ihr begrüßte sie mit einem sonderbaren Lächeln. Sie lächelte zurück und warf einen neugierigen Seitenblick auf seinen Bildschirm. Beim Anblick des Pornobilds musste sie fast würgen. Der Kerl starrte sie weiter an, aber Holly ignorierte ihn und vertiefte sich in ihre Jobsuche.

Eine Stunde später stellte sie den Computer ab, ging zu der Bibliothekarin und legte die zehn Euro auf den Tisch. Die Frau tippte munter auf ihrer Tastatur, ohne das Geld anzusehen, und sagte dann: »Das wären dann fünfzehn Euro, bitte.«

Holly schluckte. »Aber ich dachte, Sie haben gesagt, es kostet fünf Euro pro halbe Stunde.«

»Ja, stimmt«, erwiderte sie lächelnd.

»Aber ich war doch nur sechzig Minuten online.«

»Genauer gesagt waren es sechsundsechzig Minuten, deshalb müssen Sie leider auch die angebrochene nächste halbe Stunde zahlen«, erklärte sie mit einem Blick auf ihren Bildschirm.

Holly senkte die Stimme und beugte sich näher zu der Frau herunter. »Hören Sie, das ist mir wirklich peinlich, aber ich habe momentan nur zehn Euro dabei. Kann ich Ihnen den Rest vielleicht später vorbeibringen?«

Die Frau schüttelte den Kopf. »Tut mir Leid, aber das dürfen wir nicht. Sie müssen den Gesamtbetrag bezahlen.«

»Aber ich habe den Gesamtbetrag nicht«, protestierte Holly.

Die Frau starrte sie nur ausdruckslos an.

»Na schön«, meinte Holly verstimmt und fischte ihr Handy heraus.

»Tut mir Leid, aber das dürfen Sie hier nicht benutzen«, sagte die Bibliothekarin und deutete auf das Schild »Handys verboten!«, das auf der Theke stand.

Holly starrte sie an und zählte innerlich ganz langsam bis fünf. »Wenn ich mein Telefon nicht benutzen darf, dann kann ich auch niemanden anrufen. Wenn ich niemanden anrufen kann, dann kann mir auch niemand das fehlende Geld vorbeibringen. Offensichtlich stehen wir hier vor einem kleinen Problem, richtig?« Ihre Stimme wurde lauter.

Die Bibliothekarin scharrte nur nervös mit den Füßen.

»Kann ich mein Telefon draußen benutzen?«

»Na ja«, meinte die Frau, der das Dilemma wohl inzwischen einleuchtete, »normalerweise darf niemand den Lesesaal verlassen, ohne bezahlt zu haben. Aber ich denke, in Ihrem Fall kann ich eine Ausnahme machen«, meinte sie und setzte rasch hinzu: »Solange Sie direkt beim Eingang bleiben.«

Mit einem hörbaren Seufzer begab sich Holly absatzklappernd zur Tür, und wieder erhoben sich alle Köpfe.

Dann stand sie vor der Tür und überlegte, wen sie eigentlich anrufen konnte. Denise und Sharon kamen nicht infrage, auch wenn sie wahrscheinlich sofort von der Arbeit herbeigeeilt wären, aber Holly wollte nicht, dass sie von ihrem Missgeschick erfuhren. Ciara arbeitete die Tagschicht in Hogan's, und da Holly Daniel bereits zehn Euro schuldete, hielt sie es nicht für ratsam, ihre Schwester wegen fünf Euro von der Arbeit wegzuholen. Jack war in der Schule, Abbey ebenfalls. Declan an der Uni.

Tränen rollten ihr über die Wangen, während sie ihr Adressbuch durchblätterte. Die meisten Leute hatten sie seit Gerrys Tod nicht mal mehr angerufen, was wohl bedeutete, dass sie außer den bereits erwähnten keine Freunde mehr hatte. Sie drehte der Bibliothekarin den Rücken zu, denn sie wollte nicht, dass diese Frau sie so sah. Aber was sollte sie machen? Wie peinlich, jemanden anrufen und um fünf Euro bitten zu müssen! Aber noch peinlicher war es, dass sie nicht mal wusste, wen. Irgendetwas musste ihr einfallen, und zwar schnell. Ohne weiter zu überlegen, wählte sie die erste Nummer, die ihr in den Kopf kam.

»Hallo, hier spricht Gerry. Bitte hinterlassen sie nach dem Piepton eine Nachricht, ich rufe Sie dann so bald wie möglich zurück.«

»Gerry«, schluchzte Holly. »Gerry, ich brauche dich ...«

Holly stand vor der Bibliothek und wartete. Die Bibliothekarin ließ sie nicht aus den Augen; offensichtlich hatte sie immer noch den Verdacht, dass Holly heimliche Fluchtpläne hegte. Mit einer Grimasse wandte Holly ihr wieder den Rücken zu. »Dumme Pute«, knurrte sie.

Endlich fuhr das Auto ihrer Mutter vor, und Holly versuchte sich so normal wie möglich zu verhalten. Aber als sie sah, wie ihre Mutter mit fröhlichem Gesicht auf den Parkplatz fuhr und den Wagen abstellte, wurde sie von Erinnerungen überwältigt. Früher hatte ihre Mutter sie immer von der Schule abgeholt, und Holly war immer erleichtert gewesen, wenn das vertraute Auto auftauchte und sie nach einem höllischen Schultag erlöste. Jetzt fühlte sie sich wieder wie ein Kind, das an die Mauer des Parkplatzes gelehnt auf seine Mama wartet. Holly hatte die Schule immer gehasst. Jedenfalls bis sie Gerry kennen lernte. Ab da hatte sie neben ihm gesessen und sich schon abends auf die Schule gefreut. Er brachte sie immer zum Lachen. Weil er selbst dabei todernst blieb, bekam natürlich nur Holly Ärger.

Hollys Augen füllten sich mit Tränen, als Elizabeth auf sie zukam und sie in die Arme nahm. »Ach, meine arme, arme Holly, was ist denn nur passiert?«, fragte sie, während sie ihr beruhigend über die Haare strich. Als Holly ihre Geschichte erzählt hatte, meinte sie: »Also gut, Liebes, du kannst im Auto warten, ich gehe rein und knöpfe mir diese Frau mal vor.«

Holly gehorchte, setzte sich ins Auto und schaltete von einem Radiosender zum anderen, während ihre Mutter für Gerechtigkeit sorgte.

»Dumme Kuh«, brummte sie, als sie zurückkam. Dann sah sie ihre Tochter an, die immer noch einen ziemlich fertigen Eindruck machte, und meinte: »Sollen wir nicht einfach nach Hause fahren und uns ein bisschen ausruhen?«

Holly lächelte dankbar, und wieder rollte ihr eine Träne übers Gesicht. Nach Hause. Das klang wunderbar.

In Portmarnock kuschelte sie sich auf der Couch an ihre Mutter und kam sich vor, als wäre sie wieder ein Teenager. Damals hatte sie oft mit ihrer Mutter hier gesessen und den neuesten Tratsch ausgetauscht. Manchmal wünschte sie sich, sie könnten noch die gleichen Kicher-Gespräche führen. »Ich hab dich gestern Abend angerufen, warst du weg?«, riss ihre Mutter sie aus ihrer Grübelei und nahm einen Schluck von ihrem Tee.

Ach ja, Tee wirkte ja angeblich Wunder. Das war die magische Antwort auf alle kleinen Probleme des Lebens: Man unterhält sich ein bisschen und trinkt eine Tasse Tee. Wenn man seinen Arbeitsplatz verliert, trinkt man eine Tasse Tee. Wenn einem der Ehemann erzählt, dass er einen Hirntumor hat, trinkt man eine Tasse Tee …

»Ja, ich war mit meinen Freundinnen und etwa hundert anderen Leuten, die ich nicht kannte, essen«, erzählte Holly und rieb sich müde die Augen.

»Wie geht es Sharon und Denise denn?«, erkundigte sich Elizabeth voller Zuneigung. Sie war immer gut mit Hollys Freundinnen ausgekommen, denn Holly brachte immer nette, freundliche Leute mit. Ganz anders als Ciara, vor deren Bekanntschaften sich ihre Mutter immer ein bisschen fürchtete.

Holly trank einen Schluck Tee. »Sharon ist schwanger, und Denise hat sich verlobt«, antwortete Holly und starrte weiter ins Leere.

»Oh«, entfuhr es Elizabeth, die offenbar nicht sicher war, wie sie reagieren sollte, wo ihre Tochter so geknickt wirkte. »Wie findest du das denn?«, fragte sie und strich Holly sanft die Haare aus dem Gesicht.

Holly sah auf ihre Hände hinunter und versuchte, die Fassung wiederzugewinnen. Aber es gelang ihr nicht; stattdessen begannen ihre Schultern zu zucken und sie versuchte, das Gesicht wieder hinter den Haaren zu verstecken.

»Ach Holly«, sagte Elizabeth traurig, stellte ihre Teetasse weg und rückte näher zu ihrer Tochter. »Es ist vollkommen normal, dass du dich so fühlst.«

Holly brachte kein Wort heraus.

In diesem Augenblick schlug die Haustür zu und Ciara verkündete: »Wir sind da-a!«

»Großartig«, schniefte Holly und legte den Kopf an die Brust ihrer Mutter.

»Wo seid ihr denn alle?«, brüllte Ciara, riss Türen auf und knallte sie wieder zu.

»Einen Moment, Liebes«, rief Elizabeth, ärgerlich, dass sie gestört wurden. Es war lange her, dass Holly ihr das letzte Mal ihr Herz ausgeschüttet hatte; seit Gerrys Beerdigung hatte sie alles in sich hineingefressen. Elizabeth wollte nicht, dass sie sich wieder in ihr Schneckenhaus zurückzog, nur weil Ciara hier herumwirbelte.

»Ich muss euch was erzählen!« Ciaras Stimme wurde lauter, denn sie näherte sich dem Wohnzimmer. Mathew platzte herein, Ciara auf dem Arm. »Mathew und ich gehen wieder nach Australien!«, schrie sie fröhlich. Als sie ihre Schwester in den Armen ihrer Mutter entdeckte, erstarrte sie, sprang auf den Boden, führte ihren Freund aus dem Zimmer und schloss leise die Tür hinter sich.

»Jetzt geht Ciara auch noch weg, Mum.« Holly weinte immer heftiger, und ihre Mutter weinte leise mit.

An diesem Abend unterhielt sich Holly noch bis spät in die Nacht mit ihrer Mutter und erzählte ihr alles, was in den letzten Monaten in ihr gebrodelt hatte. Und obwohl Elizabeth ihr freundlich zuredete, hatte Holly danach immer noch das Gefühl, dass ihre Situation im Grunde ausweglos war.

Sie übernachtete im Gästezimmer und erwachte am nächsten Morgen in einem wohlvertrauten Chaos. Ihr Bruder und ihre Schwester stürmten durchs Haus und brüllten, dass sie zu spät zur Uni beziehungsweise zur Arbeit kommen würden, ihr Vater grummelte, ihre Mutter bat freundlich um Ruhe. Unwillkürlich lächelte

Holly. Die Welt drehte sich weiter, so einfach war das, und es gab nichts, was man dagegen machen konnte.

Um die Mittagszeit setzte ihr Vater sie zu Hause ab und drückte ihr einen Scheck über eine beträchtliche Summe in die Hand.

»O Dad, das kann ich nicht annehmen«, wehrte sie überwältigt ab.

»Doch, das kannst du«, erwiderte er und schob sanft ihre Hand weg. »Lass uns dir helfen, Liebes.«

»Ich werde euch jeden Penny zurückzahlen«, versprach sie und drückte ihren Vater fest an sich.

Dann stand sie in der Tür und winkte ihrem Vater nach. Sie schaute auf den Scheck, und sofort wurde ihr leichter ums Herz; auf Anhieb fielen ihr mindestens zwanzig Dinge ein, für die sie das Geld brauchen konnte, und ausnahmsweise gehörten neue Klamotten nicht dazu. Als sie in die Küche ging, sah sie, dass das rote Licht am Anrufbeantworter blinkte. Sie setzte sich auf die Treppe und drückte auf den Knopf.

Sie hatte fünf Nachrichten.

Die erste war von Sharon, die wissen wollte, ob alles in Ordnung war, weil sie den ganzen Tag nichts von Holly gehört hatte. Die zweite kam von Denise. Auch sie wollte wissen, ob alles in Ordnung war, weil sie den ganzen Tag nichts von Holly gehört hatte. Offensichtlich hatten ihre Freundinnen miteinander gesprochen.

Die dritte Nachricht war wieder von Sharon, die vierte von Denise, und bei der fünften hatte jemand gleich wieder aufgelegt. Aber Holly war noch nicht bereit, den Kontakt zu Sharon und Denise zu suchen; erst musste in ihrem Leben ein bisschen mehr Ordnung eingekehrt sein, dann konnte sie wieder auf die beiden zugehen.

Sie setzte sich ins Gästezimmer vor den Computer und tippte einen Lebenslauf. Inzwischen war sie ein Profi, wenn es um Lebensläufe ging, denn sie hatte schon sehr oft den Job gewechselt. Allerdings war es inzwischen eine Weile her, seit sie das letzte Vorstellungsgespräch geführt hatte. Und selbst wenn sie zu einem

Gespräch eingeladen wurde – wer würde schon jemanden einstellen, der ein ganzes Jahr nicht gearbeitet hatte?

Sie brauchte zwei Stunden, bis sie schließlich etwas ausgedruckt hatte, was ihr halbwegs passabel vorkam. Eigentlich war sie sogar ziemlich stolz auf ihr Werk, sie hatte es nämlich geschafft, sich selbst als intelligent und erfahren darzustellen. Sie stellte sich mitten ins Zimmer, lachte laut und selbstbewusst und nahm sich vor, ihren zukünftigen Arbeitgeber davon zu überzeugen, dass sie eine kompetente Arbeitskraft war. Als sie sich ihren Lebenslauf noch einmal durchlas, kam sie zu dem Schluss, dass sie sich nach dieser Beschreibung sogar selbst einstellen würde. Sie zog sich etwas Gediegenes an, fuhr tanken und dann zum Arbeitsamt. Bevor sie ausstieg, zog sie sich im Rückspiegel noch einmal die Lippen nach. Sie hatte keine Zeit mehr zu verschwenden, schließlich hatte Gerry ihr gesagt, sie sollte sich einen Job suchen. Also würde sie einen finden!

Fünfundzwanzig

Ein paar Tage später saß Holly hinter dem Haus, schlürfte ein Glas Rotwein und lauschte ihrem Windspiel, das in der leichten Brise klimperte. Sie sah sich die klaren Linien des neu angelegten Gartens an und kam zu dem Schluss, dass hier ein Profi am Werk gewesen sein musste. Genüsslich sog sie den Duft der frischen Blumen ein. Es war acht Uhr und wurde bereits dunkel; die langen Sommerabende waren vorbei, und alles machte sich schon für den Winterschlaf bereit.

Sie dachte an die Nachricht, die heute auf ihrem Anrufbeantworter gewesen war. Sie stammte vom Arbeitsamt, und sie war richtig überrascht gewesen, dass es so schnell Reaktionen gab. Die Frau am Telefon sagte, ihre Bewerbung sei auf großes Interesse gestoßen, und für die kommende Woche hatte Holly bereits zwei Vorstellungsgespräche. Wenn sie daran dachte, wurde ihr schon wieder flau im Magen. Bei Bewerbungsgesprächen war sie nie sonderlich gut gewesen, aber andererseits hatte sie sich auch nie wirklich für die entsprechenden Jobs interessiert. Diesmal fühlte es sich ganz anders an; sie freute sich darauf, wieder zu arbeiten und etwas Neues auszuprobieren. Die eine Stelle war bei einem Stadtmagazin, das in ganz Dublin vertrieben wurde, und es ging darum, Anzeigenplätze zu verkaufen. Zwar hatte Holly auf diesem Gebiet keinerlei Erfahrung, aber sie wollte sich gern einarbeiten, weil die Aufgabe weit interessanter klang als alle ihre bisherigen Bürojobs.

Das zweite Vorstellungsgespräch war bei einer sehr bekannten irischen Werbeagentur, und sie wusste, dass sie eigentlich überhaupt keine Chancen hatte, dort genommen zu werden. Aber Gerry hatte gesagt, sie sollte nach den Sternen greifen …

Außerdem dachte Holly an den Anruf von Denise, den sie vorhin bekommen hatte. Denise war wahnsinnig aufgeregt gewesen und hatte anscheinend ganz vergessen, dass sie seit dem Essen letzte Woche nicht mehr mit Holly gesprochen hatte. Voller Überschwang hatte sie von den Hochzeitsvorbereitungen geplappert, sich ungefähr eine Stunde über ihr Hochzeitskleid, die Blumen und die Feier ausgelassen. Holly brauchte nur ab und zu einen Laut von sich geben, um zu zeigen, dass sie noch zuhörte … obwohl sie das gar nicht wirklich tat. Das Einzige, was sie behalten hatte war, dass Denise die Hochzeit für Januar plante und dass alles klang, als hätte Tom bei der Gestaltung des großen Tages nichts zu sagen. Holly war überrascht: sie hatte angenommen, dass sich die Verlobungszeit über Jahre hinziehen würde, vor allem weil Denise und Tom erst fünf Monate zusammen waren.

Aber Sharon hatte noch nicht wieder angerufen, und Holly war sich bewusst, dass sie dran war, sich zu melden. Es war für Sharon eine besondere Zeit, und Holly wollte für sie da sein – nur brachte sie es momentan einfach nicht über sich. Sie war eifersüchtig, verbittert und unglaublich egoistisch – aber sie musste egoistisch sein, um zu überleben. Es fiel ihr schwer zu akzeptieren, dass Sharon und John jetzt tatsächlich ein Baby bekamen, obwohl doch alle gedacht hatten, Holly und Gerry würden die Ersten sein. Früher hatte Sharon immer behauptet, sie könnte Kinder nicht leiden … Holly beschloss, sie erst anzurufen, wenn sie sich dazu bereit fühlte.

Allmählich wurde es kühl, und sie nahm ihr Weinglas mit ins warme Haus, wo sie es nachfüllte. Die nächsten Tage konnte sie nichts anderes tun, als auf ihre Vorstellungsgespräche zu warten und auf Erfolg zu hoffen. Sie ging ins Wohnzimmer, legte die CD mit den Lovesongs auf, die Gerry und sie am liebsten gemocht hatten, kuschelte sich mit ihrem Wein auf die Couch, schloss die Augen und stellte sich vor, wie sie zusammen durchs Zimmer tanzten.

Am nächsten Tag wachte sie davon auf, dass ein Auto vor dem Haus hielt. Schnell sprang sie aus dem Bett und warf Gerrys Bademantel über. Als sie durch die Vorhänge spähte, entdeckte sie Richard. Unwillkürlich trat sie einen Schritt zurück. Hoffentlich hatte er sie nicht gesehen, denn sie war wirklich nicht in der Stimmung für einen Besuch von ihm. Mit schlechtem Gewissen ging sie im Schlafzimmer auf und ab, während sie die Klingel ein zweites Mal ignorierte. Sie wusste, dass das nicht in Ordnung war, aber sie konnte den Gedanken nicht ertragen, das nächste unangenehme Gespräch mit ihm zu führen. Sie hatte ihm sowieso nichts zu sagen, in ihrem Leben hatte sich nichts verändert, sie hatte keine aufregenden Neuigkeiten – schon gar nicht für Richard.

Als sie hörte, dass sich seine Schritte entfernten und die Autotür zuschlug, stieß sie einen tiefen Seufzer der Erleichterung aus. Rasch stellte sie sich unter die Dusche und ließ sich das warme Wasser übers Gesicht laufen, ganz in ihre eigene Welt versunken. Zwanzig Minuten später tapste sie in ihren Diva-Slippern die Treppe hinunter. Plötzlich erstarrte sie – was war das für ein Geräusch? Sie spitzte die Ohren und lauschte. Da war es schon wieder. Ein Kratzen und ein Rascheln, als wäre jemand im Garten … Das musste das Heinzelmännchen sein! Auf diesen Augenblick hatte sie seit Monaten gewartet, aber sie wollte auf keinen Fall noch einmal den Falschen verdächtigen. Sie hatte auch kein Geld mehr, das sie zur Wiedergutmachung verschenken konnte.

Sie schlich leise ins Wohnzimmer. Am Fenster ging sie auf die Knie und spähte vorsichtig über das Fensterbrett. Richards Wagen stand immer noch in der Auffahrt! Aber eine noch größere Überraschung war der Anblick von Richard selbst, der mit einer Hacke in der Hand auf allen vieren herumkroch und Blumen pflanzte. Schnell schlich sie vom Fenster weg. Eine Weile saß sie ganz benommen auf dem Teppich. Dann ging sie wieder zum Fenster und spähte vorsichtig hinaus. Richard packte gerade seine Gartenwerkzeuge weg. Rasch streifte sie ihre Slipper ab, schlüpfte in die Turnschuhe und kroch zur Tür, sorgfältig darauf achtend, dass man sie nicht durch das Glas in der Haustür sehen konnte.

Dieses Versteck-Spielchen machte ihr irgendwie Spaß, und sie hatte momentan ja sonst nichts zu tun. Sobald sie Richard losfahren sah, rannte sie zu ihrem Auto und stieg ein.

Genau wie im Film blieb sie immer drei Autos hinter ihm und bremste ab, als sie ihn rechts ranfahren sah. Er parkte, betrat einen Zeitungsladen, und hatte, als er wieder herauskam, eine Zeitung in der Hand. Holly setzte ihre Sonnenbrille auf, schob ihre Baseballmütze zurecht und spähte über die Kante des »Arab Leader«, der immer noch in ihrem Auto herumlag. Als sie sich im Spiegel sah, musste sie lachen – sie sah extrem verdächtig aus! Zu ihrer Enttäuschung überquerte Richard die Straße und ging ins Café Greasy Spoon. Da hatte sie ein saftigeres Abenteuer erwartet.

Noch ein paar Minuten blieb sie in ihrem Auto sitzen und grübelte über einen neuen Plan. Als eine Politesse an ihr Fenster klopfte, zuckte sie heftig zusammen.

»Hier dürfen Sie nicht stehen bleiben«, sagte sie. Holly schenkte ihr ein Lächeln, und fuhr gehorsam auf den offiziellen Parkplatz hinüber. Solche Probleme hatten Charlies Engel nie.

Schließlich beruhigte sich ihr inneres Kind so weit, dass die erwachsene Holly Mütze und Sonnenbrille abnahm und sie auf den Beifahrersitz warf. Sie fühlte sich albern. Schluss mit den Spielchen. Zurück ins richtige Leben.

Sie ging in das Café hinüber. Dort saß ihr Bruder, über seine Zeitung gebeugt, vor sich eine Tasse Tee. Lächelnd marschierte sie zu ihm hin. »Sag mal, Richard, musst du eigentlich nie arbeiten?«, witzelte sie. Er fuhr hoch. Gerade wollte sie weiterreden, als sie merkte, dass er Tränen in den Augen hatte. Dann begannen seine Schultern zu zucken.

Holly sah sich um, ob jemand außer ihr es bemerkt hatte, dann zog sie langsam einen Stuhl heraus und setzte sich neben Richard. Hatte sie etwas Falsches gesagt? Schockiert blickte sie in sein Gesicht. Sie hatte keine Ahnung, was sie sagen sollte. So hatte sie ihn noch nie erlebt. Tränen rollten ihrem Bruder übers Gesicht, obwohl er sich offensichtlich alle Mühe gab, sie zu unterdrücken.

»Richard, was ist los?«, fragte sie verwirrt, legte die Hand auf seinen Arm und tätschelte ihn wie unter einem Zwang.

Aber Richard wurde weiterhin von heftigen Schluchzern erschüttert.

Die rundliche Frau, die heute eine kanariengelbe Schürze trug, kam hinter der Theke hervor und stellte eine Schachtel Papiertaschentücher neben Holly.

»Hier«, sagte sie und gab Richard eines davon. Er wischte sich die Augen und schnäuzte sich laut.

»Tut mir Leid, dass ich hier so rumflenne«, sagte er verlegen. Er mied ihren Blick.

»Hey«, sagte sie leise und legte ihm wieder die Hand auf den Arm, was ihr diesmal schon viel leichter fiel. »Es ist doch vollkommen in Ordnung zu weinen. Zurzeit ist es sogar mein Hobby, also hack nicht darauf rum.«

Er lächelte schwach. »Bei mir geht alles den Bach runter, Holly«, erklärte er traurig und fing mit dem Taschentuch eine Träne auf, die ihm vom Kinn zu tropfen drohte.

»Was ist denn los?«, fragte sie besorgt. Eigentlich kannte sie ihren Bruder überhaupt nicht. In letzter Zeit hatte sie so viel Neues an ihm entdeckt, dass sie nur staunen konnte. Vielleicht war das ja der echte Richard. Bisher war er ihr immer wie ein Roboter vorgekommen.

Richard holte tief Luft und nahm einen großen Schluck Tee. Holly sah zu der rundlichen Frau hinter der Theke und bestellte noch eine Kanne.

»Richard, ich habe in letzter Zeit gelernt, dass es hilft, über die Dinge zu reden, die einem auf der Seele liegen«, sagte Holly leise. »Und wenn ich das sage, dann kannst du es ruhig glauben, weil ich nämlich immer den Mund gehalten und gedacht habe, ich bin Superwoman.«

Er sah sie zweifelnd an.

»Ich werde nicht lachen, ich werde überhaupt nichts sagen, wenn du willst. Ich werde es keiner Menschenseele weitererzählen, ich höre dir einfach nur zu.«

Er sah weg und fixierte den Salzstreuer mitten auf dem Tisch. »Ich hab meinen Job verloren«, sagte er leise.

Holly schwieg und wartete, dass er mehr erzählte. Als sie nach einer ganzen Weile immer noch nichts sagte, blickte Richard schließlich auf und sah sie an.

»Das ist nicht so schlimm, Richard«, meinte sie leise und lächelte ihn an. »Ich weiß, du hast deine Arbeit geliebt, aber du wirst eine andere finden. Hey, ich hab schon viel öfter …«

»Ich habe meine Stelle schon seit April nicht mehr«, unterbrach er sie ärgerlich. »Jetzt ist es September. Für mich gibt es keine Arbeit … in meiner Branche sieht es ganz schlecht aus …« Er sah wieder weg.

»Oh.« Holly wusste nicht, was sie sagen sollte. Nach langem Schweigen fügte sie hinzu: »Aber wenigstens arbeitet Meredith, und ihr habt weiterhin ein regelmäßiges Einkommen. Du kannst dir Zeit lassen, bis du das Richtige gefunden hast … Ich weiß, es fühlt sich nicht gut an, aber …«

»Meredith hat mich letzten Monat verlassen«, unterbrach er sie erneut, und diesmal klang seine Stimme schwächer.

Holly schlug sich die Hand vor den Mund. Der arme Richard! Zwar hatte sie seine Frau nie gemocht, aber Richard hatte sie angebetet. »Und die Kinder?«, erkundigte sie sich vorsichtig.

»Sie sind bei ihr«, antwortete er, und seine Stimme versagte.

»O Richard, das tut mir Leid«, stieß sie hervor. Sie wusste nicht, wohin mit ihren Händen. Sollte sie ihren Bruder in den Arm nehmen oder ihn lieber in Ruhe lassen?

»Mir tut es auch Leid«, meinte er traurig und starrte weiter auf den Salzstreuer.

»Du bist nicht daran schuld, Richard, rede dir das erst gar nicht ein«, protestierte Holly heftig.

»Meinst du?«, fragte er, und seine Stimme begann zu zittern. »Sie hat mir gesagt, ich wäre ein Versager, der nicht mal die eigene Familie ernähren kann.« Wieder brach er ab.

»Kümmere dich nicht darum, was diese blöde Schnepfe von sich gibt«, erwiderte Holly ärgerlich. »Du bist ein hervorragender Vater«, sagte sie mit fester Stimme und merkte, dass sie es genauso meinte. »Timmy und Emily lieben dich, weil du deine Sache mit ihnen gut machst, also vergiss einfach, was diese Frau sagt, die spinnt doch.« Damit nahm sie ihn in den Arm und hielt ihn fest, während er weinte. Holly war so wütend auf Meredith, dass sie am liebsten direkt zu ihr gefahren wäre und sie geohrfeigt hätte. Eigentlich hatte sie das schon lange gewollt, aber jetzt hatte sie endlich einen handfesten Grund dafür.

Schließlich versiegten Richards Tränen, er machte sich aus Hollys Armen los und nahm sich noch ein Taschentuch. Holly hatte Mitleid mit ihm; er hatte sich immer solche Mühe gegeben, perfekt zu sein. Aber nun war sein perfektes Leben auseinander gebrochen, und das verstörte ihn völlig.

»Wo wohnst du denn jetzt?«, fragte sie, weil ihr plötzlich einfiel, dass er die letzten Wochen ja gar kein Zuhause mehr gehabt hatte.

»In einer Pension die Straße runter. Da ist es ganz nett, die Leute sind sehr freundlich«, sagte er und schenkte sich noch eine Tasse Tee ein. Wieder die magische Tasse Tee: Wenn deine Frau dich verlässt, trink erst mal eine Tasse Tee ...

»Richard, da kannst du doch nicht bleiben«, meinte Holly. »Warum hast du denn nichts davon gesagt?«

»Weil ich dachte, wir kriegen das wieder hin, aber es geht nicht ... Sie hat es beschlossen.«

So gern Holly ihn zu sich eingeladen hätte, brachte sie es doch nicht über sich. Sie hatte zu viel mit sich selbst zu tun, das konnte Richard bestimmt verstehen.

»Was ist mit Mum und Dad?«, fragte sie. »Sie würden dir bestimmt gerne helfen.«

Aber Richard schüttelte den Kopf. »Nein, nein. Jetzt, wo Ciara zu Hause ist und Declan auch, da möchte ich ihnen nicht auch noch zur Last fallen. Schließlich bin ich ein erwachsener Mensch.«

»Ach Richard, sei doch nicht albern«, widersprach sie. »Dein altes Zimmer ist frei. Ich bin ganz sicher, dass du dort willkommen wärst«, versuchte sie ihn zu überreden. »Ich hab vor ein paar Tagen auch dort übernachtet.«

Er blickte auf.

»Es ist nichts dagegen einzuwenden, dass man sich gelegentlich da verkriecht, wo man groß geworden ist. Das ist nur gut für die Seele.« Sie lächelte.

Aber er zögerte. »Hmm ... nein, ich glaube nicht, dass das eine gute Idee wäre, Holly.«

»Wenn du dir wegen Ciara Sorgen machst, kann ich dich beruhigen. Sie geht in ein paar Wochen mit ihrem Freund nach Australien zurück, also ist es im Haus ... wesentlich weniger hektisch.«

Sein Gesicht entspannte sich ein wenig.

»Na, was hältst du davon? Komm schon, es ist eine gute Idee, und du würdest auch nicht dein Geld für irgendein miefiges Zimmer aus dem Fenster werfen, ganz egal, wie *nett* es da ist.«

Richard lächelte, wurde aber gleich wieder ernst. »Ich kann die Eltern nicht fragen, Holly. Ich ... ich weiß nicht, wie ich es ihnen sagen soll.«

»Dann geh ich mit«, schlug sie vor. »Ich frage sie für dich. Ehrlich, Richard, garantiert freuen sie sich sogar. Du bist ihr Sohn, sie lieben dich. Wir lieben dich alle«, fügte sie hinzu und legte ihre Hand auf seine.

»Na gut, versuchen kann ich es ja«, gab er endlich nach, und Holly hakte sich bei ihm unter, als sie zum Auto gingen.

»Ach, übrigens vielen Dank für meinen Garten, Richard.« Holly grinste ihn an und küsste ihn auf die Wange.

»Du hast es rausgekriegt?«, fragte er überrascht.

Sie nickte. »Du hast dich aber ganz schön gut verstellt, als ich dich neulich gefragt habe. Du hast übrigens ein Riesentalent, und ich werde dich ordentlich bezahlen, sobald ich einen Job gefunden habe.«

Er lächelte scheu.

Sie setzten sich in ihre Autos und fuhren hintereinander her nach Portmarnock, wo sie aufgewachsen waren.

Tage später betrachtete sich Holly im Spiegel der Toilette des Bürogebäudes von »X-Magazin«, wo ihr erstes Vorstellungsgespräch stattfinden sollte. Seit sie das letzte Mal einen ihrer Hosenanzüge getragen hatte, war sie viel dünner geworden, und so hatte sie sich einen neuen anschaffen müssen. Er schmeichelte ihrer schlanken Figur: Das Jackett war fast knielang und wurde in der Taille mit einem einzigen Knopf geschlossen. Auch die Hose saß wie angegossen und fiel gerade richtig über ihre Stiefel. Der Anzug war schwarz mit pinkfarbenen Nadelstreifen, und darunter trug Holly ein ebenfalls pinkfarbenes Top. Rein äußerlich fühlte sie sich schon wie eine karrierebewusste Powerfrau, jetzt brauchte sie nur noch wie eine zu klingen. Rasch zog sie ihren ebenfalls pinkfarbenen Lipgloss nach und fuhr sich mit den Fingern durch die Haare, die sie heute offen auf die Schultern fallen ließ. Dann holte sie tief Luft und machte sich auf den Weg zurück zum Empfang.

Dort nahm sie wieder Platz und betrachtete die anderen Jobanwärterinnen. Sie schienen viel jünger zu sein als sie, und einige hatten dicke Mappen auf dem Schoß. Als Holly sich umschaute, wurde sie panisch … nicht nur ein paar, nein *alle* hatten solche Mappen dabei! Sie stand wieder auf und ging hinüber zum Schreibtisch der Sekretärin.

»Entschuldigen Sie bitte«, sagte Holly.

Die Frau blickte auf und lächelte. »Kann ich Ihnen helfen?«

»Ja, ich wusste gar nicht, dass man eine Mappe mitbringen muss«, antwortete Holly ebenfalls mit einem Lächeln.

»Haben Sie denn eine?«, fragte die Sekretärin sehr freundlich.

Holly schüttelte den Kopf.

»Na, dann machen Sie sich mal keine Sorgen. Das gehört nicht zu den Voraussetzungen, die Leute bringen heutzutage nur endlos Arbeitsproben mit, um ein bisschen anzugeben«, flüsterte sie und kicherte. Holly stimmte ein. Aber verbessern würde das ihre Chancen nicht.

Schließlich kehrte sie an ihren Platz zurück und sah sich weiter um. Die Räumlichkeiten mit den warmen, gemütlichen Farben gefielen ihr, und das Licht strömte durch die großen alten Fenster. Durch die hohen Decken wirkte alles sehr luftig. Hier hätte sie gut den ganzen Tag sitzen und nachdenken können. Als ihr Name aufgerufen wurde, war sie so entspannt, dass sie nicht einmal zusammenzuckte. Selbstbewusst und zuversichtlich ging sie auf die Tür des Büros zu, und die Sekretärin zwinkerte, als wollte sie ihr Glück wünschen. Vor der Tür blieb Holly kurz stehen.

Greif nach den Sternen, flüsterte sie sich selbst zu, greif nach den Sternen.

Sechsundzwanzig

Vorsichtig klopfte sie an die Tür, und eine tiefe, barsche Stimme bat sie herein. Jetzt machte ihr Herz doch einen aufgeregten Sprung, denn plötzlich hatte sie das Gefühl, in der Schule zum Direktor gerufen zu werden. Aber sie wischte sich die schweißnassen Hände an ihrem Jackett ab und betrat den Raum.

»Guten Tag«, sagte sie selbstbewusster, als sie sich fühlte, und durchquerte das kleine Zimmer. Der Mann stand auf, lächelte Holly freundlich an und schüttelte ihr die Hand. Zum Glück passte sein Gesicht überhaupt nicht zu seiner mürrischen Stimme. Holly entspannte sich wieder; der Mann erinnerte sie an ihren Vater. Sie schätzte ihn auf Ende fünfzig. Eigentlich hätte sie gute Lust gehabt, ihn zu umarmen. Sein Haar glänzte fast silbern, und Holly konnte sich vorstellen, dass er früher sehr attraktiv gewesen war.

»Holly Kennedy, richtig?«, fragte er, während er wieder Platz nahm und auf ihren Lebenslauf blickte, der vor ihm auf dem Schreibtisch lag. Sie setzte sich auf den Stuhl ihm gegenüber und konzentrierte sich. In den letzten Tagen hatte sie jedes Bewerbungsbuch gelesen, das sie in die Finger kriegen konnte, und jetzt versuchte sie, die Ratschläge für Vorstellungsgespräche in die Praxis umzusetzen: Auftreten, Händedruck, Sitzhaltung. Sie wollte unbedingt wie eine erfahrene, intelligente und sehr selbstbewusste junge Frau wirken.

»Richtig«, beantwortete sie seine Frage, stellte ihre Handtasche neben sich auf den Fußboden und legte ihre verschwitzten Hände in den Schoß.

Der Mann setzte seine Lesebrille ganz vorn auf die Nase und blätterte schweigend in ihrem Bewerbungsschreiben. Holly musterte ihn aufmerksam und versuchte, in seinem Gesicht zu lesen, was nicht leicht war, da er offensichtlich zu den Leuten gehörte, die immer die Stirn runzeln, wenn sie etwas lesen – oder er war nicht sonderlich begeistert von dem, was er da vor sich hatte. Holly ließ ihren Blick über den Schreibtisch wandern, während sie darauf wartete, dass ihr Gesprächspartner wieder etwas sagte, und plötzlich fiel ihr ein silberner Rahmen mit dem Foto von drei jungen Frauen auf, alle ungefähr in ihrem Alter, die in einem wunderschönen Park oder Garten standen und in die Kamera lächelten. Unwillkürlich lächelte sie auch, und als sie wieder aufblickte, merkte sie, dass der Mann ihr Schreiben weggelegt hatte und sie beobachtete. Sofort setzte sie ein sachliches Gesicht auf.

»Ehe wir uns über Sie unterhalten, möchte ich Ihnen erst einmal erklären, wer ich bin und worum es in dem Job geht«, begann er.

Holly nickte und bemühte sich, interessiert auszusehen.

»Mein Name ist Chris Feeney, ich bin der Gründer und Herausgeber der Zeitschrift oder einfach der Boss, wie man mich hier gerne nennt.« Er lachte leise, was Holly ebenso charmant fand wie seine funkelnden blauen Augen.

»Grundsätzlich suchen wir jemanden, der sich um den Werbeaspekt der Zeitung kümmert. Wie Sie wissen, hängt die Finanzierung einer Zeitschrift sehr stark von den Anzeigen ab, und daher ist diese Aufgabe immens wichtig. Unglücklicherweise musste unser letzter Mitarbeiter uns plötzlich verlassen, deshalb sitzen wir jetzt ein wenig in der Klemme und suchen jemanden, der möglichst bald anfangen kann. Wie sieht es da bei Ihnen aus?«

»Das wäre für mich überhaupt kein Problem, im Gegenteil – ich möchte gern so bald wie möglich anfangen.«

Chris nickte und blickte wieder auf Hollys Lebenslauf. »Wie ich hier sehe, sind Sie seit über einem Jahr nicht mehr auf dem Arbeitsmarkt, ist das richtig?« Er senkte den Kopf und starrte sie über seine Brillengläser hinweg an.

»Ja, das ist richtig«, nickte Holly. »Und ich kann Ihnen versichern, dass es meine freiwillige Entscheidung war. Mein Mann war sehr krank, und ich brauchte Zeit für ihn.« Sie schluckte.

»Verstehe«, erwiderte Chris Feeney und blickte zu ihr empor. »Ich hoffe, Ihr Mann hat sich inzwischen wieder vollständig erholt«, fügte er mit einem freundlichen Lächeln hinzu.

Holly war nicht sicher, ob das eine Frage war und ob sie weitersprechen sollte. Aber er sah sie weiter schweigend an, und schließlich begriff sie, dass er auf eine Antwort wartete.

Sie räusperte sich. »Nein, leider nicht, Mr. Feeney. Mein Mann ist im Februar gestorben ... er hatte einen Gehirntumor. Deshalb habe ich meinen Job aufgegeben.«

»Oh.« Chris legte den Lebenslauf aus der Hand und setzte die Brille ab. »Natürlich verstehe ich das, und es tut mir sehr Leid«, sagte er ehrlich. »Es muss sehr schwer für Sie sein, so jung, wie Sie sind ...« Eine Weile starrte er schweigend auf den Schreibtisch, dann blickte er wieder auf. »Meine Frau ist voriges Jahr an Brustkrebs gestorben, daher verstehe ich sogar ziemlich gut, wie Sie sich fühlen.«

»Oh, das tut mir Leid.« Holly sah den freundlichen Mann lange an.

»Man sagt, es wird leichter mit der Zeit«, lächelte er.

»Das sagt man, ja«, bestätigte Holly. »Und es soll anscheinend auch helfen, wenn man literweise Tee in sich hineinschüttet.«

Mr. Feeney lachte, laut und herzlich. »Ja! Das hat man mir auch erzählt, und außerdem sind meine Töchter fest von der heilenden Wirkung frischer Luft überzeugt.«

»Ah, ja, die magische frische Luft, sie wirkt Wunder fürs Herz. Sind das Ihre Töchter?«, fragte Holly und deutete auf das Bild im Silberrahmen.

»Ja, das sind meine drei kleinen Ärztinnen, die versuchen, mich am Leben zu erhalten«, lachte er. »Leider sieht der Garten inzwischen nicht mehr so beeindruckend aus.«

»Ist das Ihr Garten?«, erkundigte sich Holly mit großen Augen.

»Er ist wunderschön. Ich dachte, das Foto wäre irgendwo im Botanischen Garten oder so aufgenommen worden.«

»Das war Maureens Spezialität. Mich kriegt man nicht lange genug aus dem Büro, um über das Chaos Herr zu werden.«

»Ach, reden Sie mit mir nur nicht von Gärten«, meinte Holly und verdrehte die Augen. »Ich bin auch nicht gerade mit einem grünen Daumen gesegnet, und mein Garten hat schon ausgesehen wie ein Dschungel.«

Holly fand es tröstlich, dass ihr jemand, der sich in der gleichen Lage befand wie sie, von ganz ähnlichen Empfindungen berichtete. Ob sie den Job bekam oder nicht, auf jeden Fall wusste sie, dass sie nicht ganz allein war.

»Um auf die Stelle zurückzukommen«, lachte Chris und setzte die Brille wieder auf. »Haben Sie denn überhaupt Erfahrungen im Medienbereich?«

Mit dem »überhaupt« spielte er wahrscheinlich auf ihren Lebenslauf an, in dem keinerlei Anzeichen dafür zu entdecken waren.

»Doch, ein bisschen Erfahrung habe ich schon«, antwortete sie und kehrte auf die unpersönliche Schiene zurück. »Ich hatte eine Stelle bei einem Immobilienmakler, wo ich dafür zuständig war, mit Zeitungen und anderen Medien für neue Objekte zu verhandeln. Ich kenne also sozusagen das andere Ende von dem, was hier verlangt wird, und weiß, wie man mit den Firmen umgeht, die Anzeigen platzieren wollen.«

»Aha. Aber haben Sie schon einmal bei einer Zeitschrift oder einer Zeitung oder dergleichen gearbeitet?«

Holly nickte langsam und durchforschte ihr Hirn. »Das nicht, aber ich war in einer anderen Firma für den wöchentlichen Newsletter verantwortlich …« plapperte sie los. Jetzt griff sie nach jedem Strohhalm, egal, wie erbärmlich er auch sein mochte.

Mr. Feeney war zu höflich, um sie zu unterbrechen, und so kaute Holly jeden Job durch, den sie jemals gehabt hatte, und bauschte alles mächtig auf, was auch nur ansatzweise mit Werbung oder Medien zu tun hatte. Schließlich ging ihr ihre eigene Stimme so auf die

Nerven, dass sie verstummte und nervös die Hände auf dem Schoß verschränkte. Sie war nicht qualifiziert für diesen Job, das wusste sie. Aber andererseits wusste sie auch, dass sie ihn bewältigen konnte.

Mr. Feeney nahm die Brille ab. »Verstehe. Nun Holly, ich sehe, dass Sie viel Erfahrung auf verschiedenen Gebieten haben, aber mir fällt auf, dass sie nie länger als neun Monate bei einem Ihrer Jobs geblieben sind ...«

»Ich habe nach einer Arbeitsstelle gesucht, die mich wirklich ausfüllt«, antwortete Holly, und jetzt war ihr Selbstvertrauen endgültig dahin.

»Woher weiß ich dann, dass Sie mich nicht nach ein paar Monaten sitzen lassen?« Er lächelte, aber Holly war klar, dass er die Frage sehr ernst meinte.

»Weil das jetzt der richtige Job für mich ist«, erklärte sie ebenso ernst. Sie holte tief Luft, weil sie spürte, wie ihr die Felle davonschwammen, aber sie hatte trotzdem nicht vor, klein beizugeben. »Mr. Feeney«, sagte sie und rutschte auf die Stuhlkante. »Ich kann sehr hart arbeiten. Wenn mich etwas begeistert, gebe ich hundertfünfzig Prozent. Ich kann mich in viele Gebiete einarbeiten und eigne mir umgehend an, was nötig ist, damit ich für mich, für Sie und die Firma das Beste geben kann. Wenn Sie mir Ihr Vertrauen schenken, dann lasse ich Sie nicht im Stich, das verspreche ich Ihnen.« Sie konnte sich gerade noch zurückhalten, sonst wäre sie vor ihm auf die Knie gefallen und hätte um den verdammten Job gebettelt.

Als ihr das klar wurde, lief sie puterrot an.

»Nun, ich denke, das war ein gutes Schlusswort«, meinte Mr. Feeney lächelnd, stand auf und streckte Holly die Hand hin. »Danke sehr, dass Sie sich die Zeit für dieses Gespräch genommen haben. Sie werden bald von uns hören.«

Holly bedankte sich, nahm ihre Tasche und spürte seinen Blick im Rücken, während sie zur Tür ging. Im letzten Moment drehte sie sich noch einmal um. »Mr. Feeney, ich sorge gleich dafür, dass Ihre Sekretärin Ihnen eine Kanne heißen Tee bringt. Das wird Ihnen bestimmt gut tun.« Lächelnd schloss sie die Tür hinter sich und hörte noch, wie er schallend zu lachen anfing. Die freundliche Sekretärin hob die Augenbrauen, als Holly an ihrem Tisch vorbeiging, während die übrigen Jobanwärterinnen sich an ihren Mappen festhielten und sich fragten, was Holly gesagt hatte, das ihren Gesprächspartner so zum Lachen gebracht hatte. Aber Holly ging weiter, hinaus an die frische Luft.

Auf dem Rückweg zum Auto bekam sie plötzlich solches Magenknurren, dass sie beschloss, Ciara bei der Arbeit zu besuchen und einen Happen zu essen; Hogan's war gleich um die Ecke. Im Pub wimmelte es von Geschäftsleuten, die hier zu Mittag aßen und zum Teil sogar heimlich ein paar Pints kippten, ehe sie ins Büro zurückgingen. Holly machte es sich an einem kleinen Ecktisch gemütlich.

»Entschuldigung«, rief sie laut und schnippte mit den Fingern. »Ich hätte gern bestellt.«

Von den Nachbartischen musterte man sie missbilligend, aber sie ließ sich nicht beirren und schnippte munter weiter. »He, Bedienung!«, rief sie noch einmal.

Mit wütendem Gesicht wirbelte Ciara herum, aber ihre Miene veränderte sich sofort, als sie ihre Schwester sah, die sie angrinste. »Herrgott noch mal, ich war kurz davor, dir den Kopf abzubeißen«, lachte sie und kam zu Hollys Tisch.

»Ich hoffe, so redest du nicht mit den Gästen«, neckte Holly sie.

»Nein, nicht mit allen«, antwortete Ciara ernst. »Isst du heute hier zu Mittag?«

Holly nickte. »Warum arbeitest du denn eigentlich zu dieser Zeit und auch noch hier unten im Pub? Ich dachte, du bist abends für den Club zuständig.«

Mit einem Augenaufschlag zum Himmel beklagte sich Ciara: »Dieser Mann lässt mich zu jeder Tages- und Nachtzeit arbeiten, er behandelt mich wie eine Sklavin.«

»Hat da jemand meinen Namen erwähnt?«, lachte Daniel und trat hinter Ciara an Hollys Tisch. Ciara erstarrte, sagte aber nichts.

»Stört es dich, wenn ich mich zu dir setze?«, fragte er Holly.

»Ja«, witzelte Holly, zog aber gleichzeitig einen Hocker für ihn an den Tisch. »Okay, was isst man denn hier am besten?«, fragte sie und sah sich die Speisekarte durch, während Ciara mit gezücktem Stift hinter ihm lautlos das Wort »Nichts« formte. Holly kicherte.

»Mein Lieblingsessen ist der Toast Spezial«, meinte Daniel, aber Ciara schüttelte heftig den Kopf. Offensichtlich war sie überhaupt nicht seiner Ansicht.

»Das Irish Stew ist auch prima«, sagte Daniel.

Ciara steckte sich hinter seinem Rücken den Finger in den Mund.

»Na, dann lieber den Toast Spezial.«

Ciara seufzte unhörbar, schrieb aber Hollys Bestellung auf und stolzierte davon.

»Du bist aber schick heute«, stellte Daniel fest, während er Hollys Hosenanzug musterte.

»Ja, ich war gerade bei einem Vorstellungsgespräch«, erwiderte Holly. Der Gedanke daran war ihr etwas unbehaglich.

»Ach ja, stimmt.« Daniel lächelte und erkundigte sich dann: »Ist es nicht gut gelaufen?«

Holly schüttelte den Kopf. »Na ja, sagen wir einfach, ich brauche noch einen schickeren Anzug. Ich gehe jedenfalls nicht davon aus, dass sich in nächster Zeit jemand bei mir meldet.«

»Mach dir keine Sorgen, es gibt bestimmt noch viele andere Möglichkeiten. Außerdem steht mein Angebot immer noch. Für den Job im Club meine ich«, sagte Daniel.

»Ich dachte, den hast du Ciara gegeben«, wunderte sich Holly.

»Na ja, du kennst ja deine Schwester – sie hat eine kleine Szene provoziert.«

»O nein!«, lachte Holly. »Was hat sie denn diesmal gemacht?«

»Irgendein Kerl an der Bar hat etwas gesagt, was ihr nicht gefiel, und da hat sie ihm das Bier, das er bestellt hatte, über den Kopf gegossen.«

»Ach du liebe Güte! Und du hast sie nicht gefeuert? Das überrascht mich.«

»Das konnte ich mit einer Angehörigen der Familie Kennedy ja schlecht machen, oder? Wie hätte ich dir da je wieder unter die Augen treten können?«

»Genau«, grinste Holly und begann mit tiefer Stimme zu deklamieren: ›Du bist vielleicht mein Freund, Danielo, aber du musst die Familie respektieren‹?«

Ciara, die in diesem Augenblick das Essen brachte, betrachtete ihre Schwester mit einem Stirnrunzeln. »Das war die schlechteste Imitation des Paten, die ich in meinem ganzen Leben gesehen habe. Buon appetito«, meinte sie sarkastisch, knallte den Teller auf den Tisch und machte auf dem Absatz kehrt.

»Hattest du eigentlich schon Glück mit deinem Heinzelmännchen?«, wechselte Daniel lachend das Thema.

»Ja, ich hab es entlarvt!«, lachte Holly und wischte sich die fettigen Finger an ihrer Serviette ab.

»Echt? Und wer war es?«

»Du wirst es nicht glauben, aber es war mein Bruder Richard!«

»Ach komm! Warum hat er es dir nicht gesagt? Sollte es eine Überraschung sein oder was?«

»Wahrscheinlich.«

»Ein netter Kerl, dein Bruder«, meinte Daniel nachdenklich.

»Findest du?« Holly war überrascht.

»Ja, er ist ein gutmütiger Typ. Ein netter Mensch einfach.«

Holly nickte.

»Hast du in letzter Zeit mal mit Denise oder mit Sharon gesprochen?«, fragte Daniel nun.

»Nur mit Denise«, antwortete Holly und sah weg. »Und du?«

»Tom macht mich halb wahnsinnig, weil er ständig nur über die Hochzeit redet. Er möchte mich als Trauzeugen. Ehrlich gesagt hätte ich nicht gedacht, dass sie den Termin schon so früh ansetzen.«

»Ich auch nicht«, stimmte Holly ihm zu. »Und wie findest du es inzwischen?«

»Ach«, seufzte Daniel. »Ich freue mich für ihn, aber gleichzeitig habe ich böse, böse egoistische Gedanken.« Er lachte verlegen.

»Das Gefühl kenne ich«, nickte Holly. »Hast du in letzter Zeit mal deine Ex gesehen?«

»Wen? Laura?«, fragte er erstaunt. »Die möchte ich überhaupt nie wieder sehen.«

»Ist Tom auch mit ihr befreundet?«

»Nicht mehr so wie früher, Gott sei Dank.«

»Dann lädt er sie also auch nicht zur Hochzeit ein?«

Daniel riss die Augen auf. »Daran hab ich überhaupt noch nicht gedacht. Gott, ich hoffe nicht. Tom weiß eigentlich, was ich mit ihm machen würde, wenn er es tut.«

Schweigend dachte er einen Augenblick nach.

»Morgen Abend treffe ich mich mit Tom und Denise, um die Hochzeit zu besprechen. Vielleicht hast du ja Lust, auch zu kommen«, schlug er dann vor.

»Danke, danke, das klingt ja nach einem richtig amüsanten Abend, Daniel.«

Daniel lachte. »Ich weiß, deshalb wollte ich auch nicht alleine hin. Ruf mich einfach später mal an, falls du es dir doch noch anders überlegst.«

Holly nickte.

»Bitte schön, hier ist die Rechnung«, sagte Ciara, ließ ein Stück Papier auf den Tisch segeln und tänzelte wieder davon. Kopfschüttelnd sah Daniel ihr nach.

»Keine Sorge, Daniel«, meinte Holly lachend. »Du wirst dich nicht mehr allzu lange mit ihr herumärgern müssen.«

»Warum?« Daniel machte ein verwirrtes Gesicht.

Ups, dachte Holly, Ciara hat ihm also noch nicht erzählt, dass sie weggeht.

»Wie hast du das gerade gemeint?«, beharrte er.

»Ach, nur dass ihre Schicht gleich vorbei ist«, redete sie sich heraus, während sie ihr Portemonnaie herausnahm und einen Blick auf die Uhr warf.

»Hör mal, lass die Rechnung einfach liegen, ich kümmere mich darum.«

»Nein, das möchte ich nicht«, sagte Holly. »Wobei mir einfällt, dass ich dir noch zehn Euro schulde«, rief sie und legte das Geld auf den Tisch.

»Vergiss es.« Er wedelte wegwerfend mit der Hand.

»Hey, warum werde ich eigentlich hier nie mein Geld los?«, scherzte Holly. »Ich lasse es einfach hier auf dem Tisch, dann musst du es irgendwann mitnehmen.«

Inzwischen war Ciara zurückgekommen, streckte die Hand nach dem Geld aus, und bemerkte den Zehn-Euro-Schein.

»Ooh, danke Schwesterherz, ich wusste ja gar nicht, dass du so großzügig mit dem Trinkgeld bist!« Damit steckte sie das Geld in die Tasche und machte sich auf den Weg zum nächsten Tisch.

»Mach dir nichts draus«, lachte Daniel, während Holly ihrer Schwester noch einigermaßen schockiert nachstarrte. »Ich ziehe es ihr später vom Lohn ab.«

Hollys Herz begann zu klopfen, als sie ihre Straße hinunterfuhr und sah, dass Sharons Auto vor ihrem Haus stand. Es war ihr peinlich, dass sie so lange nicht mit ihr gesprochen hatte. Einen Moment spielte sie mit dem Gedanken, zu wenden und wieder wegzufahren, aber dann entschied sie sich dagegen. Sie musste sich der Sache stellen, wenn sie ihre beste Freundin nicht verlieren wollte.

Siebenundzwanzig

Holly parkte ihr Auto und holte tief Luft, ehe sie ausstieg. Langsam ging sie auf Sharons Wagen zu und war sehr überrascht, als John ausstieg. Ihr Herz begann heftig zu pochen – hoffentlich war mit Sharon alles in Ordnung!

»Hi, Holly«, sagte John ziemlich grimmig und knallte die Autotür hinter sich zu.

»Hallo John! Wo ist Sharon?«, fragte sie.

»Ich komme gerade vom Krankenhaus«, antwortete er.

»O mein Gott! Was ist mit ihr?«

Verwirrt sah John sie an. »Sie ist nur bei der Routineuntersuchung, ich hole sie nachher ab.«

»Oh«, brachte Holly nur heraus. Sie war erleichtert, kam sich aber auch ziemlich dumm vor.

»Wenn du dir solche Sorgen um sie machst, hättest du sie ja mal anrufen können«, meinte John und starrte sie mit seinen eisblauen Augen an. Eine Weile hielt sie seinem Blick stand, dann sah sie doch weg, kaute schuldbewusst auf der Unterlippe herum und meinte schließlich: »Ja, ich weiß. Komm doch rein, ich mach uns schnell eine Tasse Tee.« Unter anderen Umständen hätte sie jetzt über sich selbst gelacht – so viel zur Magie der Tasse Tee!

In der Küche setzte sie rasch Wasser auf, während John es sich am Tisch bequem machte. »Sharon weiß nicht, dass ich hier bin, daher wäre ich dir dankbar, wenn du ihr nichts davon sagst.«

»Oh.« Holly war ein wenig enttäuscht, dass Sharon ihn nicht geschickt hatte. Anscheinend wollte Sharon sie gar nicht sehen.

»Sie vermisst dich, weißt du.« John musterte sie immer noch eindringlich.

Holly trug die Teebecher zum Tisch und setzte sich. »Ich vermisse sie auch.«

»Du hast dich drei Wochen nicht bei ihr gemeldet, Holly.«

»Nein, das waren keine drei Wochen!«, protestierte Holly schwach und fühlte sich schrecklich unbehaglich unter seinem prüfenden Blick.

»Na ja, nicht ganz ... aber es spielt sowieso keine Rolle, wie lang es genau war. Früher habt ihr fast jeden Tag telefoniert.«

»Da war auch alles anders, John«, erwiderte Holly ärgerlich. Hatte denn keiner Verständnis dafür, was sie momentan durchmachte?

»Hör mal, wir wissen alle, was du hinter dir hast ...«, setzte John an.

»Das ist mir klar, aber anscheinend versteht ihr nicht, dass ich noch lange nicht drüber weg bin!«

Schweigen.

»Nein, das stimmt nicht.« Johns Stimme war leiser geworden, und er fixierte seinen Teebecher, den er auf dem Tisch vor sich zwischen den Händen drehte.

»O doch. Ich kann nicht einfach zur Tagesordnung übergehen, wie ihr es alle macht.«

»Glaubst du das tatsächlich?«

»Na, sehen wir uns doch mal die Tatsachen an, ja?«, schlug sie sarkastisch vor. »Sharon bekommt ein Baby, Denise heiratet ...«

»Holly, das nennt man Leben«, fiel John ihr ins Wort. »Du scheinst vergessen zu haben, was das ist. Damit will ich nicht sagen, dass es leicht für dich ist. Ich vermisse Gerry auch. Er war mein bester Freund, ich war schon mit ihm im Kindergarten. Ich war sein Trauzeuge und er meiner! Wenn ich ein Problem hatte, bin ich damit zu Gerry gegangen, wenn ich ein bisschen abhängen wollte, bin ich auch zu Gerry gegangen. Ich hab ihm Dinge erzählt, die ich Sharon nie erzählt hätte, und er hat mir Dinge erzählt, die er dir nie erzählt hätte. Nur weil ich nicht mit ihm verheiratet war, heißt das noch lange nicht, dass ich jetzt nicht auch traurig bin. Aber nur weil er tot ist, heißt das noch lange nicht, dass ich auch aufhören muss zu leben.«

Holly saß da wie vom Donner gerührt. John verrückte seinen Stuhl, und in der Stille quietschten die Stuhlbeine laut über den Boden. Er holte tief Luft, ehe er weitersprach.

»Ja, es ist schwer. Ja, es ist schrecklich. Ja, es ist das Schlimmste, was mir jemals passiert ist, ja, so etwas Trauriges und Schwieriges musste ich bisher noch nie verkraften. Aber ich kann trotzdem nicht einfach die Flinte ins Korn werfen. Ich kann nicht aufhören, in den Pub zu gehen, weil da zwei Typen auf den Hockern sitzen, auf denen ich immer mit Gerry gesessen habe, und Witze reißen. Ich kann nicht aufhören, zum Fußball zu gehen, weil wir da immer zusammen hingegangen sind. Ich kann mich an damals erinnern, aber ich muss mein Leben weiterleben.«

Holly hatte Tränen in den Augen, aber John redete weiter.

»Sharon weiß, dass du es schwer hast, und sie versteht es auch, aber du musst auch einsehen, dass jetzt auch für sie eine enorm wichtige Zeit ist und dass sie dich braucht. Sie hat deine Hilfe genauso nötig wie du ihre. Wir haben alle Angst vor bestimmten Dingen, aber wir können uns deswegen nicht einfach verkriechen.«

»Ich versuch es ja, John«, schluchzte Holly, während die Tränen ihr über die Wangen liefen.

»Ich weiß«, sagte er, beugte sich vor und nahm ihre Hände. »Aber Sharon braucht dich. Es ist keinem von uns damit geholfen, wenn wir der Realität aus dem Weg gehen.«

»Aber ich war heute bei einem Vorstellungsgespräch«, schluchzte sie wie ein Kind.

»Das ist doch toll, Holly«, antwortete John und versuchte, sich ein Lächeln zu verkneifen. »Und wie war es?«

»Beschissen«, schniefte sie. John musste lachen. Sie schwiegen eine Weile, dann sagte John: »Sharon ist schon fast im fünften Monat, weißt du.«

»Was?«, Holly war überrascht. »Das hat sie gar nicht gesagt!«

»Sie hatte Angst«, erklärte er leise. »Sie dachte, du wirst wütend auf sie und sprichst kein Wort mehr mit ihr.«

»Das ist doch dumm von ihr«, sagte Holly und wischte sich entschlossen die Augen trocken.

»Ach wirklich?«, fragte er mit hochgezogenen Brauen.

Verlegen wandte Holly die Augen ab. »Ich wollte sie anrufen, ehrlich. Jeden Tag hab ich den Hörer abgenommen, aber ich hab's einfach nicht über mich gebracht. Dann hab ich es auf den nächsten Tag verschoben, und da hatte ich dann irgendwas zu tun … ach, es tut mir so Leid, John. Ich freue mich für euch beide, wirklich.«

»Danke, aber das solltest du nicht nur mir sagen, weißt du.«

»Ich weiß, aber ich hab mich so furchtbar benommen! Das verzeiht sie mir bestimmt nie!«

»Ach, sei nicht albern, Holly. Du kennst doch Sharon – morgen hat sie schon alles wieder vergessen.«

Hoffnungsvoll sah Holly ihn an.

»Na ja, vielleicht morgen noch nicht, aber nächstes Jahr bestimmt … irgendwann verzeiht sie dir garantiert.« Inzwischen waren seine eisigen Augen warm geworden und blitzten Holly vergnügt an.

»Hör auf!«, kicherte sie und boxte ihn in den Arm. »Nimmst du mich mit zu ihr?«

Holly war ein bisschen komisch im Magen, als sie vor dem Krankenhaus anhielten. Sie entdeckte Sharon gleich, die wartend vor dem Gebäude stand. Unwillkürlich musste Holly lächeln – ihre Freundin wurde Mama! Unglaublich, dass sie schon im fünften Monat war. Dann war sie auf Lanzarote schon im dritten Monat gewesen und hatte ihren Freundinnen kein Sterbenswörtchen davon verraten! Noch immer konnte Holly es nicht recht glauben, dass sie nichts gemerkt hatte. Nun war allerdings unter Polopulli und Jeans schon ein Bäuchlein auszumachen. Eine kleine Rundung, die Sharon sehr gut stand. Aber ihr Gesicht erstarrte, als sie Holly aussteigen sah.

Garantiert würde Sharon ihr jetzt sagen, dass sie eine hundsmiserable Freundin war und dass …

Aber stattdessen breitete sich langsam ein Lächeln auf Sharons Gesicht aus, und sie streckte Holly die Arme entgegen: »Komm her, du blöde Kuh«, sagte sie leise.

Holly rannte zu ihr, und sie fielen sich in die Arme. Und nun, während sie ihre beste Freundin an sich drückte, begannen bei Holly die Tränen wieder zu fließen. »O Sharon, es tut mir so Leid, ich bin schrecklich. Es tut mir so so so so so so so Leid! Ich wollte nicht …«

»Ach, halt den Mund, du Heulsuse.« Auch Sharon weinte, und sie hielten einander eine Weile fest umschlungen. John stand daneben und sah zufrieden zu.

»Ähem«, räusperte er sich schließlich laut.

»Komm du auch her«, grinste Holly und zog ihn zu sich.

»Ich nehme an, das war deine Idee«, meinte Sharon und sah ihren Mann forschend an.

»Nein, überhaupt nicht«, antwortete er und zwinkerte Holly verschwörerisch zu. »Ich bin Holly ganz zufällig auf der Straße begegnet …«

»Ja, ja«, sagte Sharon ironisch, hakte sich bei Holly unter und ging mit ihr zusammen zum Auto. Sie grinste ihre Freundin an.

»Wie war denn die Untersuchung?«, fragte Holly und drängelte sich wie ein kleines Kind von hinten zwischen die beiden Vordersitze. »Was wird es denn?«

»Tja, du wirst es nicht glauben, Holly«, antwortete Sharon und wandte sich zu ihr um. »Der Arzt hat mir gesagt … und er ist vertrauenswürdig, denn er ist einer der besten … er hat also gesagt …«

»Raus mit der Sprache!« Holly konnte es kaum erwarten.

»Er hat gesagt, es wird ein Baby!«

Holly verdrehte die Augen. »Ha ha! Was jetzt, Mädchen oder Junge?«

»Momentan ist es bloß ein Baby, ein Es. Man konnte noch nichts sehen.«

»Würdest du es denn wissen wollen?«

Sharon zog die Nase kraus. »Keine Ahnung, das hab ich mir noch gar nicht richtig überlegt.«

Sie sah zu John hinüber, und die beiden grinsten sich in stillem Einverständnis an.

Wieder spürte Holly den bekannten Stich der Eifersucht, aber sie wartete einfach, bis es vorbei war. Sie fuhren zu Holly und setzten sich alle an den Küchentisch, denn nachdem die beiden Freundinnen sich gerade erst wieder versöhnt hatten, wollten sie sich nicht gleich wieder voneinander verabschieden. Es gab so viel zu erzählen.

»Sharon, Holly war heute bei einem Vorstellungsgespräch«, sagte John, als er auch mal wieder zu Wort kam.

»Ach echt? Ich wusste gar nicht, dass du dich auf Arbeitssuche gemacht hast!«

»Das ist mein neuer Auftrag von Gerry«, erklärte Holly lächelnd.

»Oh, stand das diesen Monat in seinem Brief? Ich bin fast gestorben vor Neugier! Wie ist es denn gelaufen?«

Holly zog eine Grimasse und stützte den Kopf in die Hände. »Es war grässlich, Sharon. Ich habe mich total blamiert.«

»Wirklich?« Sharon kicherte. »Was war es denn für ein Job?«

»Anzeigenplätze verkaufen für diese Zeitschrift, für dieses X-Magazin.«

»Oh, cool, das lese ich immer auf der Arbeit.«

»Und, wie findest du's?«

»Cool halt. Ist von allem etwas dabei – Mode, Sport, Kultur, Rezepte … einfach alles.«

»Und Anzeigen«, ergänzte Holly lachend.

»Na, aber bestimmt keine guten, wenn sie Holly Kennedy nicht einstellen«, meinte Sharon.

»Danke, aber ich glaube wirklich nicht, dass ich den Job kriege.«

»Was ist denn schief gelaufen bei dem Gespräch? War es wirklich so katastrophal?« Sharon wollte mehr erfahren und griff nach der Teekanne.

»Ach, ich glaube, es ist nicht so toll, wenn man mich fragt, ob ich Erfahrungen mit Zeitschriften oder Zeitungen habe, und ich dann nur erzählen kann, dass ich den Newsletter für irgendeine blöde Firma rausgebracht habe.« Holly schlug im Spaß mit dem Kopf auf die Tischplatte.

Sharon prustete vor Lachen. »Den Newsletter? Ich hoffe, du hast damit nicht dieses komische kleine Faltblatt gemeint, das du für diese alberne Firma auf dem Computer zusammengeschustert hast?« John stimmte in ihr Gelächter ein.

»Na ja, immerhin war es Werbung ...« Holly kicherte, und die Sache wurde ihr immer peinlicher.

»Wisst ihr noch, wie du uns alle losgeschickt hast, um im strömenden Regen die Zettel in die Briefkästen zu werfen?«, lachte John. »Du hast mich mit Gerry losgeschickt.«

»Ach ja?« Holly hatte schon Angst vor dem, was jetzt kommen würde.

»Aber wir haben die Dinger stattdessen hinten in Bobs Pub in den Müll befördert und in Ruhe ein paar Pints getrunken.« Er lachte weiter, und Holly sah ihn mit offenem Mund an.

»Ihr fiesen kleinen Mistkerle!«, schimpfte sie, konnte sich das Lachen aber selbst nicht verbeißen. »Euretwegen hat die Firma Pleite gemacht und ich hab meinen Job verloren!«

»Ich würde eher sagen, sie hat Pleite gemacht, weil trotzdem ein paar Leute das Geschreibsel in die Hand bekommen haben, Holly«, spottete Sharon. »Aber die Firma war sowieso ein Saftladen, über den du dich jeden Tag beschwert hast.«

»Ach, Holly beschwert sich doch über jeden Job«, scherzte John. Aber er hatte Recht.

»Tja, über den heute hätte ich mich garantiert nicht beschwert«, meinte Holly traurig.

»Es gibt noch jede Menge andere«, beruhigte sie Sharon. »Du musst einfach deinen Lebenslauf ein bisschen aufpolieren.«

»Und wie?«, entgegnete Holly und stocherte mit dem Löffel in der Zuckerdose herum.

Eine Weile saßen sie schweigend um den Tisch herum.

»Schreib doch, dass du einen Newsletter herausgebracht hast«, wiederholte John ein paar Minuten später und prustete gleich wieder los.

»Ach, halt den Mund. Erzähl mir lieber, was du und Gerry sonst noch so gemacht habt, von dem ich alles nichts weiß.«

»Nein, nein, wahre Freunde verraten niemals ihre Geheimnisse«, scherzte John, und seine Augen waren voller Erinnerungen.

Eine Tür war aufgegangen. Und nachdem Sharon und sie John damit gedroht hatten, notfalls ein paar Geschichten aus ihm herauszuprügeln, erfuhr Holly an diesem Abend Dinge über ihren Mann, von denen sie nichts gewusst hatte. Zum ersten Mal seit Gerrys Tod saßen die drei Freunde die ganze Nacht beisammen und lachten. Endlich konnte Holly mit anderen über Gerry sprechen. Früher waren sie zu viert gewesen, Holly und Gerry, Sharon und John. Jetzt erinnerten sie sich zu dritt an den Freund, den sie verloren hatten. Und in ihren Geschichten erwachte er für diese Nacht wieder zum Leben.

Wenn Sharons und Johns Baby auf die Welt kam, würden sie wieder zu viert sein.

Das Leben ging weiter.

An diesem Sonntag bekam Holly Besuch von Richard und den Kindern. Sie hatte ihm gesagt, er solle die beiden ruhig mitbringen, denn die letzten Sonntage hatten sie eingepfercht in dem schrecklichen möblierten Zimmer verbracht. Jetzt spielten die beiden Kinder draußen im Garten, während Richard und Holly zu Abend aßen und ihnen durch die Terrassentür zusahen.

»Sie scheinen mir ganz glücklich zu sein, Richard«, stellte Holly fest.

»Ja, nicht wahr?« Er lächelte. »Ich möchte, dass ihr Leben so normal wie möglich weiterläuft. Sie verstehen nicht richtig, was los ist, und es ist ziemlich schwierig, es ihnen zu erklären.«

»Was hast du ihnen denn gesagt?«

»Dass Mommy und Daddy einander nicht mehr lieben, und dass ich ausgezogen bin, damit wir glücklicher sind. So ungefähr.«

»Und damit kommen sie zurecht?«

Ihr Bruder nickte bedächtig. »Timothy findet es in Ordnung, aber Emily macht sich Sorgen, dass wir womöglich aufhören, sie zu lieben, und dass sie dann auch ausziehen muss.« Mit traurigen Augen sah er Holly an.

Die arme Emily, dachte Holly und sah hinaus zu dem kleinen Mädchen, das gerade mit seiner seltsamen Puppe herumtanzte. Unglaublich, dass sie mit Richard über solche Dinge sprach. Auf einmal war er ein ganz anderer Mensch für sie. Vielleicht hatte auch sie sich verändert; sie war ihm gegenüber viel toleranter geworden, sie fand es leichter, seine nervigen Bemerkungen zu ignorieren, obwohl es immer noch genügend davon gab. Auf einmal hatten sie etwas gemeinsam: Sie wussten beide, wie es war, wenn man sich einsam und unsicher fühlte.

»Wie geht es denn so bei Mum und Dad?«

Richard schluckte seinen Bissen hinunter und nickte. »Gut. Sie sind enorm großzügig.«

»Stört dich Ciara sehr?« Holly kam sich vor wie eine Mutter, die ihr Kind nach seinem ersten Schultag ausfragt, ob die anderen Kinder auch nett zu ihm waren. In letzter Zeit hatte sie einen richtigen Beschützerinstinkt entwickelt, wenn es um ihren Bruder ging. Es tat ihr gut, ihm zu helfen.

»Ciara ist … na ja, sie ist eben Ciara.« Er grinste. »In vielen Dingen sind wir einfach anderer Meinung.«

»Darüber würde ich mir lieber nicht den Kopf zerbrechen«, erwiderte Holly, während sie mit der Gabel einem Stück Fleisch nachjagte. »Ich glaube, die Mehrheit der Weltbevölkerung hat eine andere Meinung als Ciara.« Endlich hatte ihre Gabel Kontakt mit dem Fleisch aufgenommen und wollte es aufspießen, aber es sauste von ihrem Teller, segelte quer durch die Küche und landete auf der Anrichte gegenüber.

»Dabei sagt man doch immer, Schweine können nicht fliegen«, lachte Richard.

Holly kicherte. »Hey, Richard, du hast einen Witz gemacht!«

Er sah richtig zufrieden aus, weil er sie zum Lachen gebracht hatte. »Anscheinend hab ich auch meine hellen Momente«, meinte er achselzuckend. »Wenn auch wahrscheinlich nicht allzu viele.«

Holly legte Messer und Gabel weg und kaute langsam, während sie darüber nachdachte, wie sie das formulieren sollte, was sie sagen wollte. »Wir sind alle unterschiedlich, Richard. Ciara ist ein bisschen exzentrisch, Declan ist ein Träumer, Jack ist ein Witzbold, ich bin ... na ja, ich weiß nicht, was ich bin. Aber du warst immer so beherrscht. So normal und ernsthaft. Aber das ist ja nicht unbedingt schlecht, wir sind einfach nur unterschiedlich.«

»Du bist sehr einfühlsam«, sagte Richard nach einem langen Schweigen.

»Wie bitte?«, fragte Holly. Um ihre Verlegenheit zu überspielen, stopfte sie sich rasch noch einen Bissen in den Mund.

»Ich fand dich schon immer sehr einfühlsam«, wiederholte er. »Na ja, ich würde nicht hier sitzen und essen, während die Kinder draußen rumlaufen und ihren Spaß haben, wenn du nicht einfühlsam wärst. Aber ich meinte eigentlich früher, als wir Kinder waren.«

»Nein, Richard«, entgegnete Holly kopfschüttelnd. »Jack und ich waren immer so gemein zu dir.«

»Ihr wart nicht immer gemein zu mir«, erwiderte er mit einem amüsierten Lächeln. »Außerdem sind Geschwister doch dafür da, einander das Leben so schwer wie möglich zu machen. Das härtet ab. Und ich war auch ein ziemlich tyrannischer großer Bruder.«

»Hmm, ich weiß nicht«, hakte Holly nach, weil sie das Gefühl hatte, irgendetwas ganz und gar nicht kapiert zu haben.

»Du hast Jack vergöttert. Ständig bist du ihm nachgelaufen und hast genau das getan, was er dir gesagt hat.« Richard lachte. »Ich hab manchmal gehört, wie er dir Anweisungen gegeben hat, was du mir sagen sollst. Dann kamst du in mein Zimmer geschossen, hast es brav rausgeplärrt und bist schnell wieder abgehauen.«

Verlegen blickte Holly auf ihren Teller, denn sie erinnerte sich an mehrere fiese Streiche, die sie Richard zusammen mit Jack gespielt hatte.

»Aber du bist immer zurückgekommen«, fuhr Richard fort. »Irgendwann kamst du in mein Zimmer geschlichen und hast mir einfach wortlos zugesehen, wie ich am Schreibtisch saß und arbeitete, und ich wusste, das war deine Art, mir zu sagen, dass es dir Leid tut.« Er lächelte sie an. »Niemand sonst bei uns zu Hause hatte ein Gewissen. Nicht mal ich. Du warst die Einzige, du warst schon immer sensibel.«

Er aß weiter. Holly schwieg und versuchte, das, was er ihr gesagt hatte, zu verdauen. Sie erinnerte sich nicht, Jack vergöttert zu haben, aber wenn sie so darüber nachdachte, musste sie Richard wohl Recht geben. Jack war ein lustiger, cooler, gut aussehender großer Bruder gewesen, der jede Menge Freunde hatte, und Holly hatte immer darum gebettelt, mit ihnen spielen zu dürfen. Wahrscheinlich fühlte sie ihm gegenüber immer noch das Gleiche. Wenn er jetzt angerufen hätte, würde sie wahrscheinlich immer noch alles stehen und liegen lassen. Das hatte sie sich noch nie so klar gemacht. Auch Gerry war mit Jack am besten ausgekommen, sie waren öfter zusammen ein Bier trinken gewesen und hatten bei Familienessen nebeneinander gesessen. Aber Gerry war nicht mehr da, und Jack rief zwar gelegentlich an, aber der Kontakt war längst nicht mehr so intensiv wie früher. Zurzeit war sie mehr mit Richard zusammen. Ob sie Jack etwas zu sehr auf ein Podest gehoben hatte?

In letzter Zeit hatte Richard sie oft sehr nachdenklich gestimmt. Jetzt sah sie ihm zu, wie er die Serviette aus dem Kragen zog und sie pedantisch zu einem kleinen Quadrat mit perfekten rechtwinkligen Ecken faltete. Dann schob er auf dem Tisch alles so lange herum, bis es seiner Vorstellung von Ordnung entsprach. Mit so einem Mann hätte Holly niemals leben können.

Auf einmal hörte man von draußen einen dumpfen Aufprall, und sie sprangen beide auf. Emily lag auf der Erde und weinte bitterlich, Timmy stand erschrocken neben ihr. Richard eilte nach draußen.

»Aber sie ist hingefallen, Daddy, ich hab nichts gemacht«, hörte Holly den Kleinen beteuern. Der arme Timmy. Unwillig beobachtete sie, wie Richard ihn am Arm packte und ihn in die Ecke schickte, wo er darüber nachdenken sollte, was er getan hatte. Bestimmte Dinge änderten sich anscheinend nie.

Als Holly am nächsten Tag ihren Anrufbeantworter abgehört hatte, hüpfte sie eine Weile in heller Aufregung durchs Haus. Dann spielte sie die Nachricht ein zweites und auch noch ein drittes Mal.

»Hi, Holly«, sagte eine barsche Stimme. »Hier spricht Chris Feeney vom X-Magazin. Ich wollte Ihnen nur sagen, dass ich von unserem Gespräch sehr angetan war. Hmm …« Er zögerte ein wenig. »Nun, normalerweise würde ich das nicht auf den Anrufbeantworter sprechen, aber Sie werden sich bestimmt freuen, dass wir beschlossen haben, Sie als neues Mitglied in unser Team aufzunehmen, und es wäre mir recht, wenn Sie so bald wie möglich anfangen. Rufen Sie mich bitte zurück, sobald Sie Zeit haben, damit wir alles Weitere besprechen können. Hmm … Auf Wiedersehen, bis bald!«

Holly rollte auf ihrem Bett herum, aufgeregt, gespannt und begeistert, und drückte gleich noch einmal auf »Play«. Sie hatte nach den Sternen gegriffen – und einen erwischt!

Achtundzwanzig

Holly starrte zu dem großen georgianischen Gebäude empor, und ihr ganzer Körper kribbelte vor Aufregung. Heute war ihr erster Arbeitstag, und sie spürte, dass es ihr in diesem Gebäude gut gehen würde. Es lag mitten im Stadtzentrum, und die Büros der Zeitschrift befanden sich auf dem Stockwerk über einem kleinen Café. In der letzten Nacht hatte Holly vor Nervosität nur wenig geschlafen, aber anders als bei ihren bisherigen Jobs graute ihr kein bisschen vor dem Neuanfang. Sie hatte Mr. Feeney gleich zurückgerufen (nachdem sie seine Nachricht noch ungefähr tausendmal angehört hatte), ihr zweites Vorstellungsgespräch abgesagt und dann ihrer Familie und ihren Freunden die frohe Nachricht überbracht. Natürlich waren sie alle genauso begeistert gewesen, und als sie heute früh das Haus verlassen hatte, war ein wunderschöner Blumenstrauß angeliefert worden – von ihren Eltern, mit den besten Wünschen.

Sie fühlte sich wie am ersten Schultag und hatte sich extra neue Stifte und eine Mappe zugelegt, mit der sie ganz besonders business-like aussah. Trotzdem war sie traurig geworden, als sie sich zum Frühstück an den Tisch setzte. Traurig, weil Gerry diesen spannenden Tag nicht miterlebte. Sonst hatte es immer ein bestimmtes Ritual gegeben, wenn Holly in einem neuen Job anfing, was ja recht häufig vorgekommen war: Gerry brachte ihr das Frühstück ans Bett und packte ihr dann ein großes Lunchpaket mit Schinken-Käse-Sandwiches, einem Apfel, einer Tüte Chips und einem Schokoriegel. Dann fuhr er sie zur Arbeit und rief in der Mittagspause an, um sich zu vergewissern, dass ihre Kollegen nett zu ihr waren. Nach Feierabend holte er sie ab und brachte sie nach Hause. Dann aßen sie zusammen, und Gerry hörte zu und lachte, während Holly die verschiedenen Leute im Büro beschrieb und meistens auch schon darüber jammerte, wie sehr sie ihre Arbeit hasste. Natürlich machten sie das alles nur am ersten Tag. In normalen Zeiten quälten sie sich wie die meisten anderen Menschen in letzter Minute aus den Federn, machten einen Wettlauf zur Dusche und schlurften dann mehr oder weniger brummig in der Küche herum, wo sie schnell eine Tasse Kaffee hinunterschütteten, um besser in den Tag zu kommen. Zum Abschied küssten sie sich, dann ging jeder seiner Wege. Am nächsten Tag wiederholte sich alles. Wenn Holly gewusst hätte, dass ihre gemeinsame Zeit so kurz bemessen war, hätte sie sich nicht so von der ganzen öden Routine auffressen lassen, tagein, tagaus …

Doch heute Morgen war es ganz anders. Sie erwachte in einem leeren Haus, allein im Bett, und niemand brachte ihr das Frühstück. Sie musste nicht darum kämpfen, als Erste unter die Dusche zu kommen, und in der Küche war es ohne Gerrys morgendliche Niesanfälle ganz still. Irgendwie hatte sie sich eingebildet, Gerry würde wie durch ein Wunder heute früh bei ihr sein und sie begrüßen, weil das der Tradition entsprach und weil sich so ein besonderer Tag sonst nicht richtig anfühlte. Aber der Tod machte keine Ausnahmen. Es gab kein Zurück.

Jetzt, vor der Tür des Bürogebäudes, kontrollierte Holly noch einmal, ob sie den Reißverschluss an ihrer Hose ordentlich zugezogen, das Jackett nicht aus Versehen in die Unterhose gesteckt und auch keine Knöpfe an ihrer Blusen vergessen hatte. Zufrieden, dass sie präsentabel aussah, ging sie die Treppe hinauf. Am Empfang kam die Sekretärin, die sie vom Vorstellungsgespräch kannte, gleich hinter ihrem Schreibtisch hervor, um sie zu begrüßen. Holly hatte sie auf Anhieb gemocht.

»Hi, Holly«, sagte sie und schüttelte ihr herzlich die Hand. »Willkommen in unseren heiligen Hallen!«, meinte sie lachend, mit einer ausladenden Handbewegung. Sie war ungefähr im gleichen Alter wie Holly, hatte lange blonde Haare, ein freundliches Gesicht und fast immer ein Lächeln auf den Lippen.

»Ich bin übrigens Alice und arbeite hier am Empfang, wie Sie ja wissen. Jetzt bringe ich Sie erst mal zum Boss, der wartet nämlich schon auf Sie.«

»Gott, bin ich etwa zu spät dran?«, fragte Holly besorgt und schaute auf ihre Armbanduhr. Sie war extra früh von zu Hause aufgebrochen und hatte reichlich Zeit eingeplant, um trotz des Verkehrs an ihrem ersten Tag besonders pünktlich zu sein.

»Nein, überhaupt nicht«, erwiderte Alice, während sie Holly zu Mr. Feeneys Büro führte. »Kümmern Sie sich nicht um Chris und die anderen, das sind alles Workaholics, die sich dringend ein Privatleben zulegen sollten. Mich sehen Sie hier nach sechs bestimmt nicht mehr, darauf können Sie sich verlassen.« Holly lachte. So wie Alice war sie früher auch gewesen.

»Jedenfalls dürfen Sie nicht anfangen, zu früh zu kommen und spät aufzuhören, nur weil die es tun. Ich glaube, Chris wohnt praktisch in seinem Büro, das kann man sowieso nicht toppen. Der Mann ist nicht normal«, sagte sie laut, klopfte an die Tür und führte Holly hinein.

»Wer ist nicht normal?«, erkundigte sich Mr. Feeney barsch, stand von seinem Stuhl auf und streckte sich.

»Na, du natürlich«, antwortete Alice und machte die Tür hinter sich zu.

»Sehen Sie, wie meine Leute mich behandeln?«, lachte er, trat auf Holly zu und streckte die Hand zur Begrüßung aus. Sein Händedruck war genauso warm und herzlich wie beim ersten Mal, und Holly fühlte sich sofort wohl in der entspannten Atmosphäre des Teams.

»Danke, dass Sie mich eingestellt haben, Mr. Feeney«, sagte Holly ehrlich.

»Sie dürfen mich gerne Chris nennen, und es besteht kein Grund, mir zu danken. Ende des Monats werde ich mich bei Ihnen bedanken.«

Holly runzelte die Stirn, weil sie nicht recht wusste, was sie von dieser Bemerkung halten sollte.

»Unsere Zeitschrift erscheint monatlich, das ist alles, was ich gemeint habe, Holly«, beruhigte er sie.

»Oh … gut.« Holly lachte. »Ich dachte schon, Sie entlassen mich gleich wieder.«

»Aber nein! Kommen Sie, ich zeige Ihnen die Büros.« Zusammen gingen sie den Korridor hinunter. An den Wänden hingen in einzelnen Rahmen die Titelseiten aller in den letzten zwanzig Jahren veröffentlichten Nummern.

»Kein sonderlich schickes Ambiente, aber hier drin arbeiten unsere fleißigen Ameisen«, sagte er, öffnete die Tür, und Holly blickte in ein riesiges Büro. Dort standen ungefähr zehn Schreibtische, und es wimmelte von Leuten vor ihren Computern und am Telefon. Alle blickten auf und winkten Holly zu. Holly lächelte und rief sich ins Gedächtnis, wie wichtig der erste Eindruck ist. »Das sind die wunderbaren Journalisten, die mir helfen, meine Rechnungen zu bezahlen«, erklärte Chris. »Das hier ist Ciaran, der Moderedakteur, Mary, die Frau für Food, und hier Brian, Steven, Gordon, Aishling und Tracey. Sie müssen nicht so genau wissen, was die tun, denn sie trödeln eigentlich sowieso nur rum.« Er lachte, und einer der Männer drohte ihm mit dem Finger, ohne sein Telefongespräch zu beenden.

»Hört mal alle her, das hier ist Holly!«, rief Chris, alle winkten noch einmal und arbeiteten weiter.

»Der Rest der Journalisten arbeitet frei, deshalb werden Sie sie nicht allzu oft in der Redaktion antreffen«, erklärte Chris, während er Holly in den nächsten Raum führte. »Hier verstecken sich die Computerfreaks, zum Beispiel Dermot und Wayne, die für Layout und Design zuständig sind. Mit den beiden werden Sie eng zusammenarbeiten, denn sie müssen natürlich wissen, welche Anzeigen wohin kommen. Jungs, das hier ist Holly.«

»Hi, Holly!« Die beiden Männer standen auf und schüttelten Holly die Hand, dann verkrochen sie sich wieder hinter ihren Computern.

»Ich hab sie gut erzogen, was?«, lachte Chris, und sie gingen wieder hinaus auf den Korridor. »Da unten ist der Konferenzraum. Jeden Morgen um Viertel vor neun haben wir ein Meeting, aber Sie brauchen nur montags daran teilzunehmen, damit Sie auf dem Laufenden bleiben.«

Holly nickte zu allem, was er sagte, und versuchte, sich die ganzen Namen zu merken.

»Die Treppe runter sind die Toiletten, und jetzt zeige ich Ihnen noch Ihr Büro.«

Sie gingen den gleichen Weg zurück, den sie gekommen waren, und Holly sah sich noch einmal ganz gespannt die Bilder an den Wänden an. Sie war beeindruckt.

»So, das hier ist Ihr Büro«, sagte Chris, öffnete die Tür und ließ Holly vorgehen.

Holly konnte nicht anders, sie musste die ganze Zeit lächeln, während sie sich in dem kleinen Raum umschaute. Noch nie zuvor hatte sie ein eigenes Büro gehabt. In dieses hier passte alles Notwendige: ein Aktenschrank, ein Schreibtisch mit einem Computer, neben dem sich Akten stapelten, und gegenüber ein Regal mit noch mehr Akten, Büchern und alten Zeitschriften. Fast die gesamte Wand hinter dem Schreibtisch wurde von einem großen Fenster eingenommen, und obwohl es draußen kalt und windig war, herrschte im Zimmer eine gemütliche, helle Atmosphäre. Holly konnte sich sehr gut vorstellen, hier zu arbeiten.

»Perfekt!«, rief sie und stellte ihre Mappe auf dem Schreibtisch ab.

»Gut«, sagte Chris. »Ihr Vorgänger war ausgesprochen gut organisiert, und in den Ordnern sind detaillierte Unterlagen über alles, was getan werden muss. Falls Sie irgendwelche Probleme oder Fragen haben, kommen Sie einfach zu mir. Ich sitze gleich nebenan.« Zur Verdeutlichung klopfte er an die Wand.

»Also, ich erwarte keine Wunder von Ihnen, ich weiß ja, dass das alles neu für Sie ist, und Sie werden sicher auch eine Menge Fragen haben. Unsere nächste Ausgabe ist nächste Woche fällig, denn die Zeitschrift erscheint immer am Ersten des jeweiligen Monats.«

Holly machte große Augen. Also hatte sie genau eine Woche Zeit, um mit ihrem ersten Heft fertig zu werden!

»Keine Sorge«, lächelte Chris. »Für die Oktobernummer sind Sie noch nicht verantwortlich, ich möchte, dass Sie sich auf die Novembernummer konzentrieren. Machen Sie sich mit dem Layout vertraut. Wir gestalten die Seiten jeden Monat im gleichen Stil, also werden Sie bald wissen, was auf welche Seiten kommt. Es ist eine Menge Arbeit für einen allein, aber wenn Sie einigermaßen strukturiert rangehen, ist es kein Hexenwerk. Am besten sprechen Sie mit Dermot und Wayne vom Layout, die erklären Ihnen die Standards, und wenn Sie sonst was brauchen, fragen Sie Alice. Sie ist für alle da.« Er hielt inne und schaute sich um. »Das war's dann so in etwa. Noch irgendwelche Fragen im Moment?«

Holly schüttelte den Kopf. »Ich glaube, Sie haben alles angesprochen.«

»Schön, dann überlasse ich Sie jetzt erst einmal Ihrer Arbeit.« Als sich die Tür hinter ihm geschlossen hatte, setzte Holly sich an ihren Schreibtisch. Ihr neues Leben machte ihr schon ein wenig Angst. So einen tollen Job hatte sie noch nie gehabt, und es klang, als würde sie ganz ordentlich zu tun haben. Aber sie war froh. Da sie sich unmöglich alle Namen ihrer Kollegen merken konnte, holte sie ihren Notizblock heraus und schrieb sich schon mal alle auf, die ihr noch auf Anhieb einfielen. Dann holte sie sich den ersten Ordner und fing an, ihrer neuen Aufgabe auf den Grund zu gehen.

So vertieft war sie in ihre Lektüre, dass sie gar nicht merkte, wie die Zeit für die Mittagspause verstrich. Aber den Geräuschen auf dem Flur nach zu schließen, machte auch sonst keiner im Büro davon Gebrauch. In ihren anderen Jobs hatte Holly normalerweise mindestens eine halbe Stunde vor der Mittagspause aufgehört zu arbeiten, um darüber nachzudenken, was sie essen könnte. Dann hatte sie ihren Arbeitsplatz fünfzehn Minuten vor Pausenbeginn verlassen und war fünfzehn Minuten nach Pausenende wiedergekommen, vorgeblich wegen des Verkehrs – dabei ging sie immer zu Fuß. Den größten Teil des Tages hatte sie mit Tagträumen und privaten Telefongesprächen verbracht. Am Monatsende stand sie als Erste in der Schlange, um ihren Scheck zu kassieren, von dem nach zwei Wochen nichts mehr übrig war.

Ja, das hier war anders als ihre bisherigen Erfahrungen in der Arbeitswelt, und sie freute sich darauf.

»Hast du deinen Pass, Ciara?«, fragte Hollys Mutter zum dritten Mal, seit sie das Haus verlassen hatten.

»Ja, Mum«, ächzte Ciara. »Ich sag's dir gern auch noch zum hundertsten Mal: Er ist hier drin.«

»Zeig ihn mir«, verlangte Elizabeth und drehte sich auf dem Beifahrersitz um.

»Nein, ich denke gar nicht daran! Ich bin kein Baby mehr, weißt du.«

Declan schnaubte verächtlich, und Ciara versetzte ihm mit dem Ellbogen einen Rippenstoß. »Halt die Klappe.«

»Ciara, zeig Mum deinen Pass, damit sie beruhigt ist«, sagte Holly müde.

»Na gut«, lenkte Ciara ein und nahm ihre Tasche auf den Schoß. »Er ist da drin, siehst du, Mum … nein, warte mal, er muss hier sein … nein, vielleicht hab ich ihn dort reingestopft … o verdammt!«

»Herr des Himmels, Ciara«, knurrte ihr Vater, trat auf die Bremse und wendete ohne ein weiteres Wort.

»Was denn?«, fragte sie wütend. »Ich hab ihn da reingesteckt, irgendjemand muss ihn wieder rausgeholt haben«, brummte sie, während sie den Inhalt der Tasche im Auto verteilte.

»O Mann, Ciara«, stöhnte Holly, als ihr ein Slip um die Ohren flog.

»Ach, halt die Klappe«, schimpfte ihre Schwester weiter. »Ich bin ja bald weg, dann braucht ihr euch nicht mehr über mich zu ärgern.«

Alle schwiegen, denn es stimmte ja. Ciara würde für wer weiß wie lange in Australien bleiben, und natürlich würden sie sie schrecklich vermissen, so laut und irritierend sie gelegentlich auch sein mochte.

Holly saß gegen das Seitenfenster gequetscht mit Declan und Ciara auf dem Rücksitz, und ihr Vater fuhr sie zum Flughafen. Wieder ein Abschied. Richard hatte Mathew und Jack mitgenommen (Letzteren unter Protest), und inzwischen waren sie wahrscheinlich schon dort, denn Ciara hatte sie schon zum zweiten Mal zum Umkehren gezwungen – das erste Mal hatte sie ihren Nasenring vergessen, den sie unbedingt brauchte, weil er ihr Glück brachte.

Eine Stunde, nachdem sie aufgebrochen waren, erreichten sie den Flughafen; normalerweise dauerte die Fahrt zwanzig Minuten.

»Warum habt ihr denn so lange gebraucht?«, fragte Jack, als sie endlich mit langen Gesichtern eintrudelten. »Du kannst mich doch nicht die ganze Zeit hier mit Richard alleine lassen, Holly.«

»Ach hör auf, Jack«, wehrte Holly ab, »so schlimm ist er doch gar nicht.«

»Du hast dich aber verändert«, neckte er sie mit gespielter Überraschung.

»Nein, das nicht, aber ich glaube, *du* irrst dich«, fauchte sie und ging hinüber zu Richard, der wie immer allein dastand und ins Leere blickte. Sie lächelte ihn an.

Währenddessen wurde Ciara von ihrer Mutter fest umarmt. »Und melde dich ein bisschen öfter als das letzte Mal, ja, Schätzchen?«, bat sie.

»Natürlich Mum, ganz bestimmt. O bitte, wein doch nicht, sonst fang ich auch noch an.«

Auch Holly hatte einen Kloß im Hals und kämpfte mit den Tränen. Sie waren in den letzten Monaten oft zusammen gewesen, und Ciara hatte es immer geschafft, sie aufzuheitern, wenn sie am Boden war. Sie würde ihre Schwester vermissen, obwohl ihr natürlich klar war, dass sie mit Mathew gehen musste. Er war ein netter Kerl, und Holly freute sich, dass die beiden sich gefunden hatten.

»Pass gut auf meine Schwester auf«, mahnte sie Mathew. Sie musste sich auf die Zehenspitzen stellen, um ihn in den Arm zu nehmen.

»Keine Sorge, bei mir ist sie in guten Händen«, lächelte er.

»Dass mir keine Klagen kommen, ja?«, schloss auch Frank sich an und klopfte Mathew lächelnd auf den Rücken. Natürlich entging Mathew der warnende Unterton nicht, und er beteuerte eifrig, er werde sein Bestes tun.

»Ciao, Richard«, sagte Ciara und umarmte ihren Bruder. »Bleib weg von Meredith, ja? Du bist viel zu gut für dieses Miststück.«

»Ich werde mein Bestes tun«, antwortete er traurig, freute sich aber trotzdem über Ciaras Ermutigung.

»Du kannst uns jederzeit besuchen, Declan, vielleicht einen Film über mich drehen oder so«, verabschiedete sich Ciara von ihrem jüngsten Bruder und umarmte auch ihn.

»Pass auf meine große Schwester auf«, ermahnte sie Jack und wandte sich dann lächelnd zu Holly: »Ich werde dich schrecklich vermissen.«

»Und mach nicht wieder dieses komische Bunch-Springen, Ciara. Das ist viel zu gefährlich«, warnte ihr Vater.

»Das heißt Bungeejumping, Dad!«, korrigierte ihn Ciara und küsste ihn und ihre Mutter noch einmal auf beide Wangen. »Keine Sorge, ich werde schon was Neues finden.«

Schweigend stand Holly inmitten ihrer Familie und sah zu, wie Ciara und Mathew Hand in Hand zur Tür hinausgingen. Selbst Declan hatte Tränen in den Augen, obwohl er es zu verbergen versuchte und so tat, als müsste er niesen.

Frank hielt seine Frau eng an sich gedrückt, während Elizabeth mit tränenüberströmtem Gesicht ihrer Tochter nachwinkte.

Alle lachten, als Ciara durch die Sicherheitskontrolle ging und der Alarm losschrillte; sie musste die Taschen ausleeren und wurde einer Leibesvisitation unterzogen.

»Jedes verdammte Mal«, lachte Jack. »Ein Wunder, dass man sie überhaupt noch ausreisen lässt.«

Alle winkten noch einmal, als Ciara und Mathew weitergingen und die pinkfarbenen Haare schließlich endgültig in der Menge verschwanden.

»Na schön«, sagte Elizabeth und wischte sich die Tränen aus dem Gesicht. »Dann könnte doch jetzt der Rest der Bagage mit uns nach Hause kommen, und wir essen alle zusammen zu Mittag.«

Dagegen hatte niemand etwas einzuwenden, denn es war allen klar, dass ihre Mutter das jetzt brauchte.

»Diesmal kannst du ja mit Richard fahren«, bot Jack Holly an und wanderte auch schon mit dem Rest der Familie davon.

»Wie war denn deine erste Arbeitswoche, Liebes?«, fragte Hollys Mutter, als sie alle um den großen Tisch herumsaßen.

»Oh, es war toll, Mum«, antwortete Holly mit leuchtenden Augen. »Es ist viel interessanter und anspruchsvoller als die anderen Jobs, die ich bisher hatte, und meine Kollegen sind total nett. Eine sehr angenehme Atmosphäre.«

»Na, das ist doch das Wichtigste, oder nicht?«, meinte Frank zufrieden. »Und wie ist dein Chef?«

»Ach, der ist ein echter Schatz. Er erinnert mich an dich, Dad, ich möchte ihn am liebsten in den Arm nehmen und küssen.«

»Das klingt mir nach sexueller Belästigung am Arbeitsplatz«, witzelte Declan, und Jack kicherte.

Holly verdrehte die Augen.

»Machst du denn dieses Semester noch irgendwelche neuen Filme, Declan?«, erkundigte sich Jack.

»Ja, über Obdachlose«, antwortete Declan kauend.

»Declan«, ermahnte ihn Elizabeth. »Sprich bitte nicht mit vollem Mund.«

»Entschuldigung«, antwortete Declan und spuckte sein Essen auf den Tisch.

Jack fing laut an zu lachen und erstickte fast an seinem Bissen, aber der Rest der Familie wandte sich angewidert ab.

»Worum geht es in dem Film noch mal?«, fragte Frank nach, der um jeden Preis eine familiäre Auseinandersetzung verhindern wollte.

»Ich drehe dieses Semester fürs College eine Dokumentation über Obdachlose.«

»Oh, sehr gut«, antwortete sein Vater.

»Und mit welchem Familienmitglied besetzt du diesmal die Hauptrolle? Mit Richard?«, fragte Jack, wohl wissend, wie fies er war.

Entrüstet knallte Holly Messer und Gabel auf den Tisch.

»Das ist wirklich nicht komisch, Mann«, antwortete Declan zu Hollys Überraschung.

»Gott, warum sind denn zurzeit alle so empfindlich?«, fragte Jack und blickte in die Runde. »Es war doch bloß ein Witz.«

»Aber er war nicht komisch, Jack«, meinte auch Elizabeth streng.

»Was hat er gesagt?«, fragte Frank, der plötzlich aus einer Art Trance erwacht war. Aber seine Frau schüttelte nur den Kopf, und er begriff, dass er besser nicht noch einmal nachfragte.

Holly sah Richard an, der am anderen Ende des Tischs saß und ruhig sein Essen verspeiste. Sie empfand großes Mitgefühl mit ihm. Eine solche Behandlung hatte er nicht verdient. Entweder war Jack gemeiner als sonst, oder Holly war dumm genug gewesen, solche Scherze lustig zu finden.

»Tut mir Leid, Richard, ich hab nur Spaß gemacht«, sagte Jack.

»Ist schon okay, Jack.«

»Hast du denn inzwischen einen Job gefunden?«

»Nein, noch nicht.«

»Schade«, meinte Jack trocken, und Holly warf ihm einen wütenden Blick zu. Was zum Teufel war denn mit ihm los?

Wortlos nahm Elizabeth ihr Besteck und ihren Teller, ging ins Wohnzimmer, stellte den Fernseher an und ließ sich davor nieder.

Ihre beiden »kleinen Elfen« brachten sie einfach nicht mehr zum Lachen.

Neunundzwanzig

Holly trommelte mit den Fingern auf ihren Schreibtisch und starrte aus dem Fenster. Diese Woche flutschte die Arbeit nur so. Sie hatte gar nicht gewusst, dass ein Job dermaßen viel Spaß machen konnte. Sie hatte fast alle Mittagspausen durchgearbeitet, hatte Überstunden gemacht, und trotzdem war das Bedürfnis, die Welt zu ohrfeigen, bislang ausgeblieben. Na ja, sie war erst drei Wochen hier … Aber das Tollste war, dass sie sich unter ihren Kollegen ausgesprochen wohl fühlte. Alle arbeiteten mehr oder weniger vor sich hin; die Einzigen, mit denen sie näher Kontakt hatte, waren Dermot und Wayne vom Layout. Im Allgemeinen herrschte im Büro ein leicht ironischer Ton, alle duzten sich, und manchmal entspannen sich zwischen den einzelnen Räumen laute Wortgefechte, die aber immer freundlich und witzig blieben. Es gefiel Holly ausnehmend gut.

Sie liebte das Gefühl, zu einem Team zu gehören, das Gefühl, dass sie etwas tat, was für das fertige Produkt eine Rolle spielte. Alle Medien hingen von der Werbung ab, das hatte Chris mehr als einmal deutlich gemacht, und sie war für die Anzeigen zuständig.

Der Gedanke an Gerry war immer präsent. Jedes Mal, wenn sie erfolgreich eine Anzeigenstrecke ausgehandelt hatte, dankte sie ihm im Stillen, weil er sie dazu gebracht hatte, sich für diesen Job zu bewerben. Noch immer hatte sie schlechte Tage, an denen sie sich zu unwichtig vorkam, um überhaupt aufzustehen, aber der Spaß an ihrem Job scheuchte sie aus dem Bett und spornte sie an.

Jetzt hörte sie, wie in Chris' Büro neben ihr das Radio anging, und sie lächelte. Zu jeder vollen Stunde hörte er Nachrichten, die sich unbewusst in Hollys Gedächtnis einprägten. So informiert hatte sie sich in ihrem ganzen Leben noch nie gefühlt.

»Hey!«, schrie sie und hämmerte gegen die Wand. »Stell das Ding leiser! Andere Leute müssen arbeiten!«

Sie hörte ihn kichern und wandte sich wieder ihrer Arbeit zu. Ein freier Mitarbeiter hatte einen Artikel darüber eingereicht, wie er auf der Suche nach dem billigsten Pint Bier in Irland herumgereist war. Sehr amüsant. Unten auf der Seite war noch Platz, den es zu füllen galt. Als sie in ihrem Adressbuch blätterte, kam ihr eine Idee. Rasch griff sie zum Telefon und wählte.

»Hier Hogan's.«

»Hallo, ich möchte bitte Daniel Connelly sprechen.«

»Einen Moment bitte.«

Wieder das elende »Greensleeves«, aber sie tanzte beim Warten trotzdem im Zimmer herum. Zufällig streckte in diesem Moment Chris den Kopf zur Tür herein, zog ihn aber schnell wieder zurück. Holly grinste.

»Hallo?«

»Daniel?«

»Ja?«

»Hi, hier ist Holly.«

»Oh, wie geht's dir, Holly?«

»Mir geht's großartig, danke. Und dir?«

»Könnte nicht besser sein.«

»Solche Klagen hört man gern.«

Er lachte. »Und was macht dein Superjob?«

»Na ja, eigentlich rufe ich dich deshalb an«, gestand Holly und hatte plötzlich ein schlechtes Gewissen.

»O nein!«, lachte er wieder. »Ich habe mir geschworen, dass ich nie wieder jemanden namens Kennedy einstelle.«

»Verdammt«, erwiderte Holly und kicherte, »jetzt hab ich mich schon so darauf gefreut, deinen Kunden ein paar Drinks über den Kopf zu schütten.«

»Was gibt's denn?«, erkundigte er sich, wieder ernst werdend.

»Erinnere ich mich richtig, dass du mal gesagt hast, du müsstest mehr Werbung für den Club Diva machen?«

»Ja, daran erinnere ich mich auch.«

»Gut. Wie wäre es mit einer Anzeige im X-Magazin?«

»Ist das die Zeitschrift, bei der du jetzt arbeitest?«

»Nein, ich dachte bloß, es wäre eine interessante Frage, weiter nichts«, scherzte sie. »Natürlich arbeite ich hier!«

»Dann bist du ja direkt um die Ecke!«

»Stimmt genau.«

»Warum seh ich dich dann nie zum Lunch?«, neckte er sie. »Ist mein Pub etwa nicht mehr gut genug für dich?«

»Oh, hier essen mittags alle einfach was am Schreibtisch«, erklärte sie. »Was hältst du davon?«

»Ich finde das ziemlich blöd von euch allen.«

»Nein, ich meine, was hältst du von der Anzeige?«

»Ja, sicher, das ist eine gute Idee.«

»Okay, dann setze ich sie in die Novembernummer. Möchtest du sie monatlich drin haben?«

»Möchtest du mir vielleicht mitteilen, wie viel mich das kosten würde?«

Holly rechnete den Betrag rasch aus und nannte ihn ihm.

»Hmmm ...«, meinte er nachdenklich. »Das muss ich mir erst mal durch den Kopf gehen lassen, aber im November möchte ich die Anzeige auf jeden Fall drin haben.«

»Wunderbar! Wenn das in Druck geht, bist du im Handumdrehen Millionär.«

»Hoffen wir das Beste«, lachte er. »Übrigens haben wir nächste Woche eine Releaseparty für ein neues Getränk. Soll ich deinen Namen auch auf die Gästeliste setzen?«

»Ja, das wäre toll. Was ist das für ein Getränk?«

»Es heißt Blue Rock. Irgend so ein neuer Alkohol-Limo-Mix, der angeblich ganz groß rauskommen wird. Schmeckt beschissen, aber man kriegt es den ganzen Abend umsonst, deshalb mach ich mit.«

»Gute Werbung«, kicherte Holly. »Wann steigt die Party denn?« Sie kramte ihren Kalender hervor und notierte sich den Termin. »Das ist prima, ich kann gleich nach der Arbeit rüberkommen.«

»In dem Fall solltest du nicht vergessen, deinen Bikini mit zur Arbeit zu nehmen.«

»Was soll ich nicht vergessen?«

»Deinen Bikini«, lachte Daniel. »Das Motto des Abends heißt ›Strandparty‹.«

»Aber es ist schon fast Winter!«

»Das war nicht meine Idee. Der Slogan lautet: ›Blue Rock, der neue heiße Drink für den Winter‹.«

»Wie kreativ«, meinte sie.

»Ja, nicht? Wir lassen überall auf den Fußboden Sand streuen, was beim Aufräumen wahrscheinlich der totale Albtraum wird, und unsere Barleute kommen in Bikinis und Strandsachen. Du, ich muss zurück an die Arbeit, es ist heute schwer was los hier.«

»Danke, Daniel. Denk drüber nach, wie deine Anzeige aussehen soll, und melde dich dann bei mir.«

»Mach ich.«

Holly legte auf und blieb eine Weile gedankenverloren sitzen. Schließlich stand sie auf und ging nach nebenan zu Chris.

»Fertig mit der Tanzerei?«, erkundigte er sich mit einem Schmunzeln.

»Ja, ich hab mir eine kleine Schrittfolge ausgedacht, die wollte ich dir jetzt zeigen«, scherzte sie.

Er lachte. »Hast du eine Frage?« Schnell schrieb er seinen Satz fertig und nahm die Brille ab.

»Keine Frage, nur eine Idee.«

»Setz dich doch.« Er nickte zu dem Stuhl auf der anderen Seite des Schreibtischs. Gerade vier Wochen war es her, dass sie hier zum Vorstellungsgespräch gesessen hatte.

»Und wie lautet deine Idee?«

»Na ja, du kennst doch sicher Hogan's, den Pub hier um die Ecke?«

Chris nickte.

»Der Besitzer ist ein Freund von mir, und er will eine Anzeige in die Zeitschrift setzen.«

»Das ist prima, aber ich hoffe, du erzählst mir nicht von jeder neuen Anzeige, sonst sitzen wir das ganze Jahr hier rum.«

»Nein, darum geht's nicht, Chris. Er hat mir gesagt, dass er eine Releaseparty gibt, für ein neues Mixgetränk namens Blue Rock. Alles unter dem Motto ›Strandparty‹, mit Bikinis und so.«

»Mitten im Winter?« Chris zog misstrauisch die Augenbrauen hoch.

»Anscheinend soll es ›der neue heiße Drink für den Winter‹ sein.«

Chris verdrehte die Augen. »Wie kreativ.«

Holly lachte.

»Das habe ich auch gedacht. Aber inzwischen finde ich, es könnte sich trotzdem lohnen, darüber zu berichten. Ich weiß, wir sollen unsere Vorschläge bei den Meetings einbringen, aber das ist alles ziemlich kurzfristig.«

»Verstehe. Aber es ist eine gute Idee, Holly, und ich werde einen von den Jungs darauf ansetzen.«

Holly lächelte und stand auf. »Übrigens, hast du schon Ordnung in deinen Garten gebracht?«

»Ich hab schon ungefähr zehn Leute kommen lassen«, antwortete Chris resigniert. »Aber die meinten, unter sechstausend Euro tut sich da nichts.«

»Sechstausend! Das ist eine Menge Geld.«

»Na ja, der Garten ist riesig, das ist schon ein Argument. Es wird eine Menge Arbeit.«

»Was war das billigste Angebot?«

»Fünfeinhalbtausend. Warum?«

»Weil mein Bruder es dir garantiert für fünftausend machen würde«, platzte Holly heraus.

»Fünftausend?« Chris wurde hellhörig. »Das wäre nicht schlecht. Ist er denn gut?«

»Erinnerst du dich, dass ich dir erzählt habe, dass mein Garten schon ausgesehen hat wie der reinste Dschungel?«

Er nickte.

»Na ja, zurzeit ist er alles andere als ein Dschungel. Mein Bruder hat ihn ganz toll hingekriegt, aber er arbeitet allein, deshalb könnte es eine Weile dauern.«

»Für diesen Preis ist es mir vollkommen gleichgültig, wie lange er braucht. Hast du seine Visitenkarte?«

»Äh ... warte, ich hole sie gleich.« Auf dem Weg in ihr Büro stibitzte sie ein Stück Fotokarton von Alices Schreibtisch, gab Richards Namen und seine Handynummer in den Computer ein und druckte alles auf der Pappe aus. Dann schnitt sie ein ordentliches Rechteck aus, und das Ergebnis konnte durchaus als Visitenkarte durchgehen.

»Wundervoll«, sagte Chris, als sie ihm ihr Machwerk überreichte. »Ich rufe ihn am besten gleich an.«

»Nein, nein«, ging Holly hastig dazwischen. »Heute ist es ungünstig, er hat furchtbar viel zu tun. Morgen erreichst du ihn besser.«

»In Ordnung. Danke, Holly.« Sie war schon unterwegs zur Tür und blieb stehen, als er ihr nachrief: »Übrigens, wie sieht es bei dir eigentlich mit dem Schreiben aus?«

»Na ja, in der Schule hab ich's mal gelernt.«

Chris lachte. »Und auf diesem Niveau bist du geblieben?«

»Ich denke, ich könnte mir wahrscheinlich ein Wörterbuch besorgen.«

»Gut. Ich brauche dich nämlich für den Bericht über diese Pubgeschichte am Dienstag.«

»Wie bitte?«

»Von den anderen kann es keiner so kurzfristig einrichten, und weil ich es selbst auch nicht schaffe, bin ich auf dich angewiesen.« Er wühlte in den Papieren auf seinem Schreibtisch. »Ich schicke dir einen Fotografen mit, der soll ein paar Aufnahmen vom Sand und von den Bikinis machen.«

»Oh ... okay«, antwortete Holly mit wild pochendem Herzen.

»Wie wäre es mit achthundert Worten?«

Unmöglich, dachte sie, denn soweit sie wusste, umfasste ihr Wortschatz höchstens fünfzig.

»Kein Problem«, antwortete sie gespielt zuversichtlich und verließ hastig sein Büro.

Scheiße, Scheiße, Scheiße, Scheiße, dachte sie draußen. Wie in aller Welt sollte sie das hinkriegen?

Sie griff zum Telefon und drückte auf Wahlwiederholung.

»Hier Hogan's.«

»Ich möchte bitte Daniel Connelly sprechen.«

»Einen Moment bitte.«

»Legen Sie mich bloß nicht auf die …!«

Das Gedudel von »Greensleeves« unterbrach sie.

»Hallo?«

»Daniel, ich bin's noch mal«, sagte sie.

»Lässt du mich denn nie in Frieden?«, neckte er sie.

»Nein, ich brauche Hilfe.«

»Das weiß ich, aber dafür bin ich nicht der Richtige«, lachte er.

»Nein, im Ernst. Ich hab meinem Chef von deiner Veranstaltung erzählt, und jetzt will er, dass ich darüber berichte.«

»Das ist doch toll!«

»Nein, das ist überhaupt nicht toll. Ich kann doch überhaupt nicht schreiben«, protestierte sie fast panisch.

»Ach wirklich? In meiner Grundschule war das eins von den Hauptfächern.«

»Ach Daniel, sei doch mal einen Moment ernst, bitte …«

»Okay, was soll ich tun?«

»Du musst mir alles erzählen, was du über dieses komische Getränk und über die Veranstaltung weißt, damit ich heute schon mit dem Text anfangen kann und ein paar Tage Zeit zum Überarbeiten habe.«

»Ja, komme gleich, Sir!«, rief er vom Telefon weg. »Hör mal, Holly, ich muss wirklich zurück an die Arbeit.«

»Bitte«, wimmerte sie.

»Na gut, wann hast du Feierabend?«

»Um sechs«, antwortete sie und drückte sich selbst die Daumen, dass er Zeit für sie hatte.

»Dann komm doch einfach um sechs hierher, und wir gehen zusammen was essen. Ich kenne da ein echt nettes Lokal. Einverstanden?«

»O danke, Daniel, vielen Dank!« Vor lauter Freude hüpfte sie in ihrem Büro herum. »Du bist echt ein Schatz!«

Mit einem Seufzer der Erleichterung legte sie auf. Doch als sie sich das Gespräch noch einmal durch den Kopf gehen ließ, erstarrte sie plötzlich.

Daniel wollte mit ihr in ein ›echt nettes Lokal‹ gehen? Zum Essen, und nicht wie gewohnt nur auf einen Drink?

Hatte sie sich etwa gerade mit Daniel zu einem Date verabredet?

Dreißig

In der letzten Arbeitsstunde konnte Holly sich kaum konzentrieren; ständig sah sie auf die Uhr und versuchte die Zeit anzuhalten. Punkt sechs hörte sie, wie Alice ihren Computer abstellte. Holly lächelte. Wenn Gerry zu Hause auf sie gewartet hätte, hätte sie mit Alice glatt einen Wettlauf zur Tür veranstaltet.

Sie horchte, wie einige andere Kollegen ebenfalls ihre Sachen packten, und betete, Chris würde kommen und ihr noch einen Berg Arbeit auf den Tisch packen, damit sie Überstunden machen und ihr Essen mit Daniel absagen musste. Zwar war sie mit Daniel schon mehrmals ausgegangen, aber irgendetwas in seiner Stimme machte ihr Sorgen, und in ihrem Magen rumorte es ganz seltsam, wenn sie ihn am Telefon hörte. Sie sah dem bevorstehenden Treffen mit großem Unbehagen entgegen. Krampfhaft versuchte sie sich einzureden, dass es sich lediglich um ein Geschäftsessen handelte, und je mehr sie darüber nachdachte, desto einleuchtender fand sie den Gedanken: Sie gehörte jetzt zu den Menschen, die sich bei einem netten Essen über Geschäftliches unterhielten.

Gemächlich schaltete sie den Computer aus und packte in Zeitlupe ihre Tasche, als könnte sie das vor dem Essen mit Daniel bewahren.

»Hey, hast du dich selbst in Trance versetzt?« Alice lehnte am Türpfosten.

Vor Schreck sprang sie in die Höhe. »Herrje, Alice, ich hab dich überhaupt nicht gehört.«

»Alles klar?«

»Ja«, antwortete sie nicht sehr überzeugend. »Ich muss nur leider nachher noch was erledigen, wozu ich überhaupt keine Lust habe. Oder vielleicht irgendwie schon, aber es kommt mir falsch vor, obwohl es richtig ist. Verstehst du?« Sie sah Alice an, die sie mit großen Augen musterte.

»Und ich dachte immer, ich würde mir das Leben kompliziert machen.«

»Ach, kümmere dich einfach nicht um mich«, entgegnete Holly. »Was machst du eigentlich noch hier?«, fragte sie.

»Wir haben um sechs noch ein Meeting.«

»Oh.« Holly war enttäuscht. Niemand hatte ihr davon erzählt. Was nicht ungewöhnlich war, da sie ja nicht bei allen Meetings anwesend sein musste. Aber es war ungewöhnlich, dass Alice dabei sein sollte und Holly nicht.

»Geht es um etwas Interessantes?«, bohrte Holly nach, versuchte aber, uninteressiert zu klingen, und machte sich nebenbei an ihrem Schreibtisch zu schaffen.

»Es ist das Astro-Meeting.«

»Das Astro-Meeting?«

»Ja, das findet einmal im Monat statt.«

»Oh, soll ich auch daran teilnehmen oder bin ich dazu nicht eingeladen?« Holly bemühte sich sehr, nicht verbittert zu klingen, versagte aber kläglich, was ihr äußerst peinlich war.

Aber Alice lachte nur und antwortete: »Natürlich kannst du daran teilnehmen, Holly, ich wollte dich gerade fragen. Deshalb stehe ich ja hier an deiner Tür herum.«

Holly stellte ihre Mappe weg. Sie kam sich ein bisschen dumm vor, als sie hinter Alice ins Konferenzzimmer trat, wo alle bereits warteten.

»Hört mal her, das ist Hollys erstes Astro-Meeting, also sorgen wir dafür, dass sie sich wohl fühlt«, rief Alice.

Holly nahm Platz.

Chris sah sie viel sagend an und meinte: »Holly, ich möchte dir gleich sagen, dass ich absolut nichts von diesem ganzen Quatsch halte und mich schon im Voraus dafür entschuldige, dass man dich mit reingezogen hat.«

»Ach, Chris, sei lieber still«, winkte Tracey ab und setzte sich mit Block und Stift bewaffnet ans Kopfende des Tischs.

»Okay, wer möchte diesen Monat den Anfang machen?«

»Überlassen wir Holly dieses Privileg«, schlug Alice großzügig vor.

»Also, welches Sternzeichen bist du?«

»Stier.«

Alles rief »Aaah« und »Oooh«, nur Chris stützte den Kopf in die Hand und bemühte sich auszusehen, als ginge ihn alles nichts an.

»Na wunderbar«, sagte Tracey, »einen Stier haben wir noch nicht. Also – bist du verheiratet oder hast du einen Freund oder bist du Single oder was?«

Holly wurde rot. Brian zwinkerte ihr zu, und Chris lächelte ermutigend, denn er war der Einzige am Tisch, der über Gerry Bescheid wusste. Es war das erste Mal seit Gerrys Tod, dass Holly auf diese Frage antworten musste, und sie wusste gar nicht recht, was sie sagen sollte. »Hmm … nein, ich hab eigentlich keinen Freund, aber …«

»Na gut«, sagte Tracey und begann zu schreiben. »Diesen Monat sollte die Stierfrau auf einen großen, dunklen, gut aussehenden Mann achten, denn …« Sie zuckte die Achseln und blickte auf. »Hat jemand eine Idee?«

»Denn dieser Mann wird ihre Zukunft stark beeinflussen«, half Alice weiter.

Wieder zwinkerte Brian. Offenbar fand er es sehr amüsant, dass er groß und dunkel war. Außerdem musste er wohl blind sein, denn er schien sich einzubilden, dass er attraktiv war. Holly drehte sich schnell weg.

»So, das mit der Karriere ist einfach«, fuhr Tracey fort. »Stiere werden sehr beschäftigt sein und zufrieden mit einem neuen Arbeitsauftrag. Romantik gibt es mehr als genug. Der Glückstag ist ein …« – sie dachte angestrengt nach – »… ein Dienstag, die Glücksfarbe ist … blau«, entschied sie, nach einem Blick auf Hollys Top. »Gut, wer kommt als Nächstes?«

»Wartet mal bitte«, unterbrach Holly. »Ist das etwa mein Horoskop für den nächsten Monat?«

Alle am Tisch lachten. »Na, haben wir deine Illusionen zerstört?«, neckte sie Gordon.

»Das kann man wohl sagen«, antwortete sie. »Dabei lese ich doch so furchtbar gern meine Horoskope. Bitte sagt mir, dass das nicht bei allen Zeitschriften so läuft wie hier, ja?«

Chris schüttelte den Kopf. »Nein, manche stellen auch jemanden ein, der sich was ausdenkt, ohne den Rest des Büros damit zu belämmern.« Er warf Tracey einen gespielt bösen Blick zu.

»Ha, ha, Chris«, erwiderte sie trocken.

»Also bist du nicht hellseherisch veranlagt, Tracey?«, fragte Holly enttäuscht.

Tracey schüttelte den Kopf. »Nein, ich bin keine Hellseherin, aber ich bin ganz gut als Briefkastentante, danke sehr«, antwortete sie mit einem Blick zu Chris hinüber.

»Ach, jetzt habt ihr mir alles verdorben«, schmollte Holly.

»Chris, du bist der Nächste. Die Zwillinge werden diesen Monat zu viel arbeiten, ihr Büro nicht mal zum Schlafen verlassen und sich von Junkfood ernähren. Sie sollten sich darum bemühen, in ihrem Leben wieder zu einer Art Gleichgewicht zurückzufinden.«

»Das schreibst du jeden Monat, Tracey«, stöhnte Chris.

»Ja, solange du deine Gewohnheiten nicht änderst, kann ich auch das Horoskop für die Zwillinge nicht ändern, oder? Außerdem sind bis jetzt noch keine Klagen gekommen.«

»Aber ich beklage mich doch ständig!«, lachte Chris.

»Das zählt aber nicht, weil du nicht an die Sterne glaubst.«

»Na, warum wohl.«

So gingen sie die Sternzeichen aller Anwesenden durch, und Tracey beugte sich Brians Forderung, dass der Löwe den ganzen Monat vom anderen Geschlecht begehrt werden und im Lotto gewinnen würde. Holly blickte auf die Uhr und merkte, dass sie zu ihrem »Geschäftsessen« mit Daniel zu spät kommen würde.

»Entschuldigt, aber ich muss leider weg«, erklärte sie und stand auf.

»Dich erwartet wohl dein großer, dunkler, gut aussehender Mann, was?«, kicherte Alice. »Schick ihn zu mir, falls er dir nicht gefällt.«

Als Holly ins Freie trat, kam Daniel ihr schon entgegen. In der herbstlichen Kühle trug er wieder seine schwarze Lederjacke und Blue Jeans, seine schwarzen Haare waren zerzaust, Bartstoppeln zierten sein Kinn. Er sah aus, als wäre er gerade aus dem Bett gekrochen. Holly wurde wieder flau im Magen, und sie wandte schnell die Augen ab.

»Siehst du, ich hab's doch gesagt!«, rief Tracey, die gerade hinter Holly aus der Tür trat, und sauste in entgegengesetzter Richtung davon.

»Tut mir echt Leid, Daniel«, entschuldigte Holly sich. »Ich war noch in einem Meeting und konnte dir nicht Bescheid geben.«

»Macht nichts, es war bestimmt wichtig«, erwiderte er und lächelte sie an. Sofort bekam Holly wegen ihrer Lüge ein schlechtes Gewissen. Daniel war ihr Freund, nicht jemand, den sie sich vom Hals halten wollte. Was war denn plötzlich los mit ihr?

»Na dann mal los, ich hab den ganzen Tag noch nichts gegessen«, unterbrach Daniel ihre Gedanken.

Das Restaurant war sehr ruhig; nur wenige Tische waren besetzt, vornehmlich mit Pärchen, die sich im Kerzenschein verliebt anhimmelten. Als Daniel aufstand, um seine Jacke wegzuhängen, blies Holly schnell die Kerze auf ihrem Tisch aus. Daniel trug ein tiefblaues Hemd, und seine Augen leuchteten im Dämmerlicht des Lokals.

»Die stören dich, stimmt's?«, lachte Daniel, der Hollys Blick zu einem Paar verfolgte, das sich über den Tisch hinweg küsste.

»Nein, die machen mich traurig«, sprach Holly ihren ersten Gedanken laut aus.

Aber Daniel hörte nicht hin, weil er inzwischen ganz in die Speisekarte vertieft war. »Was nimmst du?«

»Ich nehme den Cesar's Salad.«

Daniel verdrehte die Augen. »Ihr Frauen mit euren Salaten. Hast du denn keinen Hunger?«

»Eigentlich nicht«, antwortete Holly und wurde rot, weil in diesem Moment ihr Magen laut hörbar knurrte.

»Ich glaube, da unten ist jemand anderer Ansicht«, lachte Daniel. »Mir kommt es vor, als würdest du überhaupt nie was Richtiges essen, Holly Kennedy.«

»Ich hab einfach nicht viel Appetit.«

»Na ja, ich kenne Kaninchen, die mehr essen als du.«

»Kaninchen machen auch noch andere Sachen, die ich nicht mache«, platzte sie heraus und schlug sich sofort die Hand auf den Mund.

Er zog die Brauen hoch und lachte. »Das Gefühl kenne ich.«

Im weiteren Verlauf des Abends achtete Holly strikt darauf, dass kein anderes Gesprächsthema aufkam als die bevorstehende Werbeveranstaltung. Sie war nicht in der Stimmung, über persönliche Gefühle zu diskutieren, und sie wusste auch gar nicht genau, was sie momentan eigentlich empfand. Netterweise hatte Daniel ihr eine Kopie der Pressemitteilung mitgebracht. Außerdem gab er ihr noch eine Liste mit Telefonnummern von Leuten, die bei der Getränkefirma arbeiteten und sicher bereit waren, Holly ein paar markante Sätze zum Zitieren zu liefern. Als sie das Restaurant verließen, fühlte sie sich schon weit weniger panisch wegen des Artikels. Allerdings war sie dem Hungertod nahe, weil sie nur ein paar Salatblättchen geknabbert hatte.

Während Daniel netterweise die Rechnung bezahlte, ging sie schon nach draußen, um ein bisschen Luft zu schnappen. Er war ein ausgesprochen großzügiger Mensch, das konnte man nicht abstreiten, und Holly war froh, dass er ihr Freund war. Trotzdem war es irgendwie nicht richtig, mit einem anderen Mann als Gerry in einem kleinen, intimen Restaurant essen zu gehen. Überhaupt fühlte sie sich seltsam. Eigentlich hätte sie um diese Zeit zu Hause sein und am Küchentisch darauf warten sollen, dass es endlich Mitternacht wurde und sie ihren Oktoberbrief von Gerry aufmachen konnte.

Doch dann erstarrte sie plötzlich. Ein Paar kam auf sie zu, ein Paar, von dem sie keinesfalls erkannt werden wollte. Schnell bückte sie sich, damit man ihr Gesicht nicht sah, und tat so, als müsste sie sich die Schuhe zubinden, aber dann merkte sie leider, dass sie Stiefel trug, und ihr blieb nichts anderes übrig, als sich mit ihren Hosenaufschlägen zu beschäftigen.

»Holly, bist du das?«, hörte sie eine vertraute Stimme. Sie starrte auf zwei Paar Schuhe, die direkt vor ihr standen, und hob langsam den Kopf.

»Oh, hallo!«, rief sie und versuchte, überrascht zu klingen, während sie sich aufrichtete.

»Wie geht's denn so?«, fragte die Frau, während sie Holly förmlich umarmte. »Warum stehst du denn hier in der Kälte herum?«

Holly schickte ein Stoßgebet zum Himmel, dass Daniel noch ein Weilchen im Restaurant aufgehalten wurde. »Ach, weißt du … ich hab gerade was gegessen«, erklärte sie lahm und deutete nervös auf das Restaurant.

»Ach, da wollten wir auch hin«, meinte der Mann mit einem Lächeln. »Schade, dass wir dich verpasst haben, sonst hätten wir uns ein bisschen unterhalten können.«

»Ja, stimmt, das ist schade …«

»Es tut dir sicher gut, wenn du ein bisschen rauskommst und etwas unternimmst«, sagte die Frau und tätschelte Hollys Schulter.

»Na ja, eigentlich …« Holly warf einen nervösen Blick zur Tür des Restaurants. »Ja, es ist schon nett …« Sie verstummte.

»Da bist du ja!«, rief Daniel. »Ich dachte schon, du wärst mir davongelaufen«, lachte er und legte ihr den Arm freundschaftlich um die Taille.

Holly schenkte ihm ein schwaches Lächeln und drehte sich wieder zu dem Paar um.

»Oh, Entschuldigung, ich hab Sie gar nicht gesehen«, meinte Daniel lächelnd und wandte sich den beiden ebenfalls zu.

Mit versteinerter Miene starrte das Paar ihn an.

»Äh … Daniel, das sind Judith und Charles. Gerrys Eltern.«

Holly drückte heftig auf die Hupe und fluchte auf den Autofahrer vor ihr. Sie kochte vor Wut. Sie ärgerte sich über sich selbst, weil sie das Gefühl hatte, in einer verfänglichen Lage ertappt worden zu sein, wo sie sich doch überhaupt nichts hatte zuschulden kommen lassen. Aber das machte sie nur noch wütender, vor allem, weil sie den Abend mit Daniel wirklich genossen hatte. Und sie durfte sich nicht amüsieren, weil es sich nicht richtig anfühlte, aber es hatte sich trotzdem richtig angefühlt …

Sie massierte sich mit den Fingern die Schläfen. Sie hatte Kopfschmerzen, sie machte sich das Leben mal wieder unnötig kompliziert, und der Verkehr trieb sie zum Wahnsinn. Armer Daniel, dachte sie traurig. Gerrys Eltern waren so unhöflich zu ihm gewesen, hatten das Gespräch abrupt abgebrochen und waren im Restaurant verschwunden, ohne Holly auch nur eines weiteren Blickes zu würdigen. Warum musste sie ihnen auch ausgerechnet in dem einen Moment über den Weg laufen? Wenn sie an einem x-beliebigen anderen Tag bei ihr zu Hause vorbeigekommen wären, hätten sie gesehen, wie schlecht es ihr ging und dass sie das perfekte Witwendasein führte. Das hätte die beiden wahrscheinlich glücklich gemacht. Aber davon wussten sie natürlich nichts und dachten jetzt, dass Holly ja schnell über ihren Sohn weggekommen war. Rutscht mir doch den Buckel runter, dachte Holly wütend und drückte noch einmal auf die Hupe. Warum brauchten manche Leute fünf Minuten, bis sie sich weiterbewegten, wenn es grün wurde?

An jeder Ampel musste sie warten, dabei wollte sie doch nur nach Hause und in ihren eigenen vier Wänden ihrer Wut freien Lauf lassen. Sie nahm ihr Handy und wählte Sharons Nummer. Ihre Freundin würde sie bestimmt verstehen.

»Hallo?«

»Hi, John, hier ist Holly, kann ich Sharon sprechen?«, sagte sie und war selbst überrascht von ihrer fröhlichen Stimme.

»Tut mir Leid, Holly, sie schläft gerade. Normalerweise würde ich sie gern für dich wecken, aber sie war total erschöpft ...«

»Nein, nein, lass sie nur schlafen«, unterbrach sie ihn. »Dann ruf ich eben morgen noch mal an.«

»Ist es was Wichtiges?«, fragte er besorgt.

»Nein«, antwortete Holly ruhig. »Überhaupt nicht.« Rasch legte sie auf und wählte Denises Nummer.

»Hallo?«, kicherte Denise.

»Hi, Denise.« Schon wieder klang sie so unnatürlich munter. Und der Oscar für die beste weibliche Hauptrolle geht an ...

»Alles klar bei dir?« Wieder kicherte Denise, und Holly hörte sie flüstern: »Tom, hör auf damit!« Sofort war ihr klar, dass sie einen ungünstigen Zeitpunkt erwischt hatte.

»Ja, mir geht's gut. Ich wollte nur ein bisschen quatschen, aber anscheinend seid ihr ja gerade beschäftigt«, antwortete sie mit einem gezwungenen Lachen.

»Ich ruf dich morgen an, Holly, okay?«, versprach Denise. Kichernd.

»Ja, in Ordnung, bis ...« Aber Denise hatte schon aufgelegt.

Holly war so in Gedanken versunken, dass lautes Hupen hinter ihr sie unsanft in die Realität zurückholte und sie schnell den Fuß aufs Gaspedal setzte.

Sie beschloss, zu ihren Eltern zu fahren und sich ein wenig mit Ciara zu unterhalten, aber als sie ankam, fiel ihr ein, dass ihre Schwester ja in Australien war. Fast hätte sie geweint. Wieder einmal war niemand da, mit dem sie reden konnte.

Sie klingelte trotzdem, und Declan kam an die Tür.

»Was ist denn mit dir los?«

»Nichts«, antwortete Holly voller Selbstmitleid. »Wo ist Mum?«

»Die unterhält sich in der Küche mit Dad und Richard. Ich würde die drei aber an deiner Stelle nicht stören.«

»Oh ... okay.« Jetzt war Holly vollkommen durcheinander. »Was machst du denn gerade?«, erkundigte sie sich bei ihrem Bruder, da ja sonst niemand zu sprechen war.

»Ich sehe mir gerade das Filmmaterial an, das ich heute gedreht habe.«

»Für die Dokumentation über die Obdachlosen?«

»Ja, willst du es dir anschauen?«

»Ja, gerne«, antwortete sie mit einem dankbaren Lächeln und machte es sich auf der Couch bequem. Schon ein paar Minuten später hatte Declans Video sie zu Tränen gerührt, und diesmal galten sie nicht ihr selbst. Declan hatte ein hinreißendes Interview mit einem Mann gemacht, der in Dublin auf der Straße lebte. Hier wurde ihr klar vor Augen geführt, dass es Menschen gab, die viel schlechter dran waren als sie, und die Tatsache, dass sie und Daniel vor dem Restaurant Gerrys Eltern begegnet waren, erschien ihr plötzlich wie eine Lappalie.

»Declan, das war großartig«, sagte sie, als sie am Ende angekommen waren, und trocknete sich die Tränen.

»Danke«, erwiderte er, während er das Video aus dem Gerät holte und in seiner Mappe verstaute.

»Bist du denn auch zufrieden damit?«

Er zuckte die Achseln. »Wenn man den Tag mit solchen Leuten verbringt, ist es irgendwie schwierig, sich darüber zu freuen, dass das, was sie einem erzählen, Stoff für eine großartige Dokumentation ist. Dass es für mich sozusagen umso besser ist, je schlimmer dieser Mann dran ist.«

Holly hörte ihm interessiert zu. »Da hast du Recht, Declan, aber ich glaube, der Film wird auch für ihn positive Auswirkungen haben. Wenn diese Dokumentation so oft ausgestrahlt wird wie deine letzte, hast du ihm damit schon einen Dienst erwiesen. Die Leute werden auf sein Schicksal aufmerksam und werden helfen wollen.«

Aber Declan zuckte nur die Achseln. »Vielleicht. Aber jetzt muss ich erst mal ins Bett, ich bin total kaputt.«

Damit klemmte er die Mappe unter den Arm und küsste Holly

im Vorbeigehen auf den Kopf, was sie zutiefst berührte. Ihr kleiner Bruder wurde erwachsen.

Als sie zur Uhr auf dem Kaminsims schaute, war es schon fast Mitternacht. Rasch holte sie ihre Tasche und nahm den Oktoberumschlag von Gerry heraus. Den ganzen Tag schon freute sie sich auf diesen Moment. Sie hatte den Umschlag sogar mit zur Arbeit genommen und zwischendurch immer wieder überprüft, ob er noch da war. Was hätte sie gemacht, wenn er nicht mehr da gewesen wäre? Wahrscheinlich wäre sie verrückt geworden. Sie hatte sich so daran gewöhnt, jeden Monat seinen Rat zu hören, und ihr graute schon vor dem bitteren Ende. Nach diesem hier waren nur noch zwei Briefe übrig. Nachdenklich strich sie mit den Fingern über die Schrift und riss dann langsam den Umschlag auf. Diesmal lagen zwei Karten darin. Vorsichtig holte Holly sie aus dem Umschlag, und eine gepresste Trockenblume fiel ihr auf den Schoß. Eine Sonnenblume, ihre Lieblingsblume. Mit zitternden Händen berührte sie die zarten Blütenblätter, ganz behutsam, um sie nicht kaputtzumachen.

Eine Sonnenblume für meine Sonnenblume, um die dunklen Oktobertage aufzuhellen, die Du so hasst. Ich bin stolz auf Dich, meine wunder-, wunderschöne Frau.
P.S.: Ich liebe Dich …
P.P.S.: Könntest du die andere Karte bitte John geben?

Holly nahm die zweite Karte, die ihr auf den Schoß gefallen war, und las sie, durch Tränen und Lachen hindurch.

Für John,
herzlichen Glückwunsch zum 32. Geburtstag.
Du wirst alt, mein Freund, aber ich hoffe, Du hast noch viele, viele Geburtstage vor Dir.
Pass gut auf Dich auf, kümmere Dich um meine und Deine Frau. Jetzt bist Du der Mann im Haus!

Alles Liebe
Dein Freund Gerry
Ich hab Dir ja gesagt, ich würde mein Versprechen halten …

Holly konnte sich nicht von seinen Worten losreißen. Eine halbe Ewigkeit, so schien es ihr, saß sie auf der Couch und dachte daran, wie glücklich John sein würde, von seinem Freund zu hören. Sie dachte daran, wie sehr sich ihr Leben in den letzten Monaten verändert hatte. Beruflich hatte sie sich enorm verbessert, und sie war stolz auf sich, dass sie diese Herausforderung so gut bewältigte. Sie genoss die Befriedigung, die sie jeden Tag empfand, wenn sie ihren Computer ausschaltete und ihr Büro verließ. Gerry hatte sie ermuntert, mutig zu sein und einen Job anzustreben, der ihr mehr bedeutete als nur das Geld, das dabei heraussprang. Aber sie glaubte nicht, dass sie all das gebraucht hätte, wenn Gerry noch bei ihr gewesen wäre. Das Leben war leerer ohne ihn, es blieb ihr eine Menge Raum für sich selbst. Sie arbeitete, um sich die Zeit zu vertreiben. Die Tatsache, dass es ihr Spaß machte, war angenehm, aber wenn sie ehrlich war, hätte sie, wenn Gerry dafür da gewesen wäre, ohne Zögern einen ihrer alten Jobs dagegen eingetauscht.

Sie spürte, wie sie erwachsener wurde; sie musste anfangen, an sich selbst und an ihre Zukunft zu denken. Denn es war niemand mehr da, der die Verantwortung dafür mit ihr teilte.

Sie wischte sich die Augen und stand auf. Aus irgendeinem Grund fühlte sie sich froh und beschwingt. Leise klopfte sie an die Küchentür.

»Komm rein«, rief Elizabeth.

Holly trat ein. Ihre Eltern und Richard saßen mit ihren Teebechern um den Küchentisch herum.

»Hallo, Liebes«, rief ihre Mutter freudig überrascht und umarmte sie. »Ich hab dich gar nicht kommen hören.«

»Ich bin schon seit ungefähr einer Stunde hier und hab mir

Declans Video angesehen.« Holly fühlte sich ihrer Familie sehr nahe.

»Toll, nicht wahr?« Frank stand auf und begrüßte seine Tochter ebenfalls mit einer Umarmung.

Holly nickte und setzte sich zu ihnen an den Tisch. »Hast du einen Job gefunden?«, fragte sie Richard.

Traurig schüttelte er den Kopf und sah fast aus, als würde er gleich anfangen zu weinen.

»Aber ich.«

Er sah Holly irritiert an. »Dass du einen Job gefunden hast, weiß ich doch.«

»Nein, Richard«, lächelte sie. »Ich meine, ich hab einen Job für dich gefunden.«

»Wie bitte?«, fragte er verdutzt.

»Mein Boss ruft dich morgen an«, grinste Holly.

Richard machte ein langes Gesicht. »Ach Holly, das ist wirklich sehr nett von dir, aber an Journalismus habe ich überhaupt kein Interesse. Ich bin Naturwissenschaftler.«

»Und Gärtner.«

»Ja, stimmt schon, ich mag Gartenarbeit«, bestätigte er etwas verwirrt.

»Deshalb will mein Chef dich doch anrufen. Er möchte, dass du seinen Garten in Ordnung bringst. Ich hab ihm gesagt, für fünftausend Euro würdest du dort mal nach dem Rechten sehen. Hoffentlich ist das okay für dich.« Sie lächelte ihn an, während ihm vor Erstaunen die Kinnlade herunterfiel.

Eine ganze Weile war Richard sprachlos, während Holly munter weiterplapperte.

»Hier ist deine Visitenkarte«, verkündete sie und händigte ihm den Stapel Kärtchen aus, die sie heute ausgedruckt hatte.

Richard und seine Eltern sahen sich die Karten an.

Auf einmal fing Richard an zu lachen, sprang auf die Beine, zog Holly hoch und tanzte mit ihr unter dem Beifall ihrer Eltern in der Küche herum. »Ach übrigens«, sagte er, nachdem er sich etwas beruhigt und einen zweiten Blick auf die Karte geworfen hatte. »Du hast Landschaftsgärtnerei falsch geschrieben. Es heißt nicht ›Lanschaft‹, sondern ›Landschaft‹«, erklärte er.

Einunddreißig

»Okay, Leute, danach mach ich Schluss!«, rief Denise, während ihr BH über die Tür der Umkleidekabine segelte.

Sharon und Holly stöhnten und plumpsten wieder auf ihre Stühle zurück.

»Das hast du schon vor einer Stunde gesagt«, beschwerte sich Sharon, zog sich die Schuhe von den Füßen und massierte sich die geschwollenen Knöchel.

»Ja, aber diesmal meine ich es ernst. Bei diesem Kleid hab ich ein richtig gutes Gefühl«, beteuerte Denise aufgeregt.

»Das hast du vor einer Stunde auch schon gesagt«, brummte Holly, lehnte sich zurück und schloss die Augen.

»Schlaf jetzt bloß nicht ein«, ermahnte Sharon sie, und Holly klappte die Augen gehorsam wieder auf.

Sie waren stundenlang von einer Brautmodenboutique zur nächsten gewandert, quer durch Dublin, und jetzt hatten sie die Nase gestrichen voll. Denise hatte so viele Kleider anprobiert, dass die anfängliche Begeisterung ihrer Freundinnen Stück für Stück versikkert war. Außerdem konnte Holly Denises hysterisches Gekreische nicht mehr hören.

»Oooh, das ist wundervoll!«, ertönte es genau in diesem Moment.

»Hör mal, ich hab einen Plan«, flüsterte Sharon Holly zu. »Wenn sie hier rauskommt und aussieht wie ein Baiser auf einer Fahrradpumpe, dann sagen wir ihr trotzdem, dass das Kleid klasse ist.«

Holly kicherte. »Das können wir doch nicht machen, Sharon!«

»Oooh, wartet nur, bis ihr mich seht!«, kreischte Denise erneut.

»Andererseits, wenn ich darüber nachdenke ...« Holly sah Sharon an.

»Seid ihr bereit?«

»Ja«, ächzte Sharon mit wenig Begeisterung.

»Ta-da!«, rief Denise und trat aus der Kabine. Holly riss unwillkürlich die Augen auf.

»Oh, das sieht wirklich gut aus«, meinte die Verkäuferin, die in der Nähe gelauert hatte, überschwänglich.

»Ach, Ihnen gefällt doch sowieso alles!«, kicherte Denise.

Holly sah Sharon an und verkniff sich das Lachen; ihre Freundin sah aus, als hätte sie etwas Unangenehmes gerochen.

»Gefällt es euch?«, kreischte Denise schon wieder, und Holly zuckte innerlich zusammen.

»Ja«, antwortete Sharon wenig begeistert.

»Bist du sicher?«

»Ja.«

»Glaubt ihr, dass Tom sich freuen wird, wenn er mich so bei der Trauung auf sich zukommen sieht?« Denise probierte zu schreiten, falls sich ihre Freundinnen nicht vorstellen konnten, was sie meinte.

»Ja«, wiederholte Sharon.

»Wirklich?«

»Ja.«

»Wenn ich ein bisschen braun bin, wirkt es noch besser, oder?«

»Ja.«

»Sieht mein Hintern darin fett aus?«

»Ja.«

Belustigt sah Holly Sharon an und merkte, dass ihre Freundin überhaupt nicht zugehört hatte.

»Soll ich es nehmen?« Offensichtlich hörte Denise die Antworten genauso wenig.

Holly erwartete, dass die Verkäuferin jetzt auf und ab hüpfen und vor Freude ganz laut »Jaaa!« schreien würde, aber die Dame riss sich zusammen.

»Nein!«, rief Holly, ehe Sharon wieder »Ja« sagen konnte.

»Nein?«, wiederholte Denise verdattert.

»Nein«, bestätigte Holly.

»Es gefällt dir also nicht?«

»Nein.«

»Glaubst du, es würde Tom gefallen?«

»Nein.«

»Oh«, sagte Denise und wandte sich an Sharon. »Bist du der gleichen Meinung wie Holly?«

»Ja.«

Die Verkäuferin machte ein verzweifeltes Gesicht und ging resigniert auf eine andere Kundin zu. Man konnte ihr nur wünschen, dass diese etwas einfacher zufrieden zu stellen war.

»Na gut, ich vertraue euch«, sagte Denise betrübt und warf noch einen letzten Blick auf ihr Spiegelbild. »Wenn ich ganz ehrlich bin, finde ich es auch nicht so prickelnd.«

Sharon zog eine Grimasse und schlüpfte wieder in ihre Schuhe. »Gut, Denise, du hast gesagt, das war das Letzte. Lass uns was essen gehen, ehe ich tot umfalle.«

»Nein, ich hab gemeint, das ist das Letzte, das ich in diesem Laden hier anprobiere. Es gibt noch eine Menge andere.«

»Auf keinen Fall«, protestierte Holly. »Denise, ich bin am Verhungern, und inzwischen sehen alle Brautkleider für mich gleich aus. Ich brauche dringend eine Pause.«

»Aber ich heirate doch, Holly!«

»Ja, aber …« Holly suchte angestrengt nach einer Erklärung. »Aber Sharon ist schwanger.«

»Okay, okay, dann gehen wir erst mal was essen«, meinte Denise enttäuscht und verschwand wieder in der Kabine.

Sharon versetzte Holly einen Rippenstoß. »Hey, ich bin nicht krank, ich bin nur schwanger.«

»Mir ist nichts Besseres eingefallen«, entgegnete Holly matt.

So trotteten die drei Freundinnen zu Bewley's Café und ergatterten dort sogar ihren üblichen Tisch am Fenster auf die Grafton Street.

»Ach, ich hasse es, samstags einzukaufen«, stöhnte Holly, während sie zusah, wie sich die Leute unten auf der Straße gegenseitig anrempelten.

»Tja, die Zeiten, als du mitten in der Woche bummeln gehen konntest, sind vorbei«, neckte Sharon und begann ihr Club-Sandwich zu verdrücken.

»Ich weiß, und ich bin total erschlagen. Aber ich habe das Gefühl, dass ich mir das verdient habe, anders als früher, wenn ich mal wieder die ganze Nacht ferngesehen habe«, meinte Holly.

»Erzähl uns von der Sache mit Gerrys Eltern«, bettelte Sharon mit vollem Mund.

Holly zog eine Grimasse. »Sie waren echt gemein zu Daniel.«

»Blöd, dass ich geschlafen habe. Wenn John gewusst hätte, worum es geht, hätte er mich garantiert geweckt«, entschuldigte sich Sharon.

»Ach, sei nicht albern, so wichtig war es nun auch wieder nicht. Es hat sich nur in dem Moment so schrecklich angefühlt.«

»Sie können dir doch nicht vorschreiben, mit wem du ausgehen darfst und mit wem nicht«, schimpfte Sharon.

»Sharon, ich gehe nicht mit Daniel aus«, versuchte Holly, die Sache richtig zu stellen. »Ich habe auch nicht die Absicht, mit einem Mann auszugehen, jedenfalls nicht zu einem richtigen Date. Wahrscheinlich die nächsten zwanzig Jahre nicht. Es war nur ein Geschäftsessen.«

»Oh, ein Geschäftsessen!«, kicherten Sharon und Denise im Chor.

»Ja, genau, ein Geschäftsessen und ein bisschen nette Unterhaltung«, lächelte Holly. »Ich komme gut aus mit Daniel, und ich fühle mich wohl mit ihm. Das ist alles.«

»Hast du denn inzwischen irgendwas über seine Vergangenheit in Erfahrung gebracht?« Denise beugte sich mit leuchtenden Augen über den Tisch, ganz wild auf ein bisschen Tratsch. »Er spricht nicht viel über sich, oder?«

»Ja, aber bestimmt nicht, weil er was zu verbergen hat«, entgegnete Holly. »Er hat mir von der Frau erzählt, mit der er verlobt war. Laura heißt sie. Außerdem war er bei der Armee, ist aber nach vier Jahren gegangen ...«

»Ach, er war Soldat? Ich mag richtige Männer!«, sabberte Denise.

»Und DJs«, fügte Sharon hinzu.

»Und DJs, natürlich«, kicherte Denise.

»Na ja, ich hab ihm jedenfalls gesagt, was ich vom Militär halte«, lächelte Holly.

»Nein!«, lachte Sharon.

»Was denn?«, wollte Denise wissen.

»Und was hat er gesagt?«, fragte Sharon, ohne auf Denises Frage zu achten.

»Er hat drüber gelacht.«

»Worüber denn?«, beharrte Denise.

»Hollys Theorie über das Militär«, erklärte Sharon.

»Und wie lautet die?«, fragte Denise leicht irritiert.

»Für Frieden kämpfen ist wie für Jungfräulichkeit vögeln.«

Die drei Freundinnen prusteten vor Lachen.

»Na, ich freue mich jedenfalls, dass ihr miteinander auskommt, Holly«, sagte Dennise. »Bei der Hochzeit musst du nämlich mit ihm tanzen.«

»Warum?«, fragte Holly verwirrt.

»Weil das Tradition ist für den Trauzeugen und die erste Brautjungfer«, erklärte Denise mit funkelnden Augen.

Holly blieb die Luft weg. »Und das soll ich sein?«

Denise nickte. »Keine Sorge, ich hab es Sharon schon gesagt, und sie stört es nicht«, versicherte sie.

»Oh, gern!«, rief Holly. »Aber macht es dir wirklich nichts aus, Sharon?«

»Ach, mir reicht es, eine kugelrunde zweite Brautjungfer zu sein.«

»Du bist doch nicht kugelrund!«, lachte Holly.

»Bis dahin bin ich im achten Monat. Da muss ich mir wahrscheinlich ein Zelt als Kleid leihen.«

Allgemeines Gelächter.

»Ich hoffe bloß, dass die Wehen nicht bei der Hochzeit einsetzen«, grinste Sharon. »Eigentlich bin ich ja erst ein paar Wochen später fällig.«

Denise machte einen erleichterten Eindruck.

»Ach, dabei fällt mir ein – ich hab ganz vergessen, euch das Foto zu zeigen!«, rief Sharon aufgeregt und wühlte in ihrer Handtasche. Schließlich förderte sie ein kleines Bild vom letzten Ultraschall zutage.

»Wo ist das Baby denn?«, fragte Denise stirnrunzelnd.

»Da ungefähr«, erklärte Sharon und zeigte mit dem Finger darauf.

»Ganz schön gut ausgestattet, der Knabe«, rief Denise und hielt sich das Bild näher vors Gesicht.

Sharon sah sie genervt an. »Denise, das ist ein Bein, du Pflaume, wir wissen noch gar nicht, was es wird.«

»Oh.« Denise wurde rot. »Aber trotzdem herzlichen Glückwunsch, Sharon, sieht ganz so aus, als kriegt ihr einen kleinen Alien.«

»Ach hör doch auf, Denise«, lachte Holly. »Ich finde das Foto sehr schön.«

»Gut.« Sharon lächelte, sah zu Denise hinüber und Denise nickte ihr zu. »Ich möchte dich nämlich was fragen.«

»Was denn?«, erkundigte sich Holly etwas besorgt.

»Na ja, John und ich fänden es toll, wenn du die Patin unseres Babys werden würdest.«

Jetzt blieb Holly endgültig die Spucke weg, und Tränen traten ihr in die Augen.

»Hey, als ich dich gefragt habe, ob du meine erste Brautjungfer wirst, hast du aber nicht geheult«, beschwerte sich Denise.

»O Sharon, es wäre mir eine große Ehre!«, rief Holly und umarmte ihre Freundin. »Danke, dass ihr an mich gedacht habt.«

»Danke, dass du dazu bereit bist. John wird sich wahnsinnig freuen.«

»Oh, jetzt fangt bloß nicht alle beide an zu heulen«, stöhnte Denise, aber Sharon und Holly ignorierten sie.

»Hey«, rief Denise so laut, dass die beiden auseinander fuhren.

»Was?«

Denise zeigte aus dem Fenster. »Den Brautladen da drüben habe ich noch nie wahrgenommen, unglaublich. Trinkt schnell aus, dann probieren wir den als nächsten aus.« Gierig glitten ihre Augen über die Auslage.

Sharon seufzte und tat so, als würde sie in Ohnmacht fallen. »Ich kann nicht, Denise, ich bin schwanger …«

»Hey, Holly, ich hab gerade nachgedacht«, sagte Alice, als sie nebeneinander im Waschraum standen und ihr Make-up auffrischten.

»O nein! Hat es sehr wehgetan?«, kicherte Holly.

»Ha, ha«, erwiderte Alice trocken. »Nein, im Ernst, ich hab über das Horoskop nachgedacht, das für diesen Monat in unserer Zeitschrift erscheint, und ich glaube, Tracey hat es unheimlich gut getroffen.«

Holly sah sie verwundert an. »Wie kommst du denn auf die Idee?«

Alice legte ihren Lippenstift weg und drehte sich zu Holly um. »Na ja, zuerst war da die Sache mit dem großen, dunklen, gut aussehenden Mann, mit dem du ausgehst …«

»Ich gehe nicht mit ihm aus, wir sind nur Freunde«, erklärte Holly zum hundertsten Mal.

»Okay, okay«, erwiderte Alice.

»Aber dann ist da noch die Sache mit deinem Glückstag, einem Dienstag, und deiner Glücksfarbe blau …«

»Und?«

»Also, heute ist *Dienstag*, und ein *großer, dunkler, gut aussehender* Mann hat dich zu der Party von *Blue* Rock eingeladen.« Zufrieden hielt Alice inne.

»Na und?«, fragte Holly nicht sehr beeindruckt.

»Das ist ein Zeichen.«

»Ein Zeichen, dass ich damals zufällig ein blaues T-Shirt anhatte, weil nämlich alle anderen in der Wäsche waren. Und sie hat den ersten Wochentag genannt, der ihr in den Kopf kam. Das hat überhaupt nichts zu bedeuten, Alice.«

»Ach, ihr Kleingläubigen«, seufzte Alice.

Holly lachte. »Na ja, wenn ich deine kleine Theorie glauben soll, dann bedeutet das auch, dass Brian im Lotto gewinnt und sich alle Frauen in ihn verlieben.«

Alice machte ein verlegenes Gesicht.

»Was ist?«, hakte Holly.

»Tja, Brian hat heute vier Euro mit einem Rubbellos gewonnen.«

»Jippie!«, lachte Holly. »Aber es fehlt immer noch mindestens ein menschliches Wesen, das ihn attraktiv findet.«

Alice schwieg.

»Und?«, wollte Holly wissen.

»Nichts«, antwortete Alice achselzuckend und grinste.

»Nein, das kann nicht sein!« Holly war schockiert.

»Was kann nicht sein?«, fragte Alice mit leuchtenden Augen.

»Du findest ihn doch nicht etwa toll?«

Alice zuckte erneut die Achseln. »Doch, er ist nett.«

»O nein!« Holly schlug sich die Hände vors Gesicht. »So weit solltest du nicht gehen, nur um mir etwas zu beweisen.«

»Ich will dir gar nichts beweisen«, lachte Alice.

»Dann kann ich nicht glauben, dass du ihn attraktiv findest.«

»Wer findet wen attraktiv?«, fragte Tracey, die in diesem Augenblick hereinkam.

Alice schüttelte heftig den Kopf und blickte Holly flehend an, ihr Geheimnis nicht preiszugeben.

»Ach, niemand«, brummelte Holly, starrte Alice aber weiter an. Wie konnte sie sich für diesen Schleimer interessieren?

»Hey, habt ihr schon gehört, dass Brian heute mit einem Rubbellos was gewonnen hat?«, rief Tracey aus ihrer Kabine.

»Darüber haben wir gerade gesprochen«, lachte Alice.

»Vielleicht bin ich doch hellseherisch veranlagt, Holly«, kicherte Tracey und bediente die Wasserspülung.

Alice zwinkerte Holly im Spiegel zu, und Holly ging zur Tür. »Komm schon, Alice, wir sollten uns auf den Weg machen, sonst dreht der Fotograf noch durch.«

»Der Fotograf ist schon da«, erklärte Alice, während sie sich die Wimpern tuschte.

»Wo ist er denn?«

»Er ist eine Sie.«

»Wo ist sie denn?«

»Ta-da!«, verkündete Alice mit einer Verbeugung und zog die Kamera aus der Tasche.

»Du machst die Fotos?«, fragte Holly erstaunt. »Na, dann riskieren wir wenigstens alle beide unseren Job, wenn der Artikel veröffentlicht wird.«

Holly und Alice drängten sich durch die Menschenmenge in Hogan's Pub und stiegen die Treppe zum Club Diva hinauf. Holly hielt die Luft an, als sie sich der Tür näherten: Eine Gruppe muskulöser junger Männer in Badehosen gab zur Begrüßung der Gäste afrikanische Trommelrhythmen zum Besten. Einige sehr dünne weibliche Models in knappen Bikinis hießen die beiden Frauen an der Tür willkommen und legten ihnen bunte Blumenkränze um den Hals.

»Ich fühl mich direkt wie in Hawaii«, kicherte Alice, während sie die Kamera klicken ließ. »O mein Gott!«, rief sie, als sie den Club betraten.

Der Saal war kaum wieder zu erkennen. Am Eingang stand ein riesiges Becken, in dem ein kleiner blauer Wasserfall über ein paar Felsen plätscherte.

»Oh, sieh mal, der Blue Rock!«, lachte Alice. »Gute Idee.«

Auch Holly lächelte, machte sich allerdings im Stillen Vorwürfe, dass sie trotz all ihrer Vorrecherche nicht einmal bemerkt hatte, dass das Arrangement den Namen des Drinks versinnbildlichte.

Da würde sie wohl heute Nacht noch ihren ganzen Artikel umschreiben müssen. Nervös sah sie sich um und entdeckte Denise, die gerade die Hand mit dem funkelnden Verlobungsring in eine Kamera hielt. Denise und Tom, das Promipärchen. Holly musste lachen.

Auch die Bedienungen, die am Eingang blaue Drinks auf großen Tabletts servierten, trugen Bikinis und Badehosen. Holly nahm sich ein Glas von dem neuen heißen Winter-Drink, nahm vorsichtig einen Schluck und musste sich zusammennehmen, um nicht das Gesicht zu verziehen, denn genau in diesem Augenblick richtete einer der Fotografen seine Kamera auf sie. Junge, war das Zeug widerlich süß! Wie Daniel bereits angekündigt hatte, war überall Sand verstreut, riesige Bambusschirme prangten über den Tischen, und große Kesselpauken dienten als Barhocker. Außerdem roch es lecker nach Gegrilltem. Holly lief das Wasser im Mund zusammen. Schnell lief sie zum nächsten Tisch hinüber, nahm sich einen Kebab und biss herzhaft hinein.

»Aha, du isst also doch manchmal was!«, sagte eine bekannte Stimme, und Holly sah Daniel vor sich stehen. Sie kaute hektisch und schluckte einen viel zu großen Bissen hinunter.

»Oh, hallo! Tut mir Leid, ich hab den ganzen Tag nichts gegessen und bin kurz vor dem Verhungern. Sieht toll aus hier«, bemerkte sie mit einem Blick in die Runde.

»Ja, bisher hat alles gut geklappt.« Er sah zufrieden aus. Daniel war etwas vollständiger bekleidet als sein Personal, in ausgewaschenen Jeans und einem blauen Hawaiihemd mit großen pinken und gelben Blumen. Er hatte sich immer noch nicht rasiert, und Holly fragte sich unwillkürlich, wie es wohl wäre, ihn mit diesem Stoppelbart zu küssen. Ganz allgemein natürlich. Verdammt! Es nervte sie schon, dass es ihr überhaupt eingefallen war.

»Hey, Holly! Warte, ich will ein Foto von dir und dem großen, dunklen, gut aussehenden Mann machen«, rief Alice und kam mit ihrer Kamera angerannt.

Holly wäre am liebsten im Boden versunken.

Aber Daniel lachte. »Du solltest deine Freundin öfter mal mitbringen.«

»Sie ist nicht meine Freundin«, entgegnete Holly mit zusammengebissenen Zähnen, während sie neben Daniel für das Foto posierte.

»Warte mal«, sagte Daniel und hielt die Hand vor die Linse. Dann schnappte er eine Serviette vom nächstbesten Tisch und wischte Holly Fett und Barbecuesauce aus dem Gesicht. Ihre Haut kribbelte, und ein warmer Schauer durchfuhr ihren Körper. Das kam *ganz sicher* nur daher, weil sie so rot geworden war.

»Jetzt ist es weg«, sagte er lächelnd, legte den Arm um sie und stellte sich der Kamera.

Als Alice zu ihrem nächsten Opfer davongesaust war, sagte Holly: »Es tut mir wirklich Leid wegen neulich Abend, Daniel. Gerrys Eltern waren echt unhöflich zu dir.«

»Ach, du brauchst dich nicht für sie zu entschuldigen, Holly. Du brauchst dich überhaupt nicht zu entschuldigen. Mir war es hauptsächlich für dich unangenehm«, meinte er lächelnd und legte ihr die Hand auf die Schulter.

Er wollte noch etwas hinzufügen, aber in diesem Augenblick rief ihn jemand von der Bar, und er eilte hinüber.

Hoffentlich interpretierte Daniel nicht auch noch etwas in dieses »Geschäftsessen« hinein. Seither hatte er sie fast jeden Tag angerufen. Zwar wusste Holly, dass er nur nett sein wollte, und sie freute sich auch über seine Anrufe, aber … jetzt hatte sie schon wieder so ein komisches Gefühl. Nachdenklich wanderte sie zu Denise hinüber, die sich auf einer Sonnenliege ausgestreckt hatte und das blaue Gebräu schlürfte.

»Hey, Holly, die hab ich für dich freigehalten«, rief sie und deutete auf eine Luftmatratze in der Ecke des Raums und lachte laut los.

»Wie findest du denn den neuen heißen Drink für den Winter?«, fragte Holly.

Denise verzog das Gesicht. »Ziemlich klebrig. Ich hab nicht viel davon getrunken, aber mir dreht sich schon der Kopf.«

Alice tauchte wieder auf, diesmal mit einem riesigen Muskelprotz in knappen Shorts und einem Bizeps, der etwa den gleichen Umfang hatte wie ihre Taille. Sie drückte Holly die Kamera in die Hand. »Mach doch bitte mal ein Bild von uns, ja?«

Obwohl Holly ziemlich sicher war, dass Chris sich andere Fotos vorgestellt hatte, tat sie Alice den Gefallen.

»Das wird mein neuer Bildschirmschoner«, erklärte Alice an Denise gewandt. »Vielleicht bringe ich es dann auch mal übers Herz, Überstunden zu machen.«

Holly plauderte noch eine Weile mit Denise und Tom, während Alice weiter herumflitzte und die halbnackten Models fotografierte. Irgendwie hatte Holly immer noch ein schlechtes Gewissen, weil sie sich beim Karaoke damals so über Tom geärgert hatte. Eigentlich war er ein echt netter Kerl, und er und Denise gaben ein ausgesprochen sympathisches Paar ab. Mit Daniel wechselte sie den Rest des Abends kaum ein Wort, denn als Geschäftsführer war er ständig irgendwo eingespannt. Sie beobachtete, wie er Anweisungen gab und seine Angestellten diese unverzüglich ausführten; offenbar wurde er von allen respektiert. Jedes Mal, wenn er auf sie zukam, wurde er unterwegs von jemandem abgefangen, der ein Interview mit ihm machen oder sich einfach ein bisschen mit ihm unterhalten wollte. Meistens waren es dünne junge Mädchen in Bikinis. Ärgerlich sah Holly weg.

Abgesehen davon verlief der Abend reibungslos, und alle äußerten einhellig die Meinung, dass er ein großer Erfolg war.

»O je, ich weiß überhaupt nicht, wie ich jetzt diesen Artikel schreiben soll«, stöhnte Holly, als sie neben Alice in die kühle Nachtluft hinaustrat.

»Mach dir keine Sorgen, Holly, es sollen doch nur achthundert Worte sein, oder?«

»Ja – nur!«, meinte sie sarkastisch. »Ich hab schon vor ein paar Tagen einen Artikel vorbereitet, weil Daniel mir die Infos gegeben hat, aber jetzt, wo ich alles live gesehen habe, muss ich das Ganze umschreiben.«

»Du machst dir echt einen Kopf deswegen, stimmt's?«

Holly seufzte. »Ich kann nicht gut schreiben, Alice, das konnte ich noch nie. Es fällt mir immer schwer, die richtigen Worte zu finden.«

»Hast du den Artikel im Büro?«, fragte Alice nachdenklich.

Holly nickte.

»Na, dann lass uns doch hingehen. Ich lese mir durch, was du geschrieben hast, und schlage dir bei Bedarf die eine oder andere Änderung vor.«

»Oh, Alice, das wäre toll, vielen Dank!« Vor lauter Erleichterung fiel Holly ihr um den Hals.

Am nächsten Tag saß Holly nervös vor Chris' Schreibtisch und sah ihm zu, wie er den Artikel durchlas. Sein Gesicht blieb so mürrisch wie eh und je, während er umblätterte. Alice hatte nicht nur ein paar Änderungen vorgeschlagen, sondern eigentlich alles umgeschrieben, und Holly fand den Bericht umwerfend. Er war lustig, trotzdem informativ und beschrieb den Abend absolut zutreffend. So etwas hätte Holly nie gekonnt. Alice war unglaublich talentiert, und Holly war es schleierhaft, warum sie als Sekretärin am Empfang saß, statt als Journalistin zu arbeiten.

Endlich war Chris fertig, nahm langsam seine Lesebrille ab und sah Holly an. Sie spielte nervös mit den Händen und hatte das Gefühl, bei einer Klassenarbeit geschummelt zu haben.

»Holly, ich weiß nicht, was du bei den Anzeigen verloren hast«, sagte Chris. »Du schreibst wirklich phantastisch, ich bin absolut begeistert. Frech, lustig und genau auf den Punkt. Fabelhaft.«

Holly lächelte schwach. »Äh … danke.«

»Du hast ein großes Talent, und ich weiß gar nicht, warum du versucht hast, es vor mir zu verstecken.«

Hollys Lächeln wurde immer gezwungener.

»Wie würde es dir gefallen, hin und wieder mal was für uns zu schreiben?«

Sie erstarrte. »Weißt du, Chris, ich interessiere mich eigentlich viel mehr für die Anzeigen.«

»Natürlich, das verstehe ich schon, und ich zahle dir auch was zusätzlich. Na ja, wenn wir mal wieder einen Engpass haben, weiß ich jetzt wenigstens, dass wir noch eine talentierte Journalistin hier sitzen haben. Gut gemacht, Holly«, sagte er noch einmal, grinste sie an und streckte ihr die Hand hin.

»Äh … danke«, wiederholte Holly lahm. »Jetzt geh ich lieber mal wieder an die Arbeit.« Schnell schob sie ihren Stuhl zurück und marschierte steif aus dem Zimmer.

»Na, hat Chris der Artikel gefallen?«, fragte Alice laut, als sie Holly auf dem Korridor begegnete.

»Ja, er fand ihn toll. Er möchte, dass ich öfter mal was schreibe.« Mit schlechtem Gewissen kaute Holly auf der Unterlippe herum. Sie hatte Lorbeeren eingeheimst, die sie überhaupt nicht verdiente.

»Oh.« Alice sah schnell weg. »Na, du bist doch echt ein Glückspilz«, fügte sie hinzu und ging weiter zu ihrem Schreibtisch.

Zweiunddreißig

Denise schob die Kasse mit der Hüfte zu und reichte der Kundin ihre Quittung über die Ladentheke. »Danke«, sagte sie mit einem Lächeln, das rasch verschwand, als die Frau sich umgedreht hatte. Sie seufzte laut und starrte die Schlange an, die sich an der Kasse gebildet hatte. Es sah ganz so aus, als müsste sie heute den lieben langen Tag hier stehen, dabei wünschte sie sich nichts sehnlicher als eine Zigarettenpause. Aber es gab keine Möglichkeit, sich aus dem Staub zu machen, und so ergriff sie missmutig das Kleidungsstück, das die nächste Kundin sich ausgesucht hatte, entfernte das Sicherheitsetikett, las den Preis ein und stopfte das Teil in eine Tüte.

»Entschuldigung, sind Sie Denise Hennessey?«, Denise blickte auf, um zu sehen, zu wem diese attraktive männliche Stimme gehörte. Als sie einen Polizisten vor sich stehen sah, runzelte sie die Stirn. Einen Moment zögerte sie und überlegte, ob sie sich in den letzten Tagen irgendetwas hatte zuschulden kommen lassen, aber da sie zu dem Schluss kam, dass sie eine blütenweiße Weste hatte, lächelte sie und antwortete: »Ja, die bin ich.«

»Mein Name ist Officer Ryan, und ich möchte Sie bitten, mich aufs Revier zu begleiten.«

Denise blieb der Mund offen stehen, denn das war keineswegs eine Bitte, sondern unzweifelhaft ein Befehl. Blitzschnell wurde aus dem gut aussehenden Polizisten ein widerlicher, fieser Bulle, der nichts anderes im Sinn hatte, als sie für immer in eine winzige Zelle zu sperren, wo sie einen ekelhaften orangefarbenen Overall und

Flip-Flops tragen musste und weder warmes Wasser noch Make-up bekam. Denise schluckte und stellte sich schon vor, wie sie von einer Bande brutaler Insassinnen, die noch nie was von Mascara gehört hatten, unter den billigenden Blicken der Wärterinnen, die Wetten auf die Gewinnerin abschlossen, im Gefängnishof zusammengeschlagen wurde. »Und warum bitte?«

»Wenn Sie ohne Widerstand mitkommen, werden wir Ihnen auf dem Revier alles erklären«, antwortete der Bulle und machte Anstalten, hinter die Ladentheke zu kommen. Denise wich zurück und blickte Hilfe suchend auf die lange Kundenschlange. Alle starrten sie sensationslüstern an.

»Lassen Sie sich seinen Ausweis zeigen«, rief eine Kundin ganz am Ende der Schlange.

Mit unsicherer Stimme befolgte Denise ihren Rat, allerdings war die Maßnahme insofern nicht sonderlich effektiv, als sie keine Ahnung hatte, wie ein Polizeiausweis auszusehen hatte. Ihre Hand zitterte, während sie unter den neugierigen Blicken der Kunden und ihrer Angestellten den Ausweis studierte, und sie konnte kein Wort davon lesen. Bestimmt hielten sie jetzt alle für kriminell.

Aber sie wollte nicht kampflos aufgeben. »Ich weigere mich mitzukommen, bis Sie mir erklärt haben, worum es hier geht.«

Wieder trat der Bulle auf sie zu. »Ms. Hennessey, wenn Sie kooperieren, besteht keine Veranlassung, eine Szene zu machen. Wenn nicht, muss ich leider zu härteren Mitteln greifen«, sagte er und zog ein Paar Handschellen aus der Hosentasche.

»Aber ich habe nichts verbrochen!«, protestierte sie und wurde allmählich panisch.

»Können wir das bitte auf der Wache besprechen?« Allmählich wurde der Mann sauer.

Denise wich zurück, aber sie war fest entschlossen, ihrer Kundschaft und ihren Angestellten zu beweisen, dass sie nichts Unrechtes getan hatte. Inzwischen hatte sie einen Teil ihres Selbstbewusstseins zurückgewonnen; um zu demonstrieren, dass sie nicht klein beigeben würde, verschränkte sie die Arme vor der Brust. »Ich habe gesagt, ich komme erst mit, wenn Sie mir erklären, was hier eigentlich los ist.«

»Na schön«, meinte der Mann achselzuckend und ging auf sie zu. »Wenn Sie darauf bestehen.« Denise schrie laut auf, als sie die kalten silbernen Handschellen um ihre Handgelenke spürte. Sie sah nur die verdutzten Gesichter ihrer Kundschaft und ihrer Angestellten, während der Mann sie aus dem Laden führte.

»Viel Glück!«, rief die Frau, die ihr vorhin den guten Rat gegeben hatte. »Wenn Sie im Mount-Joy-Gefängnis landen, dann grüßen Sie mir meinen Orla und sagen Sie ihm, dass ich ihn an Weihnachten besuchen komme.«

Denise sah sich in einer Zelle auf und ab wandern, die sie mit einem Psychokiller teilte. Vielleicht fand sie ein Vögelchen mit gebrochenen Flügeln, das sie pflegen und wieder fliegen lehren konnte, um sich die Jahre der Gefangenschaft zu vertreiben …

Mit rotem Gesicht trat sie hinaus auf die Grafton Street, und die Leute machten sofort Platz, als sie merkten, dass hier ein Polizist eine hart gesottene Verbrecherin abführte. Denise schlug die Augen nieder und hoffte, dass bloß niemand Bekanntes vorbeikam. Ihr Herz klopfte wie wild, und sie sah sich krampfhaft nach einer Fluchtmöglichkeit um. Unsanft wurde sie auf einen der vorderen Sitze eines blauen Busses geschubst. Sie lehnte den Kopf ans Fenster und verabschiedete sich von der Freiheit.

»Wo fahren wir hin?«, fragte sie. Die Polizistin, die am Steuer saß, und auch der Bulle Ryan vor ihr ignorierten sie und starrten stur geradeaus.

»Hey!«, rief Denise laut. »Ich dachte, Sie wollten mich aufs Revier bringen!«

Stumm starrten die beiden weiter geradeaus.

»Hey! Wo fahren wir hin?«

Keine Antwort.

»Ich hab nichts getan!«

Immer noch keine Antwort.

»Ich bin unschuldig, verdammt! Unschuldig, hören Sie?«

Denise fing an, gegen die Sitze vor ihr zu treten, um die Beamten zu zwingen, ihr endlich Beachtung zu schenken. Ihr Blut begann zu kochen, als die Polizistin eine Kassette in das Tapedeck steckte und die Musik aufdrehte. Als Denise den Song erkannte, blieb ihr Mund offen stehen. Mit einem breiten Grinsen drehte sich Ryan zu ihr um. »Denise, du warst wirklich ein sehr ungezogenes Mädchen.« Er stand auf und baute sich vor ihr auf. Denise schluckte, als er zum Rhythmus von »Hot Stuff« die Hüften zu schwingen begann.

Gerade wollte sie ausholen und ihm einen ordentlichen Tritt zwischen die Beine verpassen, als sie Gelächter aus dem hinteren Teil des Busses hörte. Sie drehte sich um und entdeckte ihre Schwestern, Holly, Sharon und noch fünf andere Freundinnen, die sich vom Boden aufrappelten. Denise war beim Einsteigen so benommen gewesen, dass sie nichts von ihnen bemerkt hatte, und es dauerte auch eine Weile, bis sie begriff, dass die anderen nicht zufällig gleichzeitig mit ihr verhaftet worden waren. Erst als ihre Schwestern ihr einen Schleier auf den Kopf stülpten und schrien: »Ein Hurra auf den Junggesellinnenabschied!«, kapierte sie endlich.

»Oh, ihr verdammten Miststücke!«, keifte Denise und fluchte, bis sie jedes gängige Schimpfwort durch und noch ein paar eigene dazu erfunden hatte.

Ihre Entführerinnen hingen vor Lachen schräg auf den Sitzen.

»Hör mal, du hattest echt Glück, dass ich dir keinen Tritt in die Eier verpasst habe«, schrie Denise den hüftschwingenden falschen Polizisten an.

»Denise, das ist Paul«, stellte ihre Schwester Fiona ihn vor. »Und er wird heute für dich strippen.«

Denise kniff die Augen zusammen, schimpfte aber munter weiter. »Ich hab fast eine Herzattacke gekriegt, das ist euch hoffentlich klar! Ich dachte, ich muss ins Gefängnis! Mein Gott, was soll die Kundschaft von mir denken? Und meine Angestellten? Die halten mich jetzt für eine Kriminelle!«

»Quatsch, denen haben wir letzte Woche Bescheid gesagt«, kicherte Sharon. »Die waren eingeweiht.«

»Oh, diese hinterhältigen Kühe! Wenn ich zurückkomme, schmeiße ich sie allesamt hochkant raus. Aber was mache ich mit den Kunden?«, überlegte sie panisch.

»Keine Sorge«, kicherten ihre Schwestern. »Wir haben deinen Kolleginnen gesagt, sie sollen die Kundschaft aufklären, sobald du aus dem Laden raus bist.«

Denise verdrehte die Augen. »Wie ich meine Leute kenne, werden sie die Kunden absichtlich nicht informieren.«

»Denise, jetzt mach aber mal einen Punkt! Du glaubst doch nicht, dass wir das hier veranstalten, ohne vorher mit deiner Oberchefin zu sprechen. Es ist alles okay!«, erklärte Fiona. »Deine Leute fanden die Idee lustig, jetzt entspann dich gefälligst und genieß das Wochenende.«

»Wochenende? Was zum Teufel habt ihr denn als Nächstes mit mir vor?« Entsetzt starrte Denise ihre Freundinnen an.

»Wir fahren nach Galway, mehr brauchst du vorerst nicht zu wissen«, antwortete Sharon geheimnisvoll.

»Ohne diese dämlichen Handschellen würde ich euch allen eine runterhauen«, drohte Denise.

In dem Moment begann Paul, seine Uniform abzulegen und sich mit Babyöl zu übergießen. Die Frauen schrien und pfiffen. Denise sollte ihn massieren.

»Männer in Uniform sind ohne Uniform einfach hübscher …«, murmelte sie, während er seine Muskeln spielen ließ.

»Zum Glück trägt sie Handschellen, Paul, sonst wärst du jetzt echt in Schwierigkeiten!«, neckten ihn die anderen.

»In großen Schwierigkeiten, allerdings«, murmelte Denise wieder, als der Rest der Hüllen fiel. »Ach Leute, ich danke euch sehr!«, kicherte sie, in einem völlig anderen Ton als bisher.

»Alles okay, Holly? Du hast kaum den Mund aufgemacht, seit wir in den Bus gestiegen sind«, erkundigte sich Sharon, während sie ihrer Freundin ein Glas Sekt reichte und sich selbst Orangensaft nahm.

Nachdenklich blickte Holly aus dem Fenster auf die vorbeifliegenden grünen Wiesen. Auf den Hügeln grasten Schafe, kleine weiße Flecken, die tapfer zu neuen Höhen emporstrebten. Steinmauern trennten die Felder wie unregelmäßige Puzzleteile. Holly hätte für ihre vielen Fragen auch gern das eine oder andere passende Puzzleteil gefunden.

»Ja«, antwortete sie mit einem leisen Seufzer. »Alles okay.«

»Ich muss Tom anrufen!«, ächzte Denise und ließ sich auf das Doppelbett plumpsen, das sie mit Holly im Hotelzimmer teilte. Sharon war im Beistellbett bereits eingeschlafen und hatte nicht auf Denises Vorschlag reagiert, dass sie wegen ihres rapide anschwellenden Bauchs doch lieber im Doppelbett schlafen sollte. Sie war früher zu Bett gegangen als die anderen, weil das besoffene Gealber sie irgendwann genervt hatte.

»Ich habe strikte Anweisungen, dich daran zu hindern«, gähnte Holly. »Wir verbringen hier ein Frauenwochenende.«

»Ach bitte!«, wimmerte Denise.

»Nein. Ich konfisziere dein Telefon«, entgegnete Holly streng, schnappte das Handy aus Denises Hand und stopfte es in den Schrank neben dem Bett.

Denise sah aus, als wollte sie gleich anfangen zu weinen. Während sie zusah, wie Holly sich auf dem Bett ausstreckte und die Augen schloss, fasste sie einen Plan. Sie würde einfach warten, bis ihre Freundin eingeschlafen war und Tom dann anrufen. Den ganzen Tag über war Holly so still gewesen, dass es Denise zu irritieren begann. Wenn man sie etwas fragte, bekam man einsilbige Antworten, und jeder Versuch, ein Gespräch anzufangen, schlug unweigerlich fehl. Es war klar, dass Holly keinen Spaß hatte, aber was Denise richtig aufregte, war die Tatsache, dass sie sich nicht mal Mühe gab. Okay, es war nicht leicht für Holly, aber an Denises Junggesellinnenabschied hätte sie doch nicht die Stimmung verderben müssen.

Als Holly sich zurücklegte und die Augen schloss, begann sich das Zimmer zu drehen, und sie machte die Augen schnell wieder auf. Es war fünf Uhr früh, was bedeutete, dass sie seit zwölf Stunden pausenlos getrunken hatte. Kein Wunder, wenn ihr der Kopf dröhnte. Sharon hatte das einzig Vernünftige getan – sie war ins Bett gegangen. Hollys Magen rebellierte, ihr Kopf war wie ein Karussell … Ruckartig setzte sie sich auf und versuchte, die Augen offen zu halten, um nicht seekrank zu werden.

Sie drehte sich zu Denise um, aber dem lauten Schnarchen nach zu urteilen war eine Kommunikation mit ihr unmöglich. Holly seufzte und blickte sich um. Sie wünschte sich nichts sehnlicher, als endlich wieder zu Hause zu sein, in ihrem eigenen Bett, umgeben von vertrauten Gerüchen und Geräuschen. Vorsichtig tastete sie auf der Bettdecke nach der Fernbedienung und machte ohne Ton den Fernseher an. Irgendwelche Verkaufsshows zogen über den Bildschirm. Holly sah zu, wie ein neues Messer präsentiert wurde, mit dem man Orangen schneiden konnte, ohne sich den Saft ins Gesicht zu spritzen. Dann kamen die erstaunlichen Socken, die in der Wäsche nie verloren gingen und stets paarweise zusammenblieben.

Denise schnarchte und trat Holly gegen das Schienbein, als sie sich umdrehte. Holly zuckte zusammen und rieb sich das Bein, während sie zusah, wie Sharon sich vergeblich bemühte, sich auf den Bauch zu rollen. Schließlich machte sie es sich resigniert auf der Seite bequem. Holly sprang auf, rannte zur Toilette, hielt den Kopf über die Kloschüssel und wartete. Hätte sie doch nur nicht so viel getrunken. Aber das ständige Gerede über Männer und Glück zu zweit war ihr so auf die Nerven gegangen, dass sie den ganzen in der Bar verfügbaren Wein gebraucht hatte, um nicht alle anzuschreien, sie sollten den Mund halten. Mit Grausen dachte sie an die nächsten zwei Tage. Denises Freundinnen, die Holly bisher nur von Denises Geburtstagspartys kannte, waren doppelt so schlimm wie Denise, laut, hysterisch und insgesamt so, wie man sich die Frauen bei einer solchen Veranstaltung eben vorstellte. Aber Holly hatte einfach nicht die Energie mitzuhalten. Sharon konnte sich wenigstens immer mit ihrer Schwangerschaft entschuldigen und vorschützen, sie fühlte sich nicht wohl oder wäre müde. Abgesehen von der Tatsache, dass sie zur absoluten Langweilerin mutiert war, hatte Holly keine Entschuldigung.

Ihr eigener Junggesellinnenabschied schien ihr erst gestern gewesen zu sein, obwohl er doch schon über sieben Jahre her war. Sie war mit zehn Freundinnen nach London geflogen, um zu feiern, aber dann hatte sie Gerry so vermisst, dass sie stündlich mit ihm telefonieren musste. Damals hatte sie sich so auf ihre Zukunft gefreut, alles war voller Hoffnung gewesen. Sie hätte auf die Leute hören sollen, die immer sagten, man dürfte sich nicht zu früh freuen …

Das ganze Wochenende, das sie getrennt waren, hatte sie die Stunden gezählt, bis sie endlich wieder bei Gerry sein würde. Bald würde sie den Mann ihrer Träume heiraten und den Rest ihres Lebens mit ihm verbringen. Auf dem Rückflug nach Dublin war sie so aufgeregt gewesen, und obwohl es doch nur ein paar Tage gewesen waren, hatte es sich für sie angefühlt wie eine Ewigkeit. In der Ankunftshalle hatte Gerry sie mit einem riesigen Schild erwartet, auf dem stand: »Meine zukünftige Frau.« Als sie ihn entdeckt hatte, war sie auf ihn zu gerannt, hatte ihn umarmt und ganz fest an sich gedrückt. Sie wollte ihn gar nicht mehr loslassen. Was für ein Luxus es doch war, die Menschen, die man liebte, im Arm halten zu können, wann immer man das Bedürfnis danach verspürte. Die Szene auf dem Flughafen klang wie aus einem Film, aber sie war real gewesen: echte Gefühle, echte Liebe – echtes Leben. Und jetzt war das echte Leben ein Albtraum geworden.

Ja, sie hatte es geschafft, sich jeden Morgen aus dem Bett zu wälzen und meistens sogar, sich anzuziehen. Ja, sie hatte einen neuen Job gefunden, hatte neue Leute kennen gelernt, hatte endlich wieder angefangen, einkaufen zu gehen und auch für sich allein Essen zuzubereiten. Aber begeistern konnte sie sich nicht dafür. Das war alles unecht, etwas, was man auf der Liste »Was normale Leute tun« abhaken konnte. Nichts davon füllte sie aus.

Holly räusperte sich laut und tat so, als hätte sie einen Hustenanfall, um ihre Freundinnen zu wecken. Sie brauchte dringend jemanden, mit dem sie reden konnte, sie wollte weinen und dem ganzen Frust, der ganzen Enttäuschung Luft machen. Aber was konnte sie Sharon und Denise noch sagen, was sie nicht schon längst wussten? Welchen Rat sollten sie ihr noch geben? Sie erzählte doch nur immer das Gleiche. Manchmal kam jemand zu ihr durch, sodass sie sich ein paar Tage lang optimistisch fühlte, aber nur, um irgendwann später erneut in Verzweiflung zu versinken.

Nach einer Weile hatte Holly genug davon, die Wände anzustarren, zog ihren Jogginganzug über und ging nach unten an die Hotelbar.

Charlie, der Barmann, verdrehte die Augen, als der Tisch ganz hinten schon wieder in brüllendes Gelächter ausbrach. Genervt wischte er den Tresen ab und sah auf die Uhr. Halb sechs Uhr früh. Er wollte endlich heim. Als die Frauen von der Junggesellinnenparty tatsächlich früher als erwartet ins Bett gegangen waren, hatte er sich schon gefreut, dass er aufräumen und nach Hause gehen konnte, aber dann waren aus einem Club in der Innenstadt, der gerade zugemacht hatte, neue Gäste eingetroffen. Und die waren jetzt immer noch da. Eigentlich wäre es ihm lieber gewesen, wenn statt dieses arroganten Packs die Frauen geblieben wären. Die Leute wohnten nicht mal im Hotel, aber er musste sie trotzdem bedienen, weil es Freunde der Tochter des Hotelbesitzers waren. Er konnte das Mädchen und ihren affigen Freund nicht ausstehen.

»Erzählen Sie mir nicht, Sie wollen noch mal nachlegen!«, lachte er, als eine der Frauen der Mädelsparty hereinkam.

»Ich wollte bloß ein Glas Wasser«, brachte sie mühsam hervor und fügte ein entsetztes »O mein Gott!« hinzu, als sie sich im Spiegel hinter der Bar entdeckte. Charlie musste zugeben, dass sie ein wenig mitgenommen aussah; sie erinnerte ihn an die Vogelscheuche auf der Farm seines Vaters: Die Haare strohig und zerzaust wie Heu, die Augen dick mit dunklen Mascara-Ringen verschmiert, die Zähne und Mundwinkel vom vielen Rotwein verfärbt. Sie sah aus, als wäre sie in eine Schlägerei geraten, aber sie jammerte nur über ihren Magen.

»Hier, bitte schön«, sagte Charlie und stellte das Wasser auf den Bierdeckel vor ihr.

»Danke.« Sie tunkte den Finger ins Wasser, wischte sich die Wimperntusche ab und rubbelte den Weinrand von den Lippen.

Charlie fing an zu lachen, und die Frau musterte mit zusammengekniffenen Augen sein Namensschild.

»Worüber lachen Sie, Charlie?«

»Ich dachte, Sie hätten Durst, aber ich hätte ihnen auch ein Taschentuch gegeben, wenn Sie mich danach gefragt hätten.«

Die Frau lachte ebenfalls, und ihr Gesicht wurde weicher. »Eiswürfel und Zitrone sind gut für die Haut.«

»Na, das ist wenigstens mal was Neues«, lachte Charlie und wischte weiter den Tresen. »Haben Sie sich denn alle gut amüsiert heute Abend?«

Holly seufzte. »Ich denke schon.« Das Wort »amüsieren« gehörte zurzeit nicht zu ihrem Wortschatz. Sicher, sie hatte mit den anderen gelacht, sie hatte sich für Denise gefreut, aber sie war nicht mit dem Herzen bei der Sache. Sie fühlte sich wie das schüchterne Mädchen in der Schule, das nie etwas sagte und mit dem auch nie jemand sprach. Was war nur aus ihr geworden? Sie wollte doch eigentlich gar nicht ständig auf die Uhr sehen, wenn sie ausging, und darauf hoffen, dass das, was die anderen amüsant fanden, bald vorbei war und sie nach Hause gehen und sich im Bett verkriechen konnte. Sie wollte den Augenblick genießen. Aber sie schaffte es einfach nicht.

»Alles klar?«, fragte Charlie, unterbrach seine Wischerei und musterte Holly ein wenig besorgt. Sie sah aus, als würde sie gleich anfangen zu weinen. Aber er war es ja gewohnt, dass Leute nach reichlichem Alkoholgenuss gefühlsduselig wurden.

»Ich vermisse meinen Mann«, flüsterte sie, und ihre Schultern zuckten.

Charlies Mundwinkel verzogen sich zu einem Lächeln.

»Was ist daran so komisch?«, fragte die Frau ungehalten.

»Für wie lange sind Sie denn hier?«, erkundigte sich Charlie.

»Übers Wochenende«, antwortete sie und zupfte an ihrem Taschentuch herum.

Er lachte wieder. »Waren Sie noch nie ein Wochenende von ihm getrennt?«

Lächelnd beobachtete er, wie die Frau die Stirn runzelte und darüber nachdachte.

»Bisher nur ein einziges Mal«, antwortete sie schließlich. »Und das war bei meinem eigenen Junggesellinnenabschied.«

»Wie lange ist das her?«

»Sieben Jahre«, platzte sie heraus, und eine Träne rollte ihr übers Gesicht.

Charlie schüttelte den Kopf. »Ganz schön lange her. Aber wenn Sie es einmal geschafft haben, dann schaffen Sie es auch zweimal. Sieben ist eine Glückszahl, stimmt's?«

Holly schnaubte in ihr Wasserglas. Von wegen!

»Keine Sorge«, grinste Charlie. »Ihr Mann ist ohne Sie wahrscheinlich auch traurig. Aber er hofft bestimmt, dass Sie sich auch ohne ihn amüsieren und das Leben ein bisschen genießen.«

»Wahrscheinlich haben Sie Recht«, meinte Holly etwas munterer. »Ich glaube, er würde nicht wollen, dass ich unglücklich bin.«

»Genau.« Charlie lächelte, sprang aber auf, weil er die Tochter des Chefs auf sich zukommen sah – mit einem selbst für ihre Verhältnisse ungewöhnlich zickigen Gesicht.

»Hey, Charlie«, rief sie, »ich versuche jetzt schon eine Ewigkeit, mich bemerkbar zu machen. Wenn Sie vielleicht mal ein bisschen arbeiten könnten, statt an der Bar zu flirten, wären ich und meine Freunde nicht schon halb am Verdursten«, keifte sie.

Holly war empört. Was dachte sich diese Tussi dabei, Charlie so runterzuputzen? Außerdem hatte sie ein Parfüm aufgetragen, von dem Holly husten musste.

»Entschuldigen Sie, haben Sie ein Problem?«, fragte die Frau und musterte Holly von oben bis unten.

»Ja, hab ich«, antwortete Holly und trank einen Schluck Wasser. »Ihr Parfüm ist so ekelhaft, dass ich kotzen könnte.«

Charlie ging hinter dem Tresen in die Hocke und tat so, als wäre ihm eine Zitronenscheibe auf den Boden gefallen, damit keiner merkte, dass er lachen musste.

»Was ist hier eigentlich los?«, sagte in diesem Moment eine tiefe Stimme. Eilig tauchte Charlie wieder auf, denn es war der Freund der Cheftochter, und der war noch schlimmer als sie. »Setz dich doch wieder hin, Süße, ich kümmere mich um die Drinks.«

»Schön, dass wenigstens einer hier weiß, was Höflichkeit heißt«, fauchte seine Freundin, schenkte Holly noch einen abschätzigen Blick und rauschte zu ihrem Tisch zurück. Holly sah ihr nach. Nach ihrem Hüftschwung zu urteilen, musste sie Model oder etwas Ähnliches sein. Das würde vielleicht auch die Zickigkeit erklären.

»Hallo«, sagte der Mann neben ihr und starrte ihr unverhohlen auf den Busen.

Charlie musste sich auf die Zunge beißen, während er ein Guinness zapfte und es sich eine Weile setzen ließ. Aber irgendwie glaubte er nicht, dass diese Frau Stevies Charme erliegen würde, vor allem, weil sie doch so in ihren Mann verliebt zu sein schien. Charlie freute sich schon richtig darauf mitzukriegen, wie der Freund der Cheftochter abserviert wurde.

»Hallo«, erwiderte Holly kurz und sah demonstrativ in die andere Richtung.

»Ich bin Stevie«, fuhr der Kerl fort und streckte ihr die Hand hin.

»Ich bin Holly«, murmelte sie und nahm seine Hand, um nicht allzu unhöflich zu wirken.

»Holly – was für ein hübscher Name«, erwiderte er und hielt ihre Hand so lange fest, dass Holly ihm schließlich doch ins Gesicht sehen musste. Er hatte große, leuchtend blaue Augen.

»Äh … danke«, sagte sie verlegen und wurde rot.

Charlie seufzte. Hatte er sich in dieser Holly so verschätzt?

»Darf ich Sie zu einem Drink einladen, Holly?«, baggerte der Freund der Cheftochter unbeirrt weiter.

»Nein danke, ich hab hier schon was zu trinken«, antwortete sie und trank einen Schluck von ihrem Wasser.

»Na schön, ich bringe jetzt die Gläser an meinen Tisch, aber dann komm ich zurück und spendiere der süßen Holly einen Drink«, versprach er und lächelte sie einschmeichelnd an.

Sobald er ihnen den Rücken zuwandte, verdrehte Charlie die Augen.

»Was ist denn das für ein Idiot?«, fragte Holly verwirrt, und Charlie lachte, froh, dass sie doch nicht auf diesen arroganten Schleimer hereingefallen war. Eine vernünftige Frau, auch wenn sie weinte, weil sie ihren Ehemann schon nach einem einzigen Tag vermisste.

Charlie senkte die Stimme. »Das ist Stevie, der Freund von Laura – die blonde Zicke, die gerade hier war. Ihrem Vater gehört das Hotel, deshalb kann ich ihr nicht die Meinung sagen, auch wenn es mich ständig in den Fingern juckt. Aber ich will meinen Job nicht verlieren.«

»Oh, aber sie ist es doch bestimmt wert, dass man ihretwegen seinen Job riskiert«, meinte Holly, starrte die hübsche Laura an und hatte gemeine Gedanken. »Na ja, ich mach mich mal auf die Socken. Gute Nacht, Charlie«, sagte sie dann und hüpfte vom Hocker.

»Gehen Sie jetzt ins Bett?«

Sie nickte. »Es ist Zeit, schon nach sechs«, erklärte sie und tippte auf ihre Armbanduhr. »Ich hoffe, Sie können auch bald Schluss machen«, fügte sie lächelnd hinzu.

»Darauf verlasse ich mich mal lieber nicht«, grinste er und sah Holly nach. Stevie folgte ihr, und Charlie rückte ein Stück näher zur Tür, um sehen zu können, was der Knabe vorhatte.

Holly gähnte und ging langsam den Korridor hinunter. Das Gespräch mit Charlie hatte ihr gut getan. Wenn sie zu Hause nicht schlafen konnte, war es immer viel zu spät, um jemanden anzurufen. Es wäre nett, einen persönlichen Barmann zu haben, mit dem man immer reden konnte, wenn man ihn brauchte. Andererseits hatte sie ja Daniel.

Als eine Hand ihre Schulter berührte, machte sie vor Schreck einen Satz.

»Hey, hey, keine Panik!«, flüsterte Stevie. »Ich bin's doch nur.«

»Was zum Teufel denken Sie sich dabei, sich so an mich ranzuschleichen?«, fragte Holly wütend.

»Tut mir Leid«, lächelte er und strich Holly eine Haarsträhne aus dem Gesicht. Er sah ziemlich betrunken aus.

Stirnrunzelnd wich Holly zurück. »Ich glaube, Sie haben da irgendwas falsch verstanden, Stevie. Gehen Sie bitte zurück zu Ihrer Freundin in die Bar.«

Er schwankte, und Holly bekam seine Alkohol- und Zigarettenfahne mitten ins Gesicht. Er grinste sie an. Kurz entschlossen wollte Holly kehrtmachen und in ihr Zimmer zurückgehen, aber er packte sie und versuchte sie zu küssen.

»Stevie!«, kreischte eine Frauenstimme. »Was soll das?«

Erschrocken wich Stevie zurück, und als Holly sich umdrehte, sah sie Laura auf dem Korridor stehen. Hinter Laura entdeckte sie Charlie, der ihr zuwinkte. Angeekelt wischte Holly sich Stevies Spucke aus dem Gesicht, während Laura sich ihren Freund vorknöpfte.

»Igitt!«, sagte Holly zu Charlie. »Das war ja ekelhaft!«

»Kann ich mir vorstellen«, lachte Charlie. »Ich hab durch die Tür gesehen, was passiert ist.«

»Na, vielen Dank, dass Sie mich gerettet haben!«, meinte Holly vorwurfsvoll.

»Tut mir Leid, aber ich konnte einfach nicht widerstehen zu warten, bis seine Freundin etwas davon mitkriegt«, entschuldigte er sich.

Das leuchtete Holly ein. Sie lächelte Charlie an, verabschiedete sich noch einmal und setzte dann ihren Weg fort, während Stevie und Laura sich lautstark weiterstritten.

Im Zimmer stolperte sie eine Weile in der Dunkelheit herum und knallte schließlich mit dem Fuß gegen den Bettpfosten. »Autsch!«, entfuhr es ihr laut.

»Sch!«, machte Sharon schläfrig, und Holly kämpfte sich leise murrend weiter zum Bett durch.

Dort tippte sie Denise so lange auf die Schulter, bis sie aufwachte.

»Was? Was?«, ächzte sie verschlafen.

»Hier«, sagte Holly und gab ihr das Handy zurück. »Ruf deinen zukünftigen Mann an und sag ihm, dass du ihn liebst, aber verrate den anderen nichts davon.«

Am nächsten Tag machten Holly und Sharon einen Spaziergang am Strand direkt beim Hotel. Obgleich schon Oktober war, war die Luft mild, und man brauchte keinen Mantel. Lange standen die beiden Frauen am Meer und lauschten den sanft ans Ufer plätschernden Wellen. Der Rest der Partygesellschaft hatte sich für einen flüssigen Lunch entschieden, aber Hollys Magen fühlte sich dem nicht gewachsen.

»Alles in Ordnung bei dir, Holly?« Sharon trat von hinten zu ihr und schlang ihr die Arme um die Schultern.

Holly seufzte. »Jedes Mal, wenn du mich das fragst, sage ich: ›Ja, mir geht's gut, danke‹, aber wenn ich ehrlich bin, stimmt das nicht. Wollen die Leute wirklich wissen, wie es einem geht, wenn sie das fragen?« Holly lächelte nachdenklich und fuhr fort: »Wenn die Frau von gegenüber mich das nächste Mal fragt, wie es mir geht, dann antworte ich: ›Danke der Nachfrage, mir geht es nicht gut. Ich bin deprimiert und einsam. Ich bin neidisch auf Sie und auf Ihre perfekte kleine Familie!‹ Dann erzähle ich ihr, dass ich einen neuen Job angefangen und viele Leute kennen gelernt habe, dass ich versuche, mich irgendwie durchzubeißen, und dass mir nichts Besseres einfällt. Dann erzähle ich ihr noch, wie wahnsinnig es mich macht, wenn jeder mir sagt, die Zeit heilt alle Wunden. Ich sage ihr, dass gar nichts heilt und dass es sich jeden Morgen anfühlt wie Salz in meinen Wunden, wenn ich in meinem leeren Bett aufwache.« Holly holte tief Luft. »Und dann sage ich ihr noch, wie sehr ich meinen Mann vermisse, und wie sinnlos mir mein Leben ohne ihn vorkommt, wie wenig Interesse ich daran habe, ohne ihn weiterzumachen, und ich erkläre ihr, wie es sich anfühlt, darauf zu warten, dass alles aufhört und ich endlich zu ihm gehen kann. Wahrscheinlich antwortet sie dann: ›Oh, gut‹, weil sie das immer sagt, und dann küsst sie ihren Mann zum Abschied, steigt ins Auto, bringt ihre Kinder zur Schule, fährt zur Arbeit, macht Essen, geht mit ihrem Mann ins Bett und hat ihren Tag wunderbar hingekriegt. Was hältst du davon?« Holly wandte sich zu Sharon um.

»Oh!« Mit einem Ruck zog Sharon ihre Hand von Hollys Schulter und legte sie sich auf den Bauch.

»Was heißt ›Oh‹?«, fragte Holly stirnrunzelnd. »Fällt dir dazu weiter nichts ein als ›Oh‹?«

Sharon lachte. »Nein, du Dummchen, das Baby hat mich gerade in den Bauch getreten.«

Holly drehte sich überrascht um.

»Fühl mal!«, kicherte Sharon, hatte aber Tränen der Rührung in den Augen.

Holly legte die Hand auf Sharons dicken Bauch und spürte einen kleinen Stoß. Auch ihr kamen die Tränen.

»Oh, Sharon, wenn nur jede Minute meines Lebens mit solchen Augenblicken gefüllt wäre, würde ich mich nie wieder beklagen.«

»Aber Holly, kein Mensch hat ein Leben, das nur aus perfekten kleinen Augenblicken besteht. Und wenn es so wäre, wären die Augenblicke nicht mehr perfekt, sondern normal. Wie soll man wissen, was Freude ist, wenn man nie Kummer hat?«

»Oh!«, riefen sie beide, als das Baby wieder strampelte.

»Ich glaube, der Kleine wird Fußballer wie sein Daddy!«, lachte Sharon.

»Der Kleine?«, wiederholte Holly. »Ihr bekommt also einen Jungen?«

Strahlend nickte Sharon. »Ja. Holly – darf ich dir den kleinen Gerry vorstellen? Gerry, das ist deine Patin Holly.«

Dreiunddreißig

»Hi, Alice«, sagte Holly. Schon ein paar Minuten stand sie jetzt schon vor ihrem Schreibtisch, ohne dass Alice ein Wort gesagt hatte.

»Hi«, erwiderte Alice kurz angebunden und ohne aufzublicken.

Holly holte tief Luft. »Alice, bist du sauer auf mich?«

»Nein«, antwortete sie genauso barsch. »Du sollst zu Chris ins Büro kommen. Er möchte, dass du noch einen Artikel schreibst.«

»Noch einen Artikel?«, stieß Holly hervor.

»Ja, das hat er gesagt.«

»Alice, warum machst du das nicht?«, fragte Holly leise. »Du schreibst fantastisch. Ich bin sicher, wenn Chris wüsste …«

»Er weiß es«, fiel Alice ihr ins Wort.

»Was?« Holly war verwirrt. »Er weiß, wie toll du schreibst?«

»Ich hab mich vor fünf Jahren hier als Redakteurin beworben, aber damals stand nur der Job der Sekretärin zur Verfügung. Chris meinte, wenn ich abwarte, ergibt sich vielleicht etwas.« Holly fand es beunruhigend, dass die sonst stets muntere Alice so … so aufgebracht war. Nein, wütend, angekotzt – das traf den Sachverhalt besser.

Holly seufzte und machte sich auf den Weg zu Chris' Büro. Diesen Artikel würde sie wahrscheinlich ohne die Hilfe ihrer Kollegin schreiben müssen.

Lächelnd blätterte Holly die Novembernummer durch, die erste Ausgabe, an der sie voll mitgearbeitet hatte. Morgen würde die Zeitschrift an den Kiosken ausliegen, und sie war furchtbar aufgeregt. Und sie durfte außerdem noch Gerrys nächsten Brief öffnen. Morgen war ein guter Tag.

Obgleich sie ja nur die Anzeigen organisierte, war sie sehr stolz, zu einem Team zu gehören, das so etwas produzierte. Himmelweit entfernt von dem jämmerlichen Faltblatt, das sie vor Jahren zusammengeschustert hatte, und wenn sie daran dachte, dass sie es in ihrem Vorstellungsgespräch auch nur erwähnt hatte, musste sie kichern. Als hätte sie Chris damit beeindrucken können! Aber trotzdem hatte sie das Gefühl, sich bewährt zu haben. Sie war ins kalte Wasser gesprungen und nicht untergegangen.

»Schön, dass du so glücklich aussiehst«, meinte Alice, die gerade hereingeprescht war und Holly zwei Zettel auf den Tisch warf.

»Du hast zwei Anrufe bekommen, während du weg warst. Einen von Sharon und einen von Denise. Sag deinen Freundinnen doch bitte, sie sollen nicht gerade in der Mittagspause anrufen, weil das für mich nämlich die reine Zeitverschwendung ist.«

»Okay, danke«, erwiderte Holly. »Hey, Alice!«, rief sie ihr nach, ehe die Tür hinter ihr zuknallte.

»Was?«, fauchte sie.

»Hast du den Artikel über die Party im Pub gelesen? Er ist toll geworden, samt Fotos und allem. Ich bin echt stolz.« Holly grinste breit.

»Nein, ich hab ihn nicht gelesen!«, entgegnete Alice angewidert und knallte jetzt endgültig die Tür zu.

Aber Holly lief ihr mit der Zeitschrift nach. »Jetzt schau ihn dir doch an, Alice! Daniel wird begeistert sein!«

»Na, das ist ja super für dich und Daniel«, keifte Alice und schob wahllos irgendwelche Papiere auf ihrem Schreibtisch herum.

Holly schnitt eine Grimasse. »Jetzt lass das und lies endlich den verdammten Artikel!«

»Nein!«, konterte Alice.

»Tja, dann kriegst du das Foto von dir und dem halbnackten Supermann eben nicht zu sehen …« Damit drehte Holly sich um und schlenderte langsam davon.

»Her damit!« Alice schnappte sich die Zeitschrift aus Hollys Hand. Als sie auf die Seite mit dem Bericht über die Releaseparty für Blue Rock kam, fiel ihr buchstäblich die Kinnlade herunter.

Oben auf der Seite prangte die Schlagzeile: »Alice im Wunderland«, mit dem Foto von Alice und dem Muskelprotz, das Holly gemacht hatte.

»Lies vor«, kommandierte Holly.

Mit zittriger Stimme begann Alice: »Ein neues Mixgetränk kommt in die Regale, und unsere neue Party-Korrespondentin Alice Goodyear hat sich vorgenommen herauszufinden, ob der neue heiße Drink für den kommenden Winter auch wirklich hält, was er verspricht …« Sie brach ab und sah Holly an. »Party-Korrespondentin?«, wiederholte sie ungläubig.

Holly rief Chris aus seinem Büro, und er gesellte sich zu ihnen, ein breites Grinsen im Gesicht.

»Gut gemacht, Alice, wirklich ein fantastischer Artikel. Sehr amüsant.« Er klopfte ihr anerkennend auf die Schulter. »Ich habe extra für dich eine neue Seite namens ›Alice im Wunderland‹ eingerichtet, damit du jeden Monat über ähnlich seltsame und wunderbare Ereignisse berichten kannst.«

Alice schnappte nach Luft wie ein Fisch auf dem Trockenen und stotterte: »Aber Holly …«

»Holly beherrscht nicht mal die Rechtschreibung«, lachte Chris, »aber du bist ein echtes Talent. Eines, das ich schon viel früher hätte unterstützen sollen.«

»O mein Gott«, stieß sie hervor. »Vielen, vielen Dank, Holly!« Sie fiel Holly um den Hals und drückte sie so fest, dass Holly kaum noch Luft bekam.

»Danke, Chris«, brachte sie mit Müh und Not heraus, während ihr Gesicht knallrot anlief. Alice ließ Holly unvermittelt los und warf sich ihrem Chef an den Hals. »Ich werde dich nicht enttäuschen! Versprochen!«, rief sie glückstrahlend.

»Okay, aber könntest du mich loslassen, ehe ich ersticke?«, keuchte Chris. Alice lachte und stürzte zum Telefon.

Holly und Chris lächelten einander zu und kehrten in ihre Büros zurück.

»Uups!«, rief Holly, als sie über einen Stapel Handtaschen stolperte, die vor ihrem Büro deponiert waren. »Was ist das denn?«

Chris verdrehte die Augen. »Oh, das sind Ciarans Handtaschen.«

»Ciarans Handtaschen?«, wiederholte Holly amüsiert.

»Ja, die sind für seinen Artikel über die ›Begleiter der Saison‹ oder etwas ähnlich Absurdes«, erklärte Chris betont gleichgültig.

»Oh, die sind ja toll!«, meinte Holly und bückte sich nach einem Exemplar, das ihr besonders gefiel.

»Hübsch, was?« Ciaran lehnte an der Tür seines Büros.

»Ja, super«, schwärmte Holly und schlang sich die Tasche über die Schulter. »Steht sie mir?«

Wieder verzog Chris das Gesicht. »Wie kann einem denn eine Handtasche nicht stehen?«

»Warte nur, bis du meinen Artikel im nächsten Heft gelesen hast!« Ciaran drohte seinem Chef mit dem Finger. »Nicht jede Tasche ist für jeden tragbar, weißt du.« Nun wandte er sich an Holly. »Du kannst sie behalten, wenn du möchtest.«

»Echt?«, fragte sie ungläubig. »Aber die sind doch bestimmt schrecklich teuer!«

»Ja, aber ich habe eine ganze Ladung davon gekriegt. Du solltest mal das ganze Zeug sehen, das der Designer mir geschenkt hat. Versucht wohl, mich zu bestechen, ganz schön frech, der Kerl!« Ciaran mimte Empörung.

»Ich wette, das funktioniert«, kicherte Holly.

»Absolut, mein erster Satz wird lauten: ›Geht alle hin und kauft euch eine, die Dinger sind toll!‹«, lachte Ciaran.

»Was hast du denn sonst noch so zu bieten?«, fragte Holly und versuchte, an ihm vorbei in sein Büro zu linsen.

»Ich mache einen Artikel, was man dieses Jahr zu Weihnachtspartys trägt. Heute sind schon ein paar Sachen eingetrudelt. Wenn ich es mir recht überlege«, meinte er und musterte Holly, die unwillkürlich den Bauch einzog, »dann würde dir das eine

Kleid garantiert gut stehen. Komm doch rein und probier es mal an.«

»Ich liebe diesen Job!«, kicherte Holly aufgeregt.

»Gibt es in diesem Büro eigentlich auch irgendjemanden, der was zu arbeiten hat?«, hörte man Chris' barsche Stimme aus seinem Zimmer.

»Ja!«, brüllte Tracey zurück. »Und jetzt halt den Mund und hör auf, uns ständig abzulenken.« Alles lachte, und Holly hätte schwören können, dass sie Chris lächeln sah, ehe er der dramatischen Wirkung zuliebe seine Bürotür zuknallte.

Ein paar Stunden und einige Kleider später ging Holly zurück an ihre Arbeit. Nachdem sie das Dringendste erledigt hatte, rief sie Denise zurück.

»Hallo? Hier ist der widerliche, verstaubte und überteuerte Klamottenladen. Sie sprechen mit der schlecht gelaunten Geschäftsführerin. Was kann ich nicht für Sie tun?«

»Denise!«, rief Holly entsetzt. »Was ist denn in dich gefahren!«

»Ich hab Nummernerkennung, ich wusste, dass du's bist.«

»Du hast mich vorhin angerufen?«

»Ach ja, ich wollte nur sichergehen, dass du zum Ball kommst, Tom bestellt nämlich dieses Jahr einen Tisch.«

»Zu welchem Ball?«

»Na, zum Weihnachtsball, wie jedes Jahr, du Schnellmerkerin.«

»Ach, der Ball. Nein, tut mir Leid, aber dieses Jahr kann ich nicht.«

»Aber du weißt ja noch nicht mal das genaue Datum!«, protestierte Denise.

»Hör mal, Denise«, erwiderte Holly mit fester Stimme. »Ich habe einfach zu viel zu tun.«

»Das ist ja wenigstens mal was anderes«, brummelte Denise leise.

»Was hast du da eben gesagt?«, fragte Holly.

»Nichts«, gab Denise kurz angebunden zurück.

»Quatsch, ich hab's genau gehört.«

»Na ja«, platzte Denise heraus. »Jedes Mal, wenn ich einen Vorschlag mache, hast du was vor. Bei meiner Junggesellinnenparty hast du ständig ein total gequältes Gesicht gezogen, und am zweiten Abend bist du nicht mal mit uns weggegangen. Eigentlich frage ich mich, warum du überhaupt mitgefahren bist. Wenn du ein Problem mit mir hast, Holly, dann sag es mir lieber direkt, statt so rumzudrucksen.«

Schockiert starrte Holly auf das Telefon. Wie kam ihre Freundin nur auf die Idee, dass Hollys Verhalten etwas mit ihr zu tun hatte?! Es ging doch um Hollys eigene Sorgen! Wenn nicht mal Denise sie verstand, war es kein Wunder, wenn sie manchmal das Gefühl hatte durchzudrehen!

»Das ist das Egoistischste, was ich je von dir gehört habe«, sagte Holly und bemühte sich, ihre Stimme ruhig klingen zu lassen, obwohl sie wusste, dass ihr Ärger unüberhörbar war.

»Ach, ich bin also egoistisch?«, gab Denise schrill zurück. »Du bist doch diejenige, die sich an dem Wochenende im Hotelzimmer versteckt hat! Bei *meinem* Junggesellinnenabschied! Dabei bist du meine erste Brautjungfer!«

»Ich hab Sharon Gesellschaft geleistet«, verteidigte sich Holly.

»Ach Quatsch! Sharon ist schwanger, sie liegt nicht im Sterben, man braucht ihr nicht vierundzwanzig Stunden das Händchen zu halten!« Denise verstummte, als ihr klar wurde, was sie gerade gesagt hatte.

Jetzt war Holly richtig wütend, und ihre Stimme zitterte vor Zorn. »Und du wunderst dich, dass ich keine Lust habe, mit dir auszugehen? Genau wegen solchen blöden, gedankenlosen Bemerkungen! Hast du vielleicht schon mal eine Sekunde daran gedacht, dass es für mich schwer sein könnte? Die Tatsache, dass du über nichts anderes als über deine elenden Hochzeitsvorbereitungen redest oder darüber, wie toll alles ist und wie sehr du dich darauf freust, den Rest deines Lebens glücklich und zufrieden mit Tom zu verbringen? Falls es dir noch nicht aufgefallen ist, Denise, ich habe diese Chance nicht, weil mein Mann nämlich leider tot ist. Ich freue mich für dich, von ganzem Herzen, das kannst du mir glauben. Ich freue mich, dass du glücklich bist. Aber ein bisschen Geduld und Rücksicht ist doch nicht zu viel verlangt, ein bisschen Verständnis, dass ich nicht in ein paar Monaten über den Tod meines Mannes wegkomme. Was den Ball angeht, habe ich nicht die Absicht, irgendwo hinzugehen, wo ich die letzten zehn Jahre mit Gerry war. Vielleicht verstehst du das nicht, Denise, aber ich würde es ein bisschen schwierig finden, um es mal vorsichtig auszudrücken. Deshalb möchte ich nicht, dass du ein Ticket für mich kaufst, weil ich nämlich lieber zu Hause bleibe!«, schrie sie und knallte den Hörer auf die Gabel.

Dann brach sie in Tränen aus und legte schluchzend den Kopf auf den Tisch. Sie fühlte sich schrecklich. Ihre Freundin verstand sie nicht. Vielleicht war sie ja wirklich verrückt. Vielleicht hätte sie längst über Gerry hinweg sein müssen. Vielleicht schafften normale Leute das, statt Freunden und Familie ewig auf die Nerven zu gehen.

Schließlich versiegten die Tränen, und sie lauschte in die Stille, die sie umgab. Plötzlich wurde ihr bewusst, dass bestimmt alle im Büro mitgehört hatten, und sie schämte sich so, dass sie sich nicht mal traute, zur Toilette zu gehen und sich ein Papiertaschentuch zu holen. Ihr war heiß, ihre Augen waren rot und geschwollen. Vorsichtig tupfte sie sich die Tränen mit dem Saum ihrer Bluse ab. »Scheiße«, schimpfte sie leise, als sie merkte, dass sie Make-up, Mascara und Lippenstift quer über den ganzen Ärmel der teuren weißen Bluse verteilt hatte, und fegte mit einer hastigen Bewegung gleich noch einen ganzen Stapel Papiere vom Schreibtisch. In diesem Moment klopfte es behutsam an ihre Tür. Schnell setzte sie sich aufrecht hin.

»Herein!«, rief sie, aber ihre Stimme zitterte.

Chris kam herein, mit zwei Teebechern in der Hand.

»Tee?«, fragte er mit hochgezogenen Augenbrauen, und Holly musste lächeln. Er stellte einen Becher vor sie hin und ließ sich auf dem Stuhl ihr gegenüber nieder.

»Hast du heute einen schlechten Tag?«, fragte er so sanft, wie es mit seiner barschen Stimme eben möglich war.

Sie nickte, und wieder liefen ihr Tränen über die Wangen. »Tut mir Leid, Chris«, stammelte sie und wedelte in dem Versuch, die Fassung wiederzugewinnen, nervös mit der Hand. »Das hat aber keinen Einfluss auf meine Arbeit«, beteuerte sie.

Er machte eine wegwerfende Handbewegung. »Darüber mache ich mir keine Sorgen, ich bin sehr zufrieden mit dir, Holly.«

Sie lächelte dankbar. Wenigstens etwas.

»Möchtest du heute früher nach Hause gehen?«

»Nein danke, Arbeit ist eine gute Ablenkung.«

Er schüttelte traurig den Kopf. »So funktioniert das aber nicht, Holly. Ich kann das beurteilen. Ich hab mich in diesen vier Wänden hier verkrochen, aber es hilft nicht. Jedenfalls nicht auf lange Sicht.«

»Aber ich habe den Eindruck, dass du ganz gut zurechtkommst«, wandte sie ein, immer noch mit zittriger Stimme.

»Der äußere Eindruck entspricht nicht immer unbedingt der Wirklichkeit. Das weißt du auch.«

Sie nickte.

»Du brauchst nicht immer tapfer und ausgeglichen zu sein«, meinte er beruhigend und reichte ihr ein Taschentuch.

»Ach, das bin ich ja auch nicht«, erwiderte sie und putzte sich die Nase.

»Hast du schon mal den Spruch gehört: Man muss Angst haben, um tapfer sein zu können?«

Holly dachte darüber nach. »Aber ich fühle mich nicht tapfer, ich habe nur Angst.«

»Wir haben alle Angst. Das ist vollkommen in Ordnung, und es wird der Tag kommen, da hast du keine Angst mehr. Schau dir doch nur mal an, was du alles geschafft hast!« Er machte eine ausladende Geste über Hollys Büro. »Das ist alles ein Zeichen dafür, wie tapfer du bist.«

Holly lächelte. »Ich liebe meinen Job.«

»Das ist großartig, aber du musst lernen, noch andere Dinge zu lieben außer deinem Job.«

Sie runzelte die Stirn. Hoffentlich war das nicht die Sorte Gespräch, das auf das Motto hinauslief: Lach dir einen neuen Mann an, dann vergisst du den alten schon.

»Ich meine, du musst lernen, dich selbst zu lieben, dich selbst und dein neues Leben. Nicht alles dreht sich um die Arbeit. Es gibt noch mehr.«

Aha, dachte Holly. Und das ausgerechnet von Chris!

»Ich weiß, dass ich dafür nicht gerade ein glänzendes Beispiel abgebe«, nickte er, als hätte er Hollys Gedanken gelesen. »Aber ich lerne auch noch …« Er legte eine Hand auf den Tisch und wischte nachdenklich imaginäre Krümel weg. »Ich hab gehört, dass du nicht zu diesem Ball gehen möchtest.«

Holly war zutiefst beschämt, dass er das Gespräch mitbekommen hatte.

»Als Maureen gestorben ist, gab es ungefähr eine Million von Orten, die ich nie wieder sehen wollte«, fuhr Chris fort. »Sonntags sind wir immer im Botanischen Garten spazieren gegangen, und ich konnte da nicht mehr hin. Jede Blume und jeder Baum, alles bestand aus unendlich vielen kleinen Erinnerungen. Die Bank, auf der wir uns immer ausruhten, ihr Lieblingsbaum, der Rosengarten, den sie am liebsten mochte – einfach alles erinnerte mich an sie.«

»Bist du irgendwann wieder dort gewesen?«, fragte Holly und spürte, wie der Tee sie von innen her wärmte.

»Ja, vor ein paar Monaten«, antwortete er. »Es ist mir unglaublich schwer gefallen, aber ich hab es überlebt, und jetzt gehe ich wieder jeden Sonntag dort spazieren. Du musst dich der Realität stellen, Holly, und positiv denken. Ich sage mir, hier haben wir gelacht, geweint und gestritten, und wenn ich dort bin und mich an die schönen Zeiten erinnere, dann fühle ich mich ihr viel näher. Dann kann ich die Liebe feiern, statt mich vor ihr zu verstecken.«

Allmählich schlugen seine Worte Holly in ihren Bann.

Chris beugte sich vor und sah ihr fest in die Augen. »Manche

Menschen gehen durchs Leben und suchen ihren Seelenpartner, aber sie finden ihn nie. Du und ich, wir haben ihn gefunden, auch wenn wir ihn leider nur für eine kurze Zeit behalten durften. Das ist traurig, aber so ist das Leben! Wenn du zu diesem Ball gehst, Holly, dann feierst du die Tatsache, dass du einen Menschen geliebt hast und dass er dich geliebt hat und dass ihr wunderschöne Jahre zusammen verbracht habt. Lass dir das nicht entgehen!« Er schwieg.

Tränen rannen über Hollys Gesicht, denn sie wusste, dass Chris Recht hatte. Sie musste sich an Gerry erinnern und glücklich sein über die Liebe, die sie gehabt hatten und die sie noch immer fühlte, statt sich nach all den Jahren mit ihm zu sehnen, die nun nie mehr kommen würden, und darüber zu weinen. Sie dachte an den Satz, den Gerry ihr in einem seiner Briefe geschrieben hatte: »Vergiss unsere gemeinsamen Erinnerungen nicht, aber hab keine Angst davor, neue hinzuzufügen.« Sie musste Gerry loslassen, um die Erinnerung an ihn zu bewahren.

Ihr Leben ging weiter, auch nach seinem Tod.

Vierunddreißig

»Es tut mir so Leid, Denise«, entschuldigte sich Holly bei ihrer Freundin. Sie saßen im Pausenraum von Denises Boutique, umgeben von Schachteln mit Kleiderbügeln, von Kleiderständern, von überall verstreuten Tüten und Accessoires. Die an der Wand installierte Sicherheitskamera starrte auf sie herunter und nahm gewissenhaft ihr Gespräch auf.

Holly suchte eine Reaktion in Denises Gesicht, sah, wie ihre Freundin den Mund verzog und wild mit dem Kopf nickte, als wollte sie Holly wissen lassen, dass alles wieder in Ordnung war.

»Nein, es ist nicht okay«, beharrte Holly und rutschte auf ihrem Stuhl nach vorn. Es war ihr wichtig, die Sache richtig zu besprechen. »Ich wollte nicht so durchdrehen am Telefon. Nur weil ich zurzeit so überempfindlich bin, gibt mir das noch lange nicht das Recht, es an dir auszulassen.«

Jetzt schien Denise sich so weit gefasst zu haben, dass sie wieder sprechen konnte. »Nein, du hattest völlig Recht, Holly …«, begann sie.

Holly schüttelte den Kopf und wollte widersprechen, aber Denise redete schnell weiter. »Ich war so aufgeregt wegen der Hochzeit, dass ich überhaupt nicht daran gedacht habe, wie du dich fühlen könntest.«

Nachdenklich sah Denise ihre Freundin an, deren Gesicht über dem dunklen Jackett sehr bleich wirkte. Holly kam insgesamt so gut zurecht, dass ihre Umgebung oft vergaß, dass sie ihre Gespenster noch längst nicht überwunden hatte.

»Aber du hast ja auch das Recht, aufgeregt zu sein«, beharrte Holly.

»Und du hast das Recht, durcheinander und sauer zu sein«, erwiderte Denise fest. »Ich hab nicht nachgedacht, ich hab einfach nicht nachgedacht«, wiederholte sie und legte die Hände ans Gesicht. »Natürlich gehst du nicht zum Ball, wenn es zu schwierig für dich ist. Wir verstehen das.« Sie griff nach Hollys Händen.

Nach dem Gespräch mit Chris hatte Holly eigentlich beschlossen hinzugehen, und es verwirrte sie, dass ihre Freundin jetzt plötzlich sagte, es wäre in Ordnung, wenn sie wegblieb. Außerdem hatte sie Kopfschmerzen, und Kopfschmerzen machten ihr nach wie vor Angst. Sie machte mit Denise aus, ihr später Bescheid zu geben, und verabschiedete sich von ihr.

Noch unsicherer als vorher ging sie zurück zur Arbeit. Vielleicht hatte Denise Recht. Es war doch nur ein blöder Ball, und sie musste nicht hin, wenn sie keine Lust hatte. Aber so albern der Ball auch sein mochte, er war für sie und Gerry wichtig gewesen. Sie hatten den Abend immer genossen, einen Abend, an dem sie mit Freunden zusammen waren und zu ihren Lieblingssongs tanzten. Wenn sie dieses Jahr ohne ihn hinging, brach sie eine Tradition und ersetzte schöne alte Erinnerungen mit völlig neuen. Das wollte sie nicht. Sie wollte jede einzelne Erinnerung an Gerry behalten. Es erschreckte sie, dass sie anfing, sein Gesicht zu vergessen. Wenn sie von ihm träumte, war er immer jemand anderes; ein Mensch, den sie sich ausgedacht hatte, mit einem anderen Gesicht und einer anderen Stimme.

Gelegentlich rief sie seine Handynummer an, nur um seine Stimme auf dem Anrufbeantworter zu hören. Sein Geruch im Haus war längst verschwunden, seine Klamotten hatte sie auf seine Aufforderung hin weggegeben. Langsam verschwand er aus ihren Gedanken, und sie klammerte sich an jede Kleinigkeit, die ihr noch blieb. Jeden Abend vor dem Einschlafen dachte sie ganz bewusst an ihn, in der Hoffnung, sie würde dann von ihm träumen. Sie hatte sich sogar sein Aftershave gekauft und im Haus versprüht, damit sie sich nicht so allein fühlte. Manchmal, wenn sie weg war, versetzte ein vertrauter Geruch oder ein Song sie an einen anderen Ort oder in eine andere Zeit zurück. Eine glücklichere Zeit.

Hin und wieder bildete sie sich ein, dass sie ihn auf der Straße gesehen hatte oder dass er in einem Auto an ihr vorbeigefahren war. Dann nahm sie sofort die Verfolgung auf, natürlich nur, um irgendwann akzeptieren zu müssen, dass es nicht Gerry war, sondern nur ein Mann, der ihm ähnlich sah. Aber sie konnte einfach nicht loslassen. Sie konnte nicht loslassen, weil sie nicht loslassen wollte, und sie wollte nicht loslassen, weil Gerry alles war, was sie hatte. Aber weil sie Gerry ja nicht wirklich festhalten konnte, fühlte sie sich ratlos und verwirrt.

Bevor sie in ihr Büro zurückkehrte, schaute sie noch schnell bei Hogan's vorbei. Das Verhältnis zwischen ihr und Daniel war wieder viel entspannter geworden. Nach dem so genannten Geschäftsessen war ihr irgendwann aufgegangen, dass sie sich lächerlich aufführte. Jetzt verstand sie auch, warum: Die einzige richtige Freundschaft mit einem Mann, die sie je gehabt hatte, war die mit Gerry gewesen, und diese hatte eben auch den romantischen Aspekt umfasst. Die Vorstellung, mit Daniel gut befreundet zu sein, war Holly lange Zeit seltsam und ungewohnt vorgekommen, aber irgendwann war sie zu der Einsicht gelangt, dass so etwas durchaus möglich war. Selbst wenn der Mann verdammt gut aussah.

So hatte sich das kameradschaftliche Gefühl für Daniel weiterentwickelt, das sie von Anfang an ihm gegenüber gespürt hatte. Sie konnten stundenlang diskutieren, über ihre Gefühle und ihr Leben, und Holly wusste, dass sie gegen einen gemeinsamen Feind kämpften: die Einsamkeit. Sie wusste, dass er einen ähnlichen Kummer überwinden musste, und sie halfen einander durch die schweren Tage, wenn sie ein mitfühlendes Ohr brauchten oder jemanden, der sie zum Lachen brachte. Und solche Tage gab es viele.

»Na?«, begrüßte er sie und kam hinter dem Tresen hervor. »Wird Aschenputtel nun zum Ball gehen oder nicht?«

Holly grinste und zog die Nase kraus. Gerade wollte sie antworten, dass sie nicht gehen würde, aber dann überlegte sie es sich in letzter Sekunde doch anders. »Und was ist mit dir?«

Er lächelte und zog ebenfalls die Nase kraus. »Garantiert wieder so eine Pärchenversammlung. Ich glaube, noch einen Abend mit Sam und Samantha, Robert und Roberta halte ich nicht aus.« Daniel zog einen Barhocker für Holly heran, und sie setzte sich.

»Wir könnten natürlich einfach total unhöflich sein und sie alle ignorieren.«

»Was hätte es dann überhaupt für einen Sinn hinzugehen?«, wandte Daniel ein, setzte sich neben Holly und stellte seinen Lederstiefel auf die Fußstütze ihres Hockers. »Du erwartest doch nicht etwa, dass ich mich den ganzen Abend mit dir unterhalte, oder? Inzwischen haben wir uns wirklich schon alle Ohren abgekaut.«

»Na schön!«, rief Holly und tat beleidigt. »Ich hatte sowieso vor, dich zu ignorieren.«

»Puh!« Daniel wischte sich in gespielter Erleichterung über die Stirn. »Dann kann ich ja auf jeden Fall hingehen.«

Holly wurde ernst. »Ich glaube, ich muss wirklich hin.«

Auch Daniel hörte auf zu grinsen. »Na gut, dann gehen wir doch.«

»Ich denke, für dich wäre es sicher auch nicht schlecht, Daniel«, meinte sie leise.

Daniel wandte sich ab und tat so, als würde er sich prüfend im Raum umsehen. Sein Fuß rutschte von ihrem Stuhl. »Holly, mir geht's gut«, wehrte er nicht sehr überzeugend ab.

Holly sprang von ihrem Hocker, nahm sein Gesicht in beide Hände und küsste ihn auf die Stirn. »Daniel Connelly, versuch nicht ständig, den starken Mann zu markieren. Das nehme ich dir nämlich nicht ab.«

Sie umarmten sich zum Abschied, und Holly marschierte in ihr Büro zurück, entschlossen, ihrer Entscheidung treu zu bleiben. Mit lauten Schritten stapfte sie die Treppe hinauf und ging an Alice vorbei, die sich immer noch verträumt ihren Artikel ansah. »Ciaran!«, rief sie. »Ich brauche ein Kleid!«

In seinem Büro schmunzelte Chris in sich hinein. Er zog eine Schublade auf und sah sich ein Foto von sich und seiner Frau an. Eines Tages würde er wieder in den Botanischen Garten gehen. Wenn Holly es schaffte, dann schaffte er es auch.

Holly war schon furchtbar spät dran und sauste immer noch in ihrem Schlafzimmer herum. Die letzten zwei Stunden hatte sie damit verbracht, sich zu schminken, zu weinen und alles zu verschmieren und sich dann neu zu schminken. Jetzt tuschte sie sich gerade zum vierten Mal die Wimpern und schickte dabei ein Stoßgebet zum Himmel, dass ihr Tränenreservoir für den heutigen Abend ausgetrocknet war. Das war zwar recht unwahrscheinlich, aber man durfte ja die Hoffnung nicht aufgeben.

»Aschenputtel, dein Prinz ist da!«, rief Sharon von unten.

Hollys Herz raste. Sie war noch nicht bereit! Sie brauchte Zeit, um noch einmal darüber nachzudenken, ob sie wirklich auf diesen Ball wollte. Auf einmal hatte sie den Grund dafür vergessen, und ihr fiel nur noch ein, was dagegen sprach.

Nämlich: Sie wollte da nicht hin, sie würde den ganzen Abend nur weinen, sie würde an einem Tisch zwischen lauter so genannten Freunden festsitzen, die sich seit Gerrys Tod nicht mehr bei ihr gemeldet hatten, sie fühlte sich beschissen, sie sah beschissen aus, und Gerry würde nicht da sein.

Für den Ball sprach eigentlich nur, dass sie das Gefühl hatte, es wäre irgendwie wichtig hinzugehen. Sie versuchte, ruhig zu atmen, um eine neue Tränenflut einzudämmen.

»Holly, du kannst das!«, flüsterte sie ihrem Spiegelbild zu. »Du musst es tun, es wird dir helfen, es wird dich stärker machen.« Immer wieder sagte sie sich das, bis ein Quietschen an der Tür sie zusammenfahren ließ.

»Entschuldige«, sagte Sharon, die im Türspalt erschien. »O Holly, du siehst fantastisch aus!«, rief sie.

»Ich sehe beschissen aus«, grummelte Holly.

»Ach hör doch auf«, widersprach Sharon. »Ich sehe aus wie ein

Zeppelin – und beklage ich mich vielleicht?« Sie lächelte Holly im Spiegel zu. »Kopf hoch, es wird alles gut.«

»Aber ich möchte viel lieber zu Hause bleiben, Sharon, ich muss doch heute Nacht auch Gerrys letzte Botschaft aufmachen.« Sie konnte gar nicht glauben, dass dieser Augenblick tatsächlich so kurz bevorstand. Ab morgen gab es keine ermutigenden Worte von Gerry mehr, dabei brauchte sie sie noch immer so sehr. Damals im April hatte sie es vor Aufregung kaum abwarten können, die Umschläge aufzureißen und Gerrys Briefe zu lesen. Aber die Monate waren viel zu schnell verstrichen, und jetzt kam das Ende. Sie wollte zu Hause bleiben und ihren letzten gemeinsamen Augenblick mit Gerry auskosten.

»Ich weiß«, erwiderte Sharon verständnisvoll. »Aber das kann ein paar Stunden warten, oder?«

Gerade wollte Holly es abstreiten, da rief John von unten: »Kommt endlich, Leute! Das Taxi wartet, wir müssen Tom und Denise abholen!«

Ehe Holly Sharon nach unten folgte, zog sie rasch ihre Nachttischschublade auf und holte den Novemberbrief von Gerry heraus, den sie vor ein paar Wochen geöffnet hatte. Sie brauchte einfach seine Ermutigung. Sie ließ die Finger über die Tinte gleiten und stellte sich vor, wie er die Karte geschrieben hatte. Sie stellte sich vor, was für ein Gesicht er dabei gemacht hatte. Sie hatte ihn immer geneckt, wenn er sich bei solchen Anlässen vor lauter Konzentration wie ein kleiner Junge mit der Zunge über die Lippen leckte. Sie liebte dieses Gesicht. Sie vermisste dieses Gesicht. Sie brauchte Kraft, und sie wusste, dass der Brief ihr sie geben würde. Sie las:

Diesen Monat muss Cinderella zum Ball gehen. Sie wird wunderschön und strahlend aussehen und sich prächtig amüsieren. Aber lieber nicht in einem weißen Kleid ...
P.S. Ich liebe Dich ...

Holly holte tief Luft und ging hinunter.

»Wow!«, rief Daniel. »Du siehst fantastisch aus, Holly.«

»Ich sehe beschissen aus«, grummelte Holly wieder, und Sharon warf ihr einen bösen Blick zu. »Aber trotzdem danke«, fügte sie hastig hinzu.

Sie quetschten sich alle ins Taxi. Trotz Hollys Gebeten war jede Ampel grün, es gab keinen Erdrutsch und auch keinen Vulkanausbruch. Und in der Hölle fiel kein Schnee.

Sie traten an den Empfangstisch gleich am Eingang, und Holly schlug die Augen nieder, als sie merkte, wie sich alle Blicke auf sie und ihre Freunde richteten. Vor allem die weiblichen Gäste waren immer furchtbar neugierig, was die Neuankömmlinge so anhatten. Wenn sie sich dann überzeugt hatten, dass sie immer noch die Schönsten im ganzen Land waren, nahmen sie ihre Gespräche wieder auf. Die Frau hinter dem Tisch lächelte ihnen entgegen. »Hallo Sharon, hallo John, hi Denise … o Gott!« Vielleicht wäre sie ohne ihre künstliche Sonnenbräune noch weißer geworden, aber das konnte man natürlich nicht beurteilen. »Oh, hallo, Holly, wirklich nett, dass Sie kommen, wo Sie doch …« Die Frau verstummte und blätterte geschäftig in der Liste, um ihre Namen abzuhaken.

»Gehen wir zur Bar«, schlug Denise vor, hakte Holly unter und zog sie mit sich.

Als sie durch den Saal gingen, trat eine Frau, die Holly seit Monaten nicht mehr gesehen hatte, auf sie zu. »Holly, es tut mir so Leid wegen Gerry. Er war ein wundervoller Mensch.«

»Danke.« Holly lächelte und wurde erneut von Denise weggezerrt. Endlich erreichten sie die Bar.

»Hallo, Holly«, sagte eine vertraute Stimme hinter ihr.

»Oh, hallo Paul«, sagte sie und drehte sich zu dem großen Geschäftsmann um, der die Veranstaltung sponserte. Er war übergewichtig und hatte ein rotes Gesicht, wahrscheinlich weil es ein Riesenstress war, eines von Irlands erfolgreichsten Unternehmen zu leiten. Und er trank zu viel. Er sah aus, als würde er gleich ersticken, denn er hatte seine Fliege viel zu eng gebunden und zupfte ständig an ihr herum. Auch die Knöpfe an seinem Frack drohten jeden Moment abzuplatzen. Holly kannte ihn nicht sonderlich gut, aber er gehörte zu den Leuten, die sie einmal im Jahr bei diesem Ball traf.

»Sie sind so hübsch wie eh und je«, sagte er und küsste Holly auf beide Wangen. »Darf ich Sie zu einem Drink einladen?«, fragte er und hielt die Hand hoch, um den Barmann auf sich aufmerksam zu machen.

»Oh, nein danke«, lächelte Holly.

»Ach kommen Sie«, beharrte er und zog seine dicke Brieftasche heraus. »Was möchten Sie?«

»Wenn Sie darauf bestehen, nehme ich bitte einen Weißwein«, gab Holly nach.

»Ich könnte Ihrem armen Ehemann natürlich auch etwas spendieren«, lachte er. »Was möchte er denn?«, fragte er und blickte suchend um sich.

»Oh, er ist nicht hier, Paul«, erwiderte Holly verlegen.

»Aber warum denn nicht? So ein Langweiler. Jetzt war er schon zweimal nicht hier. Warum?«, wunderte sich Paul laut.

»Äh, er ist leider Anfang des Jahres gestorben, Paul«, antwortete Holly leise und hoffte, dass es ihrem Gegenüber nicht allzu peinlich war.

»Oh.« Paul wurde noch röter, und er räusperte sich nervös. Verlegen starrte er zur Bar. »Tut mir Leid, das zu hören«, stotterte er und sah schnell weg. Dann begann er wieder an seiner Fliege zu zupfen.

»Danke«, sagte Holly und zählte im Stillen die Sekunden, bis Paul einen Vorwand gefunden hatte, das Gespräch zu beenden. Drei Sekunden später entschuldigte er sich, um seiner Frau ihren Drink zu bringen. Nun stand Holly allein an der Bar, weil Denise den anderen ihre Getränke brachte. Rasch nahm sie ihr Glas und folgte ihrer Freundin.

»Hi Holly.«

Sie drehte sich um.

»Oh, hallo Jenny.« Wieder stand sie jemandem gegenüber, den

sie nur vom jährlichen Ball kannte. Jenny trug ein ziemlich überkandideltes Kleid, war mit teurem Schmuck behängt und hielt zwischen Daumen und Zeigefinger ihrer behandschuhten Hand ein Glas Champagner. Ihr blondes Haar war fast weiß blondiert und ihre Haut ledrig von zu viel Sonne.

»Wie geht es dir? Du siehst fantastisch aus, das Kleid ist phänomenal!« Sie nippte an ihrem Champagner und musterte Holly von oben bis unten.

»Mir geht es ganz gut, danke. Und dir?«

»Oh, fantastisch. Ist Gerry denn heute nicht mitgekommen?« Auch sie blickte sich suchend um.

»Nein, er ist leider im Februar gestorben«, antwortete Holly gerade heraus.

»Oh, das tut mir aber Leid.« Sie stellte ihr Glas auf dem Tisch neben ihr ab, legte die Hände ans Gesicht und legte die Stirn in Falten. »Ich hatte ja keine Ahnung. Wie wirst du denn damit fertig, du Ärmste?« Sie legte eine Hand auf Hollys Arm.

»Ganz gut inzwischen, danke«, wiederholte Holly und lächelte unverbindlich.

»Ach, du armes Ding!«, wisperte Jenny noch einmal mit gedämpfter, mitleidiger Stimme. »Du bist sicher am Boden zerstört.«

»Nun ja, es ist schon schwer, aber ich komme zurecht. Ich versuche, positiv zu denken, weißt du.«

»Gott, ich weiß nicht, wie du das schaffst, das ist doch so schrecklich.« Sie durchbohrte Holly mit ihren Blicken und schien sie jetzt mit ganz anderen Augen zu betrachten. Holly nickte und hoffte nur, dass die Frau endlich aufhörte, ihr Sachen zu erzählen, die sie längst wusste.

»War er denn krank?«, hakte sie weiter nach.

»Ja, er hatte einen Hirntumor«, erklärte Holly.

»Ojemine, das ist ja schrecklich. Und er war doch noch so jung.« Jedes Wort, das sie betonen wollte, kam heraus wie ein schrilles Kreischen.

»Ja, das war er … aber wir hatten eine glückliche Zeit zusammen,

Jenny«, erwiderte Holly, denn ihr lag daran, das nicht alles so ins Dramatische abrutschte. Doch sie hatte den Verdacht, dass Jenny in dieser Hinsicht absolut begriffsstutzig war.

»Ja, das schon, aber so kurz. Das ist entsetzlich. Entsetzlich und unfair. Du fühlst dich doch bestimmt schrecklich. Und da bist du trotzdem hergekommen? Um dich unter all diese Paare zu mischen?« Sie sah sich um, als wäre ihr plötzlich ein schlechter Geruch in die Nase gestiegen.

»Nun, man muss eben lernen weiterzuleben«, lächelte Holly.

»Natürlich. Aber es ist doch bestimmt sehr schwer. Oh, wie entsetzlich«, wiederholte sie und schlug die Hände vors Gesicht.

Allmählich reichte es Holly, und sie sagte mit zusammengebissenen Zähnen: »Ja, es ist schwer, aber wie ich schon gesagt habe – man muss positiv denken und weitermachen. Jetzt sollte ich aber wieder zurück zu meinen Freunden«, entschuldigte sie sich höflich und verschwand.

»Alles klar bei dir?«, fragte Daniel, als Holly zu ihren Freunden trat.

»Ja, mir geht's gut, danke«, wiederholte Holly zum zehnten Mal an diesem Abend. Dann warf sie einen Blick zu Jenny hinüber, die mit ihren Freundinnen die Köpfe zusammensteckte und zu ihr und Daniel herüberstarrte.

»Ich bin da-ha!«, verkündete eine laute Stimme von der Tür. Holly drehte sich um und entdeckte den Partylöwen Jamie, der triumphierend die Arme in die Luft streckte. »Ich hab mir mein Pinguinkostüm übergeworfen und bin bereit zum Feiern!« Er vollführte ein kleines Tänzchen, was viele neugierige Blicke auf sich zog. Genau das war natürlich beabsichtigt. Dann ging er von einem zum anderen, begrüßte die Männer mit Handschlag und die Frauen mit einem Küsschen, wobei er die Gesten manchmal zum Spaß verwechselte. Als er zu Holly kam, starrte er ein paar Mal zwischen ihr und Daniel hin und her. Dann schüttelte er Daniel steif die Hand, drückte Holly rasch das Küsschen auf die Wange und verschwand dann so schnell, als hätte sie eine ansteckende Krankheit. Ärgerlich versuchte Holly, den Kloß in ihrem Hals hinunterzuschlucken. Der Kerl war sehr unhöflich gewesen.

Seine Frau Helen lächelte Holly schüchtern zu, kam aber nicht zu ihr herüber. Kein Wunder. Offenbar war es schon zu umständlich für sie gewesen, sich nach Gerrys Tod zehn Minuten ins Auto zu setzen und Holly zu besuchen, wie sollte man da erwarten, dass Helen jetzt zehn Schritte machte und sie begrüßte. Also ignorierte Holly die beiden und wandte sich ihren wirklichen Freunden zu, denen, die sie im letzten Jahr unterstützt hatten.

Gerade lachte sie über eine von Sharons Geschichten, als ihr jemand auf die Schulter tippte. Sie drehte sich um und sah Helen mit traurigem Gesicht vor sich stehen.

»Hallo Helen«, sagte sie fröhlich.

»Wie geht es dir denn?«, fragte Helen leise und berührte Hollys Arm.

»Oh, mir geht's gut«, nickte Holly. »Du solltest dir Sharons Geschichte anhören, die ist sehr lustig«, lächelte sie und wandte sich wieder Sharon zu.

Helen ließ ihre Hand auf Hollys Arm liegen und tippte sie ein paar Minuten später wieder auf die Schulter.

»Ich meine, wie geht es dir, seit Gerry …«

Holly gab Sharons Geschichte widerwillig auf.

»Du meinst, seit Gerry tot ist?« Holly hatte durchaus Verständnis dafür, dass jemand sich in einer solchen Situation unbehaglich fühlte – das war ihr selbst oft genug passiert –, aber wenn man das Thema selbst anschnitt, sollte man doch wenigstens erwachsen genug sein, die Dinge beim Namen zu nennen.

Doch Helen schien regelrecht zusammenzuzucken, als Holly das Wort aussprach. »Nun ja, so wollte ich es nicht sagen …«

»Schon in Ordnung, Helen, ich habe akzeptiert, dass er tot ist.«

»Wirklich?`«

»Aber ja«, bestätigte Holly stirnrunzelnd.

»Es ist nur, dass ich dich schon so lange nicht mehr gesehen habe, und da habe ich mir Sorgen gemacht …«

Holly lachte. »Helen, ich wohne immer noch im gleichen Haus, direkt um die Ecke von dir, meine Telefonnummer ist die gleiche wie früher, meine Handynummer ebenfalls. Wenn du dir jemals wieder Sorgen um mich machst, bin ich sehr leicht zu finden.«

»O ja, ich wollte nur nicht aufdringlich erscheinen ...« Sie verstummte, als wäre das eine gute Erklärung dafür, warum sie seit der Beerdigung kein einziges Mal mit Holly Kontakt aufgenommen hatte.

»Freunde sind nicht aufdringlich, Helen«, entgegnete Holly in höflichem Ton, aber sie hoffte trotzdem, dass Helen verstand, wie sie es meinte.

Helen errötete, und Holly wandte sich ab, um Sharon zu antworten, die sie gerade angesprochen hatte.

»Halt mir einen Platz neben dir frei, ja? Ich muss dringend aufs Klo«, sagte Sharon und trat von einem Fuß auf den anderen.

»Schon wieder?«, platzte Denise heraus. »Du warst doch erst vor fünf Minuten!«

»Tja, das passiert eben, wenn einem ein sieben Monate altes Baby auf die Blase drückt«, erklärte Sharon, ehe sie zur Toilette watschelte.

»Aber es ist doch eigentlich gar nicht sieben Monate alt, oder?«, fragte Denise und legte die Stirn nachdenklich in Falten. »Theoretisch ist es minus sieben Monate alt, denn sonst wäre ein Baby bei der Geburt schon neun Monate und man müsste schon drei Monate danach seinen ersten Geburtstag feiern.«

Holly sah sie kichernd an. »Denise, was machst du dir denn für Gedanken?«

Denise drehte sich von ihr weg und fragte Tom: »Aber ich hab doch Recht, oder?«

»Ja, Liebste«, antwortete er und lächelte sie an.

»Feigling«, neckte Holly ihn.

In diesem Moment ertönte der Essensgong, und die Menge strömte in den Speisesaal. Holly nahm Platz und hängte ihre neue Handtasche an den Stuhl neben sich, um ihn für Sharon zu reservieren. Aber Helen ignorierte sie.

»Tut mir Leid, Helen, aber Sharon hat mich gebeten, ihr den Platz frei zu halten«, erklärte Holly geduldig.

Aber Helen winkte ab. »Ach, Sharon wird das bestimmt nicht stören«, meinte sie und ließ sich auf den Stuhl plumpsen, wobei sie auch noch den Henkel von Hollys Handtasche zerknautschte. In diesem Augenblick kam Sharon zurück und schob schmollend die Oberlippe vor, als sie sah, dass ihr Platz besetzt war. Holly machte eine entschuldigende Geste und deutete auf Helen. Sharon verdrehte die Augen und tat so, als steckte sie sich den Finger in den Hals. Holly kicherte.

»Na, du bist ja ganz gut gelaunt«, bemerkte Jamie zu Holly.

»Gibt es irgendeinen Grund, warum ich nicht gut gelaunt sein sollte?«, erwiderte Holly scharf.

Jamie quittierte ihre ernst gemeinte Bemerkung mit irgendeinem schlagfertigen, inhaltslosen Bonmot, und ein paar Leute lachten. Aber Holly ignorierte ihn. Sie fand den Typ nicht im Geringsten amüsant, was eigentlich seltsam war, denn früher hatten sie und Gerry ihn ganz gern gemocht. Jetzt fand sie ihn nur noch dumm.

»Alles klar?«, erkundigte sich Daniel neben ihr.

»Ja, mir geht's gut, danke«, antwortete sie und nahm einen Schluck Wein.

»Ach, Holly, mir musst du nicht immer diese Pseudo-Antwort geben«, lachte er.

»Die Leute sind ja alle sehr nett, aber ich komme mir vor, als wäre ich wieder auf der Beerdigung«, stöhnte Holly. »Ich soll so tun, als wäre ich stark und eine Art Superwoman, obwohl gleichzeitig von mir erwartet wird, dass ich am Boden zerstört bin, weil ja alles *so schrecklich* ist«, imitierte sie Jenny und verdrehte die Augen. »Und dann sind da noch die Leute, die überhaupt nicht wissen, was mit Gerry passiert ist, und dann wird es für alle Beteiligten erst recht peinlich.« Geduldig hörte Daniel ihr zu.

Als sie fertig war, nickte er und meinte: »Ich verstehe, was du sagen willst. Als Laura und ich uns getrennt haben, musste ich das auch erst mal monatelang allen Leuten erklären. Aber irgendwann spricht es sich herum, und dann ist man diese Gespräche los.«

»Hast du was von Laura gehört?«, fragte Holly. Sie liebte Schauergeschichten über Laura, und manchmal unterhielt sie sich mit Daniel den ganzen Abend darüber, wie hassenswert sie war.

Daniels Augen leuchteten. »Ja, ich hab ein paar Gerüchte gehört«, lachte er.

»Oh, ich liebe Gerüchte«, rief Holly und rieb sich die Hände.

»Also, ein Freund von mir, Charlie, arbeitet als Barmann im Hotel von Lauras Vater, und er hat mir erzählt, dass ihr Freund sich an eine andere rangemacht hat, die zufällig im Hotel übernachtet hat, und Laura ist ausgeflippt und jetzt haben sie sich getrennt.« Er lachte gemein und freute sich sichtlich über Lauras Unglück.

Holly erstarrte. »Äh … Daniel, wie heißt denn das Hotel von ihrem Vater?«

»The Galway Inn. Nicht sonderlich hübsch, aber in einer schönen Gegend, gleich am Strand.«

»Oh.« Mehr brachte Holly nicht heraus, und ihre Augen wurden groß.

»Ich weiß«, lachte Daniel. »Das ist doch großartig, oder nicht? Ich kann dir sagen, wenn ich der Frau je begegne, wegen der sie sich getrennt haben, dann kaufe ich ihr die teuerste Flasche Champagner, die ich kriegen kann!«

Holly lächelte schwach. »Ach wirklich …?« Neugierig starrte sie Daniel an. Was er wohl an dieser Laura gefunden hatte? Sie passte doch überhaupt nicht zu ihm. Daniel war so locker und freundlich, und Laura war … na ja, Laura war eine Zicke. Holly fiel kein anderes Wort dafür ein.

»Äh, Daniel?« Holly strich sich entschlossen die Haare hinter die Ohren. Sie war gespannt, wie er reagieren würde, wenn sie seinen Geschmack infrage stellte.

Er lächelte sie an, noch immer mit leuchtenden Augen. »Ja?«

»Na ja, ich hab mich nur gerade was gefragt. Laura scheint mir doch ein bisschen … na ja, ein bisschen zickig zu sein, um es mal beim Namen zu nennen.« Abwartend kaute sie auf der Unterlippe herum und studierte sein Gesicht, um zu sehen, ob er beleidigt war. Aber er starrte nur mit ausdrucksloser Miene ins Licht der Kerzen, die den Tisch schmückten, und hörte ihr zu. »Na ja«, fuhr sie fort und hangelte sich vorsichtig vor, weil sie ja wusste, wie heftig Laura ihm das Herz gebrochen hatte. »Also, ich wollte dich eigentlich fragen, was du je in ihr gesehen hast. Wie kannst du in sie verliebt gewesen sein? Ihr seid so unterschiedlich, ich meine, so hört es sich jedenfalls an.« Einen Moment schwieg Daniel, und Holly fürchtete schon, die Grenzen überschritten zu haben.

Aber er riss den Blick mühsam von der Kerzenflamme los und sah Holly mit einem traurigen Lächeln an. »Weißt du, ich glaube, ich habe die Dramatik unserer Beziehung geliebt. Ich fand Laura aufregend, sie hat mich total in ihren Bann gezogen.« Er beschrieb die Beziehung sehr lebhaft, und man merkte, wie nahe ihm die Erinnerung an die verlorene Liebe ging. »Ich habe es geliebt, morgens aufzuwachen und mich zu fragen, in welcher Stimmung sie heute wohl ist, ich habe unsere Streits geliebt, ich habe die Leidenschaft geliebt, die in unseren Krächen lag, ich habe es geliebt, wenn wir uns im Bett versöhnt haben. Mit Laura waren die ganz alltäglichen Dinge etwas Besonderes, und das hat mich fasziniert. Ich habe mir immer gesagt, solange unsere Beziehung für sie etwas Außergewöhnliches ist, bin ich ihr wichtig.« Er sah Holly in die Augen und entdeckte dort die Sorge um ihn. »Sie hat mich nicht schlecht behandelt, Holly, sie war nicht gemein …« Er lächelte in sich hinein. »Sie war einfach … einfach …«

»Dramatisch«, vollendete Holly den Satz für ihn, denn sie hatte ihn verstanden. Er nickte.

Wieder versank er in Erinnerungen.

Wahrscheinlich konnte sich letzten Endes jeder tatsächlich in jeden verlieben. Das war ja eigentlich das Großartige an der Liebe – es gab sie in allen erdenklichen Schattierungen.

»Du vermisst sie, das merke ich«, sagte Holly sanft und legte die Hand auf seinen Arm.

Mit einem Ruck tauchte Daniel aus seinem Tagtraum wieder auf und sah Holly tief in die Augen. Sie bekam eine Gänsehaut. Aber er drehte sich von ihr weg. »Irrtum, Holly Kennedy«, protestierte er stirnrunzelnd, als hätte sie etwas vollkommen Absurdes gesagt. »Da liegst du vollkommen falsch.« Dann nahm er Messer und Gabel und machte sich an seine Vorspeise. Holly trank einen großen Schluck Wasser und widmete sich ebenfalls dem Teller, der vor ihr stand.

Nach dem Essen und einige Flaschen Wein später kam Helen wieder angestolpert. Inzwischen war Holly zu Sharon und Denise geflohen. Helen umarmte sie ausgiebig und entschuldigte sich tränenreich dafür, dass sie nicht in Kontakt geblieben war.

»Das ist schon in Ordnung, Helen. Sharon, Denise und John waren für mich da, ich war also nicht allein.«

»Oh, aber ich fühle mich schrecklich«, jammerte Helen.

»Keine Ursache«, wehrte Holly ab, die gern wieder die nette Unterhaltung mit ihren beiden Freundinnen aufgenommen hätte.

Aber Helen ließ sich nicht so leicht abwimmeln und faselte über die guten alten Zeiten, als Gerry noch lebte und alles rosig und hoffnungsvoll aussah, über jede einzelne Minute, die sie mit Gerry verbracht hatte – Erinnerungen, für die Holly sich nicht besonders interessierte. Schließlich reichte es ihr, vor allem, da sie auch noch merkte, dass ihre Freunde zum Tanzparkett aufbrachen. Holly hatte keine Lust, auf Helens Entschuldigungen einzugehen. Offensichtlich quälte sie ihr Gewissen, aber Holly hatte die einsamen, traurigen Monate noch zu deutlich in Erinnerung, um ihr zu vergeben.

»Helen, hör bitte auf damit«, unterbrach Holly sie. »Ich weiß wirklich nicht, warum du das ausgerechnet heute Abend mit mir besprechen musst. Ehrlich gesagt glaube ich, wenn ich heute Abend nicht zum Ball gekommen wäre, hätte ich auch die nächsten zehn Monate nichts von dir gehört. Und das ist nicht die Art von Freundschaft, die ich mir wünsche. Bitte lassen wir doch das Gespräch, ich möchte mich jetzt nämlich gern ein bisschen amüsieren.«

Holly fand, dass sie sich sehr gemäßigt ausgedrückt hatte, doch Helen sah sie an, als hätte sie ihr eine Ohrfeige versetzt. Aber Holly hatte sich im letzten Jahr auch oft genug vor den Kopf gestoßen gefühlt. Auf einmal war Daniel neben ihr, nahm ihre Hand und führte sie zur Tanzfläche, wo sich ihre Freunde bereits tummelten. Als sie ankamen, endete das Stück gerade und Eric Claptons »Wonderful Tonight« begann. Die Tanzfläche leerte sich bis auf einige wenige Pärchen, und Holly stand Daniel gegenüber. Sie schluckte. Damit hatte sie nicht gerechnet. Zu diesem Song hatte sie bisher nur mit Gerry getanzt.

Aber Daniel fasste sie leicht um die Taille, nahm vorsichtig ihre Hand, und sie begannen sich zu bewegen. Holly fühlte sich steif. Wieder bekam sie eine Gänsehaut, und sie schauderte. Wahrscheinlich dachte Daniel, ihr wäre kalt, denn er zog sie enger an sich, als wollte er sie wärmen. Wie in Trance ließ sie sich führen, bis der Song zu Ende war und sie sich entschuldigen konnte, um schnell zur Toilette zu laufen. Dort schloss sie sich in einer Kabine ein, lehnte sich gegen die Tür und holte tief Atem. Bis jetzt war sie so gut zurechtgekommen. Selbst auf die ganzen dummen Fragen nach Gerry hatte sie gelassen reagiert, aber der Tanz gerade hatte sie aufgewühlt. Vielleicht war es Zeit heimzugehen, solange noch alles einigermaßen gut lief. Gerade wollte sie die Tür wieder aufschließen, als sie draußen ihren Namen hörte. Sie erstarrte und horchte.

»Hast du Holly Kennedy mit diesem Mann tanzen sehen?«, fragte eine Stimme. Unverkennbar der jammernde Tonfall von Jenny.

»O ja!«, antwortete eine andere Stimme in angewidertem Ton. »Und ihr Mann ist noch nicht mal ein Jahr tot.«

»Ach, lasst sie doch«, meinte eine andere Frau leichthin. »Vielleicht sind sie nur befreundet.«

Danke, dachte Holly.

»Das bezweifle ich allerdings«, fuhr die Frau fort, und die anderen lachten.

»Garantiert nicht«, meldete sich Jenny wieder zu Wort, die sich offensichtlich als Chefköchin der Gerüchteküche sehr wohl fühlte.

»Habt ihr gesehen, wie sie sich aneinander geschmiegt haben? So tanze ich mit keinem Mann, mit dem ich nur befreundet bin.«

»Wirklich eine Schande«, warf eine andere Frau ein. »Stellt euch vor, ausgerechnet hier, wo sie immer mit ihrem Mann war, jetzt den Neuen vorzuführen, und das vor allen ihren Freunden. Ekelhaft.«

Die Frau schnalzte tadelnd mit der Zunge, und in der Kabine neben Holly ging die Spülung. Wie erstarrt stand sie da, schockiert und zutiefst beschämt.

Die Toilettentür ging auf. »Solltet ihr euch nicht vielleicht zur Abwechslung mal an eure eigene Nase fassen, ehe ihr diesen miesen Tratsch in die Welt setzt?«, hörte sie Sharons Stimme. Holly lächelte und spendete im Stillen Beifall. »Es geht euch absolut nichts an, was meine beste Freundin tut! Jenny, wenn dein Leben so verdammt perfekt ist, warum flirtest du dann so gnadenlos mit Paulines Mann, oder meinst du, es sieht keiner?«

Holly hörte jemanden nach Luft schnappen – vermutlich Pauline –, und sie musste sich den Mund zuhalten, um nicht laut loszuprusten.

»Also kümmert euch gefälligst um eure eigenen Angelegenheiten und verpisst euch alle zusammen!«, schrie Sharon.

Als Holly das Gefühl hatte, dass alle weg waren, schloss sie die Kabinentür auf und kam heraus. Erschrocken blickte Sharon auf.

»Danke, Sharon.«

»Oh, Holly, tut mir echt Leid, dass du das mit anhören musstest«, sagte sie und drückte ihre Freundin an sich.

»Es macht nichts, mir ist es scheißegal, was die von mir denken«, erwiderte Holly tapfer. »Aber ich kann nicht glauben, dass Jenny Paulines Mann anbaggert!«

Sharon zuckte die Achseln. »Hat sie auch gar nicht gemacht, aber das wird diese Tussen die nächsten Monate beschäftigen.«

Die beiden Freundinnen kicherten.

»Ich glaube, ich gehe jetzt nach Hause«, meinte Holly nach einem Blick zur Uhr. Sie dachte an Gerrys letzten Brief, und ihr Herz wurde schwer.

»Gute Idee«, stimmte Sharon zu. »Ich wusste ja nicht, wie doof dieser Ball ist, wenn man nüchtern bleibt.«

Holly lächelte.

»Auf alle Fälle warst du großartig, Holly. Geh jetzt ruhig heim und mach Gerrys Brief auf. Aber ruf mich an und erzähl mir, was drinsteht!«, sie umarmte Holly noch einmal.

»Es ist der letzte«, sagte Holly traurig.

»Ich weiß, also genieße ihn«, lächelte Sharon. »Aber Erinnerungen bleiben einem das ganze Leben, vergiss das nicht.«

Holly ging zu ihrem Tisch zurück, um sich zu verabschieden, und Daniel stand auf, um sie zu begleiten. »Du kannst mich hier nicht alleine lassen«, meinte er lachend. »Wir können uns ein Taxi teilen.«

Holly war leicht irritiert, als Daniel auch noch aus dem Taxi hüpfte und sie zu ihrem Haus begleitete. Schon wieder diese Situation. Sie brannte darauf, Gerrys Brief zu öffnen. Inzwischen war es Viertel vor zwölf, also blieben ihr fünfzehn Minuten, in denen er hoffentlich schnell seinen Tee austrinken und sie alleine lassen würde. Sie bestellte sogar ein Taxi auf eine halbe Stunde später, damit er gleich wusste, dass er nicht zu lange bleiben konnte.

»Ah, das ist also der berühmte Umschlag«, sagte Daniel und nahm den Brief vom Tisch.

Holly machte große Augen; es gefiel ihr nicht, dass Daniel den Umschlag anfasste und Gerrys Spuren verwischte.

»Dezember«, las er und fuhr mit dem Finger über die Buchstaben. Holly wollte ihm sagen, dass er den Brief in Ruhe lassen sollte, aber sie hatte Angst, dass er sie für hysterisch halten würde, und schließlich legte er den Umschlag von selbst wieder hin. Mit einem Seufzer der Erleichterung füllte Holly den Kessel für das Teewasser.

»Wie viele Umschläge sind es denn noch?«, fragte Daniel, während er den Mantel ablegte und zu ihr an die Anrichte trat.

»Das ist der letzte«, antwortete sie mit heiserer Stimme und räusperte sich ausgiebig.

»Und was machst du danach?«

»Wie meinst du das?«, fragte sie verwirrt.

»Na ja, soweit ich es beurteilen kann, ist diese Liste so etwas wie deine Bibel, deine Zehn Gebote. Was die Liste sagt, das gilt in deinem Leben, ohne Wenn und Aber. Aber was machst du, wenn es keine neuen Gebote mehr gibt?«

Holly sah ihm ins Gesicht, ob er es ironisch meinte, aber seine blauen Augen funkelten sie freundlich an.

»Dann lebe ich einfach mein Leben weiter«, antwortete sie, drehte sich um und stellte den Wasserkocher an.

»Schaffst du das?«, fragte er und trat näher, sodass sie sein Aftershave riechen konnte. Ein echter Danielduft.

»Ich denke schon«, sagte sie. Seine Fragen verwirrten sie und waren ihr irgendwie unangenehm.

»Dann musst du deine eigenen Entscheidungen treffen«, stellte er leise fest.

»Das weiß ich«, erwiderte sie abwehrend und vermied es, ihm in die Augen zu sehen.

»Und du glaubst, dass du das kannst?«

Holly rieb sich müde das Gesicht. »Daniel, was willst du eigentlich?«

Er schluckte und versuchte, eine bequemere Haltung einzunehmen. »Ich frage dich das, weil ich dir jetzt etwas sagen möchte, worüber du deine eigene Entscheidung treffen musst.« Er sah ihr ganz direkt in die Augen, und ihr Herz klopfte wild. »Es gibt dafür keine Liste und keine Anleitung. Du kannst nur deinem Herzen folgen.«

Holly wich einen Schritt zurück; das Gespräch und Daniels Nähe machten sie nervös. Sie hoffte, dass er nicht das sagen würde, was sie befürchtete.

»Äh … Daniel … ich g-glaube, jetzt ist … jetzt ist nicht der richtige Zeitpunkt … äh … der richtige Zeitpunkt, um über so was zu reden …«

»O doch, es ist genau der richtige Zeitpunkt«, erwiderte er ernst.

»Du weißt schon, was ich dir sagen will, Holly, und du weißt auch, was ich für dich empfinde.«

Holly starrte ihn an. Dann sah sie zur Uhr.

Es war Mitternacht.

Fünfunddreißig

Gerry stupste leicht Hollys Nase und lächelte, als sie sie im Schlaf kraus zog. Er schaute ihr gern beim Schlafen zu. Dann sah sie aus wie eine Prinzessin, wunderschön und friedlich.

Er kitzelte sie noch einmal, und diesmal öffneten sich ganz langsam ihre Augen. »Guten Morgen, du kleines Murmeltier.«

Sie lächelte ihn an. »Guten Morgen, mein Hübscher.« Sie kuschelte sich an ihn und legte den Kopf auf seine Brust. »Wie fühlst du dich heute?«

»Als könnte ich beim London-Marathon mitlaufen«, scherzte er.

»Na, das nenne ich aber mal eine schnelle Genesung«, grinste sie, hob den Kopf und küsste ihn auf den Mund. »Was möchtest du zum Frühstück?«

»Dich«, sagte er und biss sie in die Nase.

Holly kicherte. »Ich stehe heute leider nicht auf der Speisekarte. Wie wäre es mit Speck und Spiegelei?«

»Nein, lieber nicht«, entgegnete er stirnrunzelnd. »Das ist mir zu schwer.« Ihm tat das Herz weh, als er Hollys betrübtes Gesicht sah, und er bemühte sich, munterer zu klingen. »Aber ich hätte gern eine große, eine geradezu unverschämt riesige Portion Vanilleeis.«

»Eis?«, lachte sie. »Zum Frühstück?«

»Ja«, grinste er. »Das wollte ich schon als Kind immer, aber meine liebe Mutter hat es mir nie erlaubt. Jetzt ist mir das egal«, sagte er mit einem tapferen Lächeln.

»Dann sollst du dein Eis haben«, sagte Holly und hüpfte aus dem

Bett. »Stört es dich, wenn ich das hier anziehe?«, fragte sie, während sie in seinen Bademantel schlüpfte.

»Süße, du kannst alles anziehen, was du möchtest«, lächelte Gerry, während er ihr zusah, wie sie in dem Bademantel, der ihr viel zu groß war, im Zimmer auf und ab defilierte.

»Hmmm, der riecht nach dir«, verkündete sie schnüffelnd. »Weißt du was, ich werde ihn nie wieder ausziehen. Okay, bin gleich wieder da.« Er hörte sie die Treppe hinunterrennen und in der Küche herumwerkeln.

In letzter Zeit war ihm aufgefallen, dass sie sich immer schrecklich beeilte, wenn sie ihn alleine ließ – als hätte sie Angst, zu lange wegzubleiben, und er wusste genau, was das bedeutete. Eine schlechte Prognose. Sie hatten gebetet, dass die Bestrahlung die Überreste des Tumors beseitigen würde. Aber die Therapie war fehlgeschlagen, und jetzt konnte er nur noch den lieben langen Tag im Bett herumliegen, weil er sich zu schwach fühlte zum Aufstehen. Es erschien ihm so sinnlos, denn er wartete ja nicht einmal mehr darauf, gesund zu werden. Bei dem Gedanken bekam er Herzklopfen. Er hatte Angst – Angst vor dem, was ihm noch bevorstand, Angst um Holly. Sie war stark, sie war sein Fels in der Brandung, ein Leben ohne sie war für ihn unvorstellbar. Doch darüber brauchte er sich ja auch keine Gedanken zu machen – sie war es, die ohne ihn würde leben müssen. Er war wütend, traurig, eifersüchtig und voller Furcht. Er wollte bei ihr bleiben, ihr jeden Wunsch von den Augen ablesen und jedes Versprechen erfüllen, das sie einander je gegeben hatten. Darum kämpfte er. Aber er wusste, dass er verlieren würde.

Zweimal hatte er sich operieren lassen, doch der Tumor war zurückgekommen und wuchs rapide. Am liebsten hätte Gerry den Krebs, der sein Leben zerstörte, gepackt und sich einfach aus dem Kopf gerissen. In den letzten Monaten waren er und Holly einander noch näher gekommen, und er wusste, dass das für sie eigentlich nicht gut war, aber er konnte nicht anders. Er genoss die Plaudereien früh am Morgen, und manchmal alberten sie herum wie Teenager. Jedenfalls an guten Tagen.

Es gab auch schlechte.

Doch daran wollte er jetzt nicht denken. Sein Therapeut schärfte ihm beständig ein, er solle für eine positive Atmosphäre sorgen – »sozial, emotional, spirituell und auch, was die Ernährung betrifft.«

Genau das versuchte er mit seinem neuen Projekt zu erreichen. Es beschäftigte ihn und gab ihm das Gefühl, dass er noch etwas anderes tun konnte als den ganzen Tag im Bett herumliegen. Außerdem erfüllte er damit ein Versprechen, das er ihr vor Jahren gegeben hatte. Wenigstens eines.

Er hörte Holly wieder die Treppe heraufrennen und lächelte; sein Plan funktionierte anscheinend.

»Schatz, es ist kein Eis mehr da«, verkündete sie betrübt. »Hast du vielleicht auch auf was anderes Lust?«

»Nein.« Er schüttelte entschieden den Kopf. »Ich hätte wirklich so gerne ein Eis. Bitte.«

»Aber dann muss ich welches kaufen gehen«, klagte sie.

»Keine Sorge, Süße, die paar Minuten komme ich alleine zurecht«, versicherte er.

Sie sah ihn unsicher an. »Ich möchte wirklich lieber bei dir bleiben, sonst ist niemand hier.«

»Sei nicht albern«, lächelte er, nahm sein Handy vom Nachttisch und legte es sich auf die Brust. »Wenn es ein Problem gibt – was nicht der Fall sein wird –, dann rufe ich dich an.«

»Okay«, gab Holly nach und biss sich auf die Unterlippe. »In fünf Minuten bin ich wieder da. Bist du sicher, dass du das schaffst?«

»Absolut«, lächelte er.

»Na schön.« Langsam schlüpfte sie aus dem Bademantel und zog sich einen Jogginganzug über, aber er sah ihr an, dass sie nicht glücklich war, ihn allein zu lassen.

»Holly, mir passiert schon nichts«, sagte er fest.

»Na gut.« Sie gab ihm einen langen Kuss, dann hörte er sie die Treppe hinunterrennen, zum Auto laufen und losbrausen.

Sobald Gerry sicher sein konnte, dass sie weg war, schlug er die

Decke zurück und stieg vorsichtig aus dem Bett. Eine Weile blieb er auf der Kante sitzen, bis ihm nicht mehr so schwindlig war, dann ging er langsam zum Schrank. Dort holte er aus dem obersten Fach eine alte Schuhschachtel, die alle möglichen Sachen und unter anderem auch neun bereits fertige Umschläge enthielt. Er nahm den zehnten Umschlag heraus und schrieb ordentlich »Dezember« darauf. Heute war der 1. Dezember. Er wagte einen Blick in die Zukunft und stellte sich Holly als erfolgreiche Karaoke-Sängerin vor, als entspannte Urlauberin auf Lanzarote, ohne blaue Flecke dank der Nachttischlampe und hoffentlich glücklich mit einem neuen Job, der ihr gefiel.

Er malte sich aus, wie sie heute in einem Jahr auf dem Bett saß, an der gleichen Stelle wie er jetzt, und den letzten Eintrag auf der Liste las. Lange und angestrengt dachte er darüber nach, was er schreiben sollte. Tränen füllten seine Augen, als er einen Punkt hinter den Satz setzte; er küsste das Blatt, steckte es in den Umschlag und legte ihn dann zu den anderen in den Schuhkarton. Er würde die Briefe an Hollys Eltern nach Portmarnock schicken; da waren sie in guten Händen, bis Holly bereit war, sie zu öffnen. Schließlich wischte er sich die Tränen aus den Augen und ging zurück zum Bett. Das Handy lag auf der Matratze und klingelte.

»Hallo?«, sagte er und versuchte, seine Stimme wieder unter Kontrolle zu bekommen. Er lächelte, als er die süße Stimme am anderen Ende hörte. »Ich liebe dich auch, Holly …«

Sechsunddreißig

»Daniel, das ist nicht richtig«, sagte Holly aufgebracht und entzog ihm ihre Hand.

»Aber warum denn nicht?«, fragte er, und seine blauen Augen funkelten.

»Es ist noch zu früh«, antwortete sie, rieb sich müde mit den Händen über das Gesicht und fühlte sich auf einmal ganz durcheinander.

»Zu früh, weil die anderen Leute das sagen, oder zu früh, weil dein Herz es dir sagt?«

»Ach Daniel, das weiß ich nicht!«, rief sie und wanderte in der Küche hin und her. »Ich bin total verwirrt. Bitte stell mir nicht so viele Fragen!«

Ihr Herz klopfte wild, in ihrem Kopf drehte sich alles, und ihr Körper hatte auf Flucht geschaltet. Alles war falsch. Es fühlte sich nicht richtig an. »Ich kann nicht, Daniel, ich bin verheiratet! Ich liebe Gerry!«, stammelte sie panisch.

»Du liebst Gerry?«, wiederholte er, ging zum Tisch hinüber und packte den Umschlag. »Das hier ist Gerry! Ein Stück Papier, Holly, eine Liste! Eine Liste, von der du das letzte Jahr dein Leben hast bestimmen lassen. Aber jetzt musst du für dich selbst entscheiden, jetzt, in diesem Augenblick. Gerry ist nicht mehr da«, sagte er leise und ging zu ihr hinüber. »Gerry ist nicht mehr da, aber ich bin da. Damit will ich nicht sagen, dass ich seinen Platz einnehmen will. Aber gib uns eine Chance.«

Sie nahm ihm den Umschlag aus der Hand und drückte ihn an

ihr Herz, während die Tränen ihr über die Wangen liefen. »Gerry *ist* noch da«, schluchzte sie. »Er ist hier, jedes Mal, wenn ich einen seiner Briefe aufmache. Dann ist er bei mir.«

Schweigend sah Daniel zu, wie sie weinte. Sie wirkte so verloren und hilflos, dass er sie am liebsten in den Arm genommen und festgehalten hätte. »Es ist nur ein Stück Papier«, sagte er und trat wieder näher.

»Gerry ist kein Stück Papier«, stieß sie hervor, ärgerlich und unter Tränen. »Er war ein lebendiger Mensch, den ich geliebt habe. Fünfzehn Jahre lang ist er mein Leben gewesen. Er ist eine Milliarde glücklicher Erinnerungen, aber kein Stück Papier«, wiederholte sie.

»Und was bin ich?«, fragte Daniel.

Holly betete, dass er nicht anfing zu weinen, denn das hätte sie nicht ausgehalten.

»Du«, sagte sie und holte tief Luft, »du bist ein unglaublich guter Freund, den ich respektiere und der wichtig ist …«

»Aber ich bin nicht Gerry«, unterbrach er sie.

»Ich will doch auch gar nicht, dass du Gerry bist«, beharrte sie. »Ich möchte, dass du Daniel bist.«

»Und was empfindest du für mich?«, fragte er, und seine Stimme zitterte ein wenig.

»Das habe ich dir gerade gesagt.«

»Nein, du hast mir nicht gesagt, was du mir gegenüber empfindest. Welche Gefühle du hast?«

Sie starrte zu Boden. »Ich habe sehr starke Gefühle für dich, Daniel, aber ich brauche Zeit …« Sie hielt inne. »Viel, viel Zeit.«

»Dann werde ich warten«, entgegnete er mit einem traurigen Lächeln und schlang nun doch die Arme um sie. In diesem Augenblick klingelte es an der Tür, und Holly seufzte erleichtert auf. »Das Taxi.«

»Ich ruf dich morgen an, Holly«, sagte er leise, küsste sie sanft auf die Stirn und ging zur Tür.

Holly blieb in der Küche stehen und ließ sich die Szene, die sie gerade erlebt hatte, ein paar Mal durch den Kopf gehen. Den zerknitterten Umschlag hielt sie fest an ihr Herz gedrückt.

Noch immer ganz benommen stieg sie schließlich die Treppe hinauf ins Schlafzimmer. Dort schlüpfte sie aus ihrem Kleid und hüllte sich in Gerrys viel zu großen, warmen Bademantel. Er roch nicht mehr nach ihm. Langsam stieg sie ins Bett, zog die Decke fest über sich und knipste die Nachttischlampe an. Lange starrte sie den Umschlag an und dachte über das nach, was Daniel gesagt hatte.

Die Liste war für sie tatsächlich eine Art Bibel geworden. Sie gehorchte den Anweisungen, sie lebte nach ihnen, sie brach keine davon. Wenn Gerry sagte: »Spring!«, dann sprang sie. Andererseits war die Liste ihr eine große Hilfe gewesen. Sie hatte ihr geholfen, morgens aus dem Bett zu steigen und ein neues Leben zu beginnen, obwohl sie sich so oft am liebsten die Decke über den Kopf gezogen hätte und gestorben wäre. Gerry hatte ihr geholfen, und sie bereute nichts von dem, was sie im letzten Jahr getan hatte. Sie bereute weder ihren neuen Job noch ihre neuen Freunde oder irgendeinen neuen Gedanken, den sie ohne Gerry entwickelt hatte. Aber das hier war der letzte Punkt auf der Liste. Es war das zehnte der Zehn Gebote, wie Daniel es ausgedrückt hatte. Mehr würde es nicht geben. Daniel hatte Recht, sie musste anfangen, eigene Entscheidungen zu treffen, ein Leben führen, mit dem sie glücklich war, ohne sich ständig zurückzuhalten und zu fragen, ob Gerry auch damit einverstanden wäre. Natürlich konnte sie es sich immer fragen, aber es brauchte ihr nicht im Weg zu stehen.

Als er noch am Leben war, hatte sie durch ihn gelebt, aber jetzt war er tot, und sie lebte noch immer durch ihn. Das sah sie jetzt ganz klar. Dadurch fühlte sie sich sicher, aber jetzt war sie auf sich selbst gestellt und musste tapfer sein.

Sie nahm den Telefonhörer ab und stellte das Handy aus. Sie wollte nicht gestört werden, denn sie musste diesen besonderen letzten Moment auskosten. Sie musste sich noch einmal von Gerry verabschieden. Dann war sie allein und musste für sich selbst denken.

Langsam riss sie den Umschlag auf, sorgfältig darauf achtend, dass nichts kaputtging, und holte die Karte heraus.

Hab keine Angst davor, Dich wieder zu verlieben. Öffne Dein Herz und folge ihm, wo auch immer es Dich hinführt ... Du weißt doch: Greif nach den Sternen ...
P.S. Ich werde Dich immer lieben.

»O Gerry«, schluchzte sie. Der Schmerz war so groß, dass ihre Schultern zuckten und ihr Körper sich aufbäumte.

In dieser Nacht schlief sie sehr wenig, und wenn sie doch eine Weile wegdämmerte, dann verschmolzen im Traum Daniels und Gerrys Gesicht und Körper ineinander. Um sechs Uhr wachte sie schweißgebadet auf und beschloss, aufzustehen und einen Spaziergang zu machen, um den Kopf frei zu bekommen. Ihre Beine waren schwer, als sie den Weg zum Park entlanggging. Gegen die beißende Kälte hatte sie sich warm eingepackt, trotzdem fror sie an den Ohren und im Gesicht. Andererseits fühlte sich ihr Kopf seltsam heiß an, heiß von den Tränen, heiß von den Kopfschmerzen, heiß, weil ihr Gehirn ständig auf Hochtouren lief.

Die Bäume am Wegrand waren kahl und sahen aus wie Skelette. Blätter wirbelten ihr um die Füße wie böse kleine Gnome, die sie zum Stolpern bringen wollten. Der Park war menschenleer, fast so, als hätten sich die Menschen zum Winterschlaf zurückgezogen, als wären sie zu feige, um dem Winterwetter zu trotzen. Holly war weder tapfer noch genoss sie ihren Spaziergang. Für sie war es eher eine Art Strafe, hier in der Eiseskälte zu sein.

Wie in aller Welt war sie nur in diese Situation geraten? Gerade als sie das Gefühl hatte, endlich die Scherben ihres zerschlagenen Lebens aufsammeln zu können, entglitt ihr alles wieder. Sie hatte geglaubt, einen Freund gefunden zu haben, jemanden, dem sie ihr Herz ausschütten konnte, sie wollte sich nicht in eine alberne Dreiecksbeziehung verwickeln lassen. Albern vor allem deshalb, weil der Dritte nicht einmal da war. Natürlich dachte Holly viel an Daniel, aber sie dachte doch auch ständig an Sharon und Denise, und in die war sie nun ganz bestimmt nicht verliebt. Aber was sie für Daniel empfand, war nicht die Liebe, die sie für Gerry fühlte, sondern etwas anderes. Vielleicht war sie einfach nicht in ihn verliebt. Und wenn sie es wäre, hätte sie es doch sicher gemerkt, ohne tagelang darüber nachdenken zu müssen. Aber warum dachte sie dann überhaupt darüber nach? Wenn sie ihn nicht liebte, dann sollte sie es ihm direkt sagen … aber stattdessen grübelte sie darüber nach … Es war doch eine ganz einfache Frage. Ja oder nein.

Und jetzt sagte Gerry ihr auch noch, sich einer neuen Liebe zu öffnen. Was hatte er gedacht, als er diesen Brief geschrieben hatte? Hatte er sich innerlich schon so weit von ihr getrennt, ehe er gestorben war? War es so leicht für ihn gewesen, sie aufzugeben und sich mit der Tatsache abzufinden, dass sie einen anderen finden würde? Sie würde die Antwort nie erfahren.

Noch eine ganze Weile zermarterte sie sich weiter den Kopf mit Fragen, während die Kälte ihr immer mehr zusetzte, und schließlich machte sie sich auf den Rückweg. Als sie ihre Straße hinunterwanderte, hörte sie plötzlich Gelächter und blickte auf. Ihre Nachbarn schmückten den Baum in ihrem Garten mit winzigen Weihnachtslichtern.

»Hallo, Holly«, rief ihre Nachbarin lachend und kam hinter dem Baum hervor, die Lichterkette um die Handgelenke gewickelt.

»Ich schmücke Jessica«, lachte ihr Mann und schlang den Rest der Kette um ihre Beine. »Ich glaube, sie würde einen wundervollen Gartenzwerg abgeben.«

Mit einem traurigen Lächeln sah Holly ihnen zu. »Es ist ja bald Weihnachten«, dachte sie laut.

»Ich weiß!« Jessica stellte das Lachen lange genug ein, um zu antworten: »Das Jahr ist wie im Flug vergangen, nicht wahr?«

»Ja, viel zu schnell«, stimmte Holly ihr zu. »Viel zu schnell.«

Sie überquerte die Straße und ging weiter zu ihrem Haus. Ein Aufschrei ließ sie noch einmal herumfahren, und sie sah, wie Jessica das Gleichgewicht verlor, und in einem Kuddelmuddel von Lichtern ins Gras plumpste. Das Gelächter hallte durch die ganze Straße, als Holly ins Haus trat.

»Okay, Gerry«, verkündete sie, während sie aufschloss. »Ich war spazieren, habe lange über das nachgedacht, was du mir gesagt hast, und bin zu dem Schluss gekommen, dass du den Verstand verloren hast. Du kannst unmöglich ernst meinen, was du da geschrieben hast. Sollte es aber doch so sein, dann gib mir ein Zeichen. Wenn du mir *kein* Zeichen gibst, dann gehe ich davon aus, dass alles ein Irrtum war und du es dir anders überlegt hast. Dafür hätte ich absolut Verständnis«, sagte sie in die Luft hinein.

Dann sah sie sich eine Weile im Wohnzimmer um, ob irgendetwas passierte. Aber nichts geschah.

»Na gut«, meinte sie fröhlich. »Du hast also einen Fehler gemacht, das verstehe ich. Dann werde ich die letzte Botschaft einfach nicht beachten.« Wieder blickte sie sich im Zimmer um und wanderte schließlich zum Fenster. »Okay, Gerry, das ist deine letzte Chance.«

In diesem Moment erstrahlte die Lichterkette am Baum, und Hollys Nachbarn tanzten kichernd darum herum.

Holly verzog das Gesicht. »Das muss ich dann wohl als Zeichen nehmen.«

Nachdenklich kochte sie sich eine Tasse Tee und setzte sich an den Küchentisch, um ein wenig aufzutauen. Wenn dein guter Freund dir gesteht, dass er dich liebt, wenn dein toter Ehemann dir rät, du sollst dich neu verlieben, dann setz dich einfach erst mal hin und trink eine Tasse Tee.

Noch drei Wochen, dann hatte sie Weihnachtsurlaub. Das bedeutete, dass sie Daniel nur fünfzehn Arbeitstage lang aus dem Weg gehen musste. Das schien ihr durchaus möglich. Bis zu Denises Hochzeit Ende Dezember hatte sie hoffentlich eine Entscheidung getroffen. Aber zuerst einmal musste sie ihr erstes Weihnachten allein überstehen, und davor graute ihr.

»Okay, wo soll ich ihn hinstellen?«, keuchte Richard, behielt den Weihnachtsbaum aber fest im Griff. Eine Spur von Tannennadeln führte von der Wohnzimmertür den Korridor hinunter, zur Haustür hinaus und bis zu ihrem Auto. Holly seufzte, denn jetzt musste sie noch einmal saugen.

»Holly!«, wiederholte Richard verzweifelt, und sie fuhr auf.

»He, ein sprechender Baum«, kicherte sie. Nur seine braunen Schuhe lugten unter den Zweigen hervor und ähnelten stark einem Baumstumpf.

»Holly«, knurrte er abermals und geriet ins Schwanken.

»Oh, tut mir Leid«, sagte sie, denn plötzlich wurde ihr klar, dass er gleich nicht mehr konnte. »Drüben ans Fenster.«

Sie zuckte zusammen, als er auf dem Weg dorthin alles Mögliche zu Boden riss.

»So«, sagte er schließlich, wischte sich die Hände ab und trat einen Schritt zurück, um sein Werk zu begutachten.

»Er sieht ein bisschen kahl aus, findest du nicht?«, meinte Holly stirnrunzelnd.

»Na, du musst ihn natürlich noch schmücken.«

»Nein, ich meine, es sind nur noch ungefähr fünf Zweige dran. Der Baum hat richtig nackte Stellen«, stöhnte sie.

»Ich hab dir gesagt, du hättest dir früher einen kaufen sollen, nicht erst Heiligabend. Er war noch der Beste von denen, die übrig waren, aber die richtig Guten hab ich schon vor Wochen verkauft.«

»Du hast sicher Recht«, räumte Holly ein. Eigentlich hatte sie dieses Jahr überhaupt keinen Weihnachtsbaum gewollt. Sie war nicht in Feierstimmung. Aber Richard hatte darauf bestanden, und Holly wollte ihn bei seinem Weihnachtsbaumprojekt unterstützen. Nur war der Baum leider so hässlich, dass man es auch mit noch so viel Schmuck nicht verbergen konnte. Wenn sie sich früher entschieden hätte, wäre vielleicht wenigstens noch ein richtiger Baum für sie da gewesen, nicht nur ein Stock, an dem ein paar Tannennadeln baumelten.

Sie konnte es nicht fassen, dass schon Weihnachten war. Die letzten Wochen hatten sie alle viele Überstunden gemacht, um das Januarheft rechtzeitig fertig zu bekommen, ehe alle in die Weihnachtsferien abschwirrten. Gestern waren sie tatsächlich fertig geworden, und als Alice vorgeschlagen hatte, zusammen auf ein paar Drinks zu Hogan's zu gehen, hatte Holly höflich, aber bestimmt abgelehnt. Sie hatte noch nicht mit Daniel gesprochen; seine Anrufe ignorierte sie, den Pub mied sie, und sie hatte Alice aufgetragen, ihm zu sagen, sie sei in einem Meeting, falls er bei der Arbeit anrief – was fast täglich der Fall gewesen war.

Sie wollte nicht unhöflich oder gemein sein, aber sie brauchte Zeit zum Nachdenken. Okay, er hatte ihr ja nicht gerade einen Heiratsantrag gemacht, aber irgendwie hatte sie trotzdem das Gefühl, als müsste sie eine sehr wichtige Entscheidung treffen. Als sie ihn um Bedenkzeit gebeten hatte, war es ihr ja nicht nur um das nächste Wochenende gegangen. Nein, es würde länger dauern … Richards Blick holte sie zurück in die Gegenwart.

»Entschuldige – was hast du gesagt?«

»Ich hab gefragt, ob ich dir beim Schmücken helfen soll?«

Hollys Herz wurde schwer. Gerry und sie hatten sich immer zusammen um den Baum gekümmert. Sie legten ihre Weihnachts-CD auf, öffneten eine Flasche Wein und schmückten den Weihnachtsbaum …

»Äh … nein, ist schon okay, Richard, ich mach das lieber allein. Du hast bestimmt Besseres zu tun.«

»Na ja, eigentlich würde ich dir sehr gerne helfen«, erwiderte er leise. »Sonst haben Meredith und ich den Baum immer zusammen mit den Kindern geschmückt, aber das ging dieses Jahr leider nicht …« Er verstummte.

»Oh.« Holly hatte nicht einmal daran gedacht, dass auch Richard Schwierigkeiten mit dem diesjährigen Weihnachten haben könnte, so sehr hatte sie sich in ihre eigenen Sorgen verrannt. Er hielt die Fassade des starken, gefassten Mannes so strikt aufrecht, dass es schwer war, sein gebrochenes Herz dahinter zu ahnen. Aber es war ihm bestimmt nicht leicht gefallen, seine Schwester zu fragen, ob er an Heiligabend mit ihr den Weihnachtsbaum schmücken durfte. Vor einem Jahr wäre so etwas geradezu unvorstellbar gewesen. »Na gut, warum eigentlich nicht?«, meinte sie und lächelte ihn an.

Richard strahlte und freute sich wie ein kleiner Junge.

»Oh, ich weiß aber gar nicht genau, wo unser Weihnachtsschmuck ist. Den hat Gerry immer irgendwo auf dem Speicher verstaut ...«

»Kein Problem«, rief Richard energisch. »Das hab ich bei uns auch immer gemacht, ich werde das Zeug garantiert finden.«

Schon war er die Treppe hinauf.

Holly machte eine Flasche Rotwein auf und stellte den CD-Spieler an. Bing Crosbys »White Christmas« ertönte. Im Handumdrehen war Richard mit einem schwarzen Sack über der Schulter und einer staubigen Nikolausmütze auf dem Kopf zurück. »Ho ho ho!«, rief er

Holly kicherte und drückte ihm ein Glas Wein in die Hand.

»Nein, lieber nicht«, winkte er ab. »Ich muss noch fahren.«

»Komm, ein Glas ist okay, Richard«, drängte sie.

»Nein, nein, ich trinke keinen Alkohol, wenn ich fahren muss«, wiederholte er.

Holly schickte einen resignierten Blick gen Himmel und kippte sein Glas hinunter, ehe sie sich an ihres machte. Als Richard gegangen war, hatte sie die Flasche geleert und holte die nächste. Unterwegs merkte sie, dass das rote Licht am Anrufbeantworter blinkte, und sie drückte auf den Wiedergabeknopf.

»Hallo, Sharon, hier spricht Daniel Connelly. Tut mir Leid, wenn ich dir auf die Nerven gehe, aber ich habe deine Nummer noch von damals, als du angerufen hast, um Holly für den Karaoke-Wettbewerb anzumelden. Äh ... na ja, ich habe gehofft, du könntest ihr vielleicht etwas ausrichten. Denise ist so mit Hochzeitsvorbereitungen beschäftigt, dass ich mich lieber nicht auf sie verlassen möchte ...« Er lachte verlegen und räusperte sich. »Jedenfalls wollte ich fragen, ob du Holly ausrichten könntest, dass ich morgen über Weihnachten zu meiner Familie nach Galway fahre. Ich hab sie auf ihrem Handy nicht erreicht, aber ich habe ihre Nummer von zu Hause nicht … wenn du also …«

Er wurde unterbrochen, und Holly wartete auf die nächste Ansage.

»Äh, entschuldige, ich bin es schon wieder. Daniel. Die Maschine hat mich rausgeschmissen. Ja, also, könntest du Holly bitte sagen, dass ich die nächsten paar Tage in Galway bin, und dass ich mein Handy dabei habe, falls sie sich melden möchte? Ich weiß, dass sie über ein paar Dinge nachdenken wollte, deshalb …« Er machte eine Pause. »Na ja, ich höre mal lieber auf, bevor ich wieder rausfliege. Vielen Dank … tschüss.«

Gedankenverloren drückte Holly erneut auf die Taste.

So saß sie in ihrem Wohnzimmer, starrte den Weihnachtsbaum an und hörte Weihnachtslieder. Und sie weinte. Weinte um Gerry und ihren schäbigen Weihnachtsbaum.

Siebenunddreißig

»Fröhliche Weihnachten, Liebes!«, rief Frank und öffnete einer fröstelnden Holly die Tür.

»Fröhliche Weihnachten, Dad«, lächelte sie, trat ins Haus und umarmte ihren Vater fest. Tief aufatmend sog sie den Duft von Tannennadeln, Wein und Weihnachtsessen ein. Auf einmal fühlte sie sich schrecklich einsam. Weihnachten erinnerte sie nicht nur an Gerry – Weihnachten *war* Gerry. Eine ganz besondere Zeit der Gemeinsamkeit, eine Zeit, in der sie sich von dem Arbeitsstress erholten, sich entspannten, mit Freunden und Familie trafen oder einfach ihre traute Zweisamkeit genossen. Jetzt vermisste sie Gerry so sehr, dass ihr flau im Magen war.

Am Morgen hatte sie ihn zum ersten Mal seit dem Begräbnis auf dem Friedhof besucht, um ihm fröhliche Weihnachten zu wünschen. Der Morgen war anstrengend gewesen. Kein Päckchen unter dem Baum, kein Frühstück im Bett, kein Trubel – nichts.

Gerry hatte sich einäschern lassen, und sie musste sich, um mit ihm zu reden, an die Mauer stellen, in die sein Name eingraviert war. Und es fühlte sich auch an, als redete sie mit einer Wand. Trotzdem hatte sie ihm ausführlich vom vergangenen Jahr berichtet, dass Sharon und John einen kleinen Jungen erwarteten und dass sie ihn Gerry nennen wollten. Sie erzählte ihm, dass sie Patin des kleinen Gerry und Denises erste Brautjungfer sein würde. Sie beschrieb Tom, weil Gerry ihn ja nicht kannte, und sie sprach über ihren neuen Job. Nur Daniel erwähnte sie nicht. Es war ein sonderbares Gefühl, so mit sich selbst zu plaudern. Eigentlich wollte sie sich ganz hineinvertiefen, dass Gerry bei ihr war und ihr zuhörte, aber die trostlose graue Mauer drängte sich immer wieder in ihr Bewusstsein.

Sie war nicht allein. Auf dem Friedhof wimmelte es von Besuchern: Familien begleiteten alte Mütter oder Väter zu ihren verstorbenen Ehepartnern, junge Frauen und junge Männer wanderten wie Holly alleine umher … Sie beobachtete eine junge Mutter, die vor den Augen ihrer beiden erschrockenen und völlig ratlosen Kinder auf einem Grabstein zusammenbrach. Das Kleinere der beiden war vielleicht drei Jahre alt. Eilig wischte die Frau sich dann die Tränen wieder ab, und Holly war dankbar, dass sie es sich leisten konnte, egoistisch zu sein und sich ausschließlich um sich selbst zu kümmern. Die Frage, woher diese Frau die Kraft nahm, mit zwei kleinen Kindern Tag für Tag weiterzumachen, ging ihr immer wieder durch den Kopf.

»Fröhliche Weihnachten, mein Schatz!«, rief auch Elizabeth, die gerade aus der Küche kam und die Arme ausbreitete, um ihre Tochter zu umarmen. Prompt fing Holly an zu weinen. Auf einmal fühlte sie sich wie das kleine Kind auf dem Friedhof. Sie brauchte ihre Mami. Elizabeths Gesicht war von der Hitze in der Küche gerötet, und ihre Wärme wärmte auch Hollys Herz.

»Tut mir Leid«, flüsterte sie. »Das wollte ich nicht.«

»Ist ja gut«, beruhigte Elizabeth sie und drückte sie noch fester an sich. Sie brauchte nichts mehr zu sagen, ihre bloße Anwesenheit genügte.

Die Woche vorher hatte Holly ihre Mutter besucht, als sie völlig panisch wegen Daniel gewesen war. Elizabeth, die normalerweise keine große Bäckerin war, hatte gerade den Weihnachtskuchen fürs Fest vorbereitet, mit teigverschmiertem Gesicht, die Ärmel bis zu den Ellbogen aufgerollt und Mehl in den Haaren. Die Arbeitsplatten in der Küche waren mit verirrten Rosinen dekoriert, überall waren Mehl, Teig, Backformen und Alufolie verstreut. Die Küche war wie immer um diese Zeit bunt und üppig geschmückt, und ein wunderbarer festlicher Duft lag in der Luft.

Als Elizabeth ihre Tochter sah, wusste sie sofort, dass etwas nicht stimmte. Sie setzten sich an den Küchentisch. Hier lagen Berge von roten und grünen Weihnachtsservietten mit Santa Claus und seinen Rentieren drauf. Es gab Schachteln mit Knallbonbons, Schokoladenkekse, Bier und Wein, das volle Programm ... Hollys Eltern hatten sich gut für den Weihnachtsbesuch der restlichen Familie Kennedy vorbereitet.

»Was hast du denn auf dem Herzen, Liebes?«, fragte Hollys Mutter und schob Holly den Teller mit den Schokoladenkeksen hin.

Hollys Magen knurrte zwar, aber ihr war nicht nach Essen zumute. Sie holte tief Luft und erzählte ihrer Mutter, was zwischen ihr und Daniel vorgefallen war. Geduldig hörte ihre Mutter zu.

»Und wie fühlst du dich ihm gegenüber?«, fragte sie schließlich und blickte ihrer Tochter prüfend ins Gesicht.

Ratlos zuckte Holly die Achseln. »Ich mag ihn, Mum, ich mag ihn wirklich, aber ...« Wieder zuckte sie die Achseln und brach ab.

»Fühlst du dich noch nicht bereit für eine Beziehung?«, fragte ihre Mutter sanft.

Holly rieb sich heftig die Stirn. »Ich weiß es nicht, Mum, ich habe das Gefühl, dass ich überhaupt nichts mehr weiß.« Eine Weile schwieg sie nachdenklich. »Daniel ist ein wunderbarer Freund. Er ist immer für mich da, er bringt mich zum Lachen, ich fühle mich wohl in seiner Gegenwart ...« Jetzt nahm sie sich doch einen Keks und knabberte daran herum. »Aber ich weiß nicht, ob ich jemals wieder für eine Beziehung bereit sein werde, Mum.« Wieder hielt sie inne. »Ich weiß nicht, ob ich je wieder so lieben kann, ich kann es mir nicht vorstellen, aber ich würde es gern glauben.« Sie lächelte ihre Mutter traurig an.

»Nun, du wirst es nie wissen, solange du es nicht versuchst«, meinte Elizabeth ermutigend. »Es ist wichtig, nichts zu überstürzen, Holly, aber ich möchte vor allem, dass du glücklich bist. Das hast du verdient. Ob du mit Daniel glücklich bist oder mit dem Mann auf dem Mond oder mit sonst irgendwem – ich wünsche dir, dass du glücklich wirst.«

»Danke, Mum.« Holly lächelte schwach und legte den Kopf auf die Schulter ihrer Mutter. »Ich weiß nur einfach nicht, was ich dafür tun muss.«

So tröstlich das Gespräch mit ihrer Mutter an jenem Tag auch war, brachte es Holly einer Entscheidung dennoch nicht näher. Zuerst einmal musste sie Weihnachten ohne Gerry überstehen.

Der Rest der Familie schloss sich ihnen im Wohnzimmer an, und einer nach dem anderen begrüßte Holly mit herzlichen Umarmungen und Küssen. Dann scharten sich alle um den Weihnachtsbaum, tauschten Geschenke aus, und Holly ließ ihren Tränen freien Lauf. Sie hatte nicht mehr die Energie, sie zu verbergen oder sich deswegen zu schämen. Aber die Tränen waren eine seltsame Mischung aus Glück und Trauer. Ein merkwürdiges Gefühl, gleichzeitig allein zu sein und doch geliebt zu werden.

Schließlich setzten sie sich zum Essen an den großen Tisch. Holly lief das Wasser im Mund zusammen.

»Ich hab heute eine Mail von Ciara bekommen«, verkündete Declan.

Alle gaben angemessen interessierte Laute von sich.

»Sie hat auch ein Bild mitgeschickt«, fuhr er fort und reichte den Ausdruck herum. Holly lächelte: Ciara mit Mathew beim Weihnachtsbarbecue am Strand. Ihre Haare waren blond, ihre Haut braun gebrannt, und sie und ihr Freund machten einen sehr glücklichen Eindruck. Eine Weile starrte sie nachdenklich auf das Bild und war stolz, dass ihre Schwester nun doch ihren Platz gefunden zu haben schien. Hoffentlich würde ihr das auch gelingen. Sie reichte das Bild an Jack weiter, der ebenfalls lächelte und es lange studierte.

»Heute soll es schneien«, berichtete Holly, während sie sich eine zweite Portion auf den Teller häufte. Sie hatte schon den obersten Knopf ihrer Hose aufgemacht, aber heute war schließlich Weihnachten, das Fest der Liebe … und der Völlerei.

»Nein, es schneit bestimmt nicht«, widersprach Richard, der gerade einen Knochen abknabberte. »Es ist doch viel zu kalt dafür.«

Holly runzelte die Stirn. »Richard, wie kann es denn zu kalt zum Schneien sein?«

Er leckte sich gründlich die Finger ab, rieb sie an seiner Serviette trocken, stopfte sein Hemd in die Hose, und Holly hätte fast gelacht, als ihr plötzlich sein Pulli auffiel: Er war aus schwarzer Wolle, mit einem großen Weihnachtsbaum auf der Brust. »Es muss milder werden, sonst schneit es nicht«, erklärte er.

Holly kicherte. »Richard, in der Antarktis hat es ungefähr minus tausend Grad, und da schneit es auch. Das ist wohl kaum mild.«

Abbey kicherte ebenfalls.

»So funktioniert das aber«, erwiderte Richard nüchtern.

»Wie du meinst«, gab Holly nach.

»Er hat Recht«, fügte Jack nach einer Weile hinzu, und alle hörten auf zu kauen, um ihn anzustarren. Diesen Satz hatten sie hier wahrscheinlich noch nie gehört. Jack erklärte weiter, wie Schnee entstand, und Richard half ihm bei den wissenschaftlichen Einzelheiten. Dann lächelten sich die beiden Brüder bestätigend zu und freuten sich, dass sie so schlau waren. Abbey sah Holly mit hochgezogenen Brauen an und sie tauschten viel sagende Blicke.

»Magst du ein bisschen Gemüse zu deiner Sauce, Dad?«, fragte Declan ernsthaft, während er seinem Vater die Schüssel mit dem Broccoli reichte.

Alle blickten auf Franks Teller und lachten. Wie üblich breitete sich dort ein Saucenstausee aus.

»Sehr witzig«, erwiderte Frank und nahm seinem Sohn die Schüssel ab. »Aber wir leben sowieso zu nah am Meer, um viel davon abzukriegen.«

»Um was abzukriegen? Sauce?«, neckte ihn Holly, und alle lachten.

»Nein, Schnee, du Dummerle«, entgegnete er und zwickte sie in die Nase wie früher, als sie noch klein war.

»Also, ich wette eine Million, dass es heute schneit«, rief Declan und sah seine Geschwister der Reihe nach auffordernd an.

»Dann fang am besten gleich an zu sparen, Declan, denn wenn

deine schlauen Brüder meinen, dass es nicht schneit, dann schneit es auch nicht!«, scherzte Holly.

»Na, dann her mit dem Geld, Jungs!«, rief Declan, rieb sich gierig die Hände und nickte dabei demonstrativ zum Fenster hinüber.

»O mein Gott!«, kreischte Holly und sprang von ihrem Stuhl auf. »Es schneit!«

»So viel zu unserer Theorie«, lachte Jack, und er und Richard prusteten laut, während sie zusahen, wie die weißen Flocken vom Himmel heruntersegelten.

Alle verließen den Esstisch, warfen ihre Mäntel über und rannten wie aufgeregte Kinder nach draußen. Holly sah hinüber zu den anderen Gärten und entdeckte überall Familien, die gebannt in den Himmel hinaufstarrten.

Elizabeth legte ihrer Tochter den Arm um die Schultern und drückte sie fest. »Sieht aus, als bekommt Denise weiße Weihnachten für ihre weiße Hochzeit«, lächelte sie.

Hollys Herz klopfte schneller, als sie an Denises Hochzeit dachte. In wenigen Tagen musste sie Daniel gegenübertreten. Als hätte ihre Mutter ihre Gedanken gelesen, fragte sie so leise, dass kein anderer sie hören konnte: »Hast du denn schon überlegt, was du Daniel sagen wirst?«

Holly schaute hinauf in die Schneeflocken, die aus dem sternklaren Himmel herabschwebten und im Mondlicht schimmerten. In diesem magischen Augenblick traf sie ihre Entscheidung. »Ja«, antwortete sie und atmete tief durch.

»Gut«, erwiderte Elizabeth und küsste sie auf die Wange. »Und denk immer daran, Gott steht dir bei und gibt dir Kraft.«

Holly lächelte. »In nächster Zeit brauche ich ihn wahrscheinlich öfter.«

»Sharon, bitte lass die Tasche stehen, sie ist viel zu schwer!«, rief John seiner Frau zu, und Sharon setzte das Gepäck ärgerlich ab.

»John, ich bin kein Invalide. Ich bin nur schwanger!«, schrie sie zurück.

»Ich weiß, aber der Arzt hat gesagt, du sollst nichts Schweres mehr heben!«, beharrte er, kam um das Auto herum und schnappte sich die Tasche.

»Der Blödmann von Arzt ist doch selbst noch nie schwanger gewesen«, schimpfte Sharon, während sie John nachsah, der sich bereits aus dem Staub gemacht hatte.

Mit einem Knall schloss Holly den Kofferraum. Sie hatte genug von Johns und Sharons Zankerei, die sie sich die ganze Fahrt nach Wicklow hatte anhören müssen. Jetzt wollte sie nur ins Hotel und sich in Ruhe ein bisschen entspannen. Allmählich machte sie sich allerdings ein bisschen Sorgen um Sharon, denn ihre Stimme war in den letzten zwei Stunden drei Oktaven höher geworden, und sie sah aus, als könnte sie jederzeit explodieren. Ihrem Bauch nach zu urteilen schien das eine durchaus realistische Möglichkeit, aber Holly wollte lieber nicht in der Nähe sein, wenn es passierte.

Holly schnappte sich ihre Tasche und blickte zum Hotel hinauf. Es sah aus wie ein Schloss. Hier sollte heute Abend – an Silvester – Denises und Toms Hochzeit stattfinden, und die beiden hätten sich kaum einen schöneren Ort aussuchen können. Die alten Mauern des Gebäudes waren mit dunkelgrünem Efeu bewachsen, ein riesiger Brunnen schmückte den Hof. Überall um das Hotel herum erstreckte sich ein üppiger, wunderschön gepflegter Garten. Da der Schnee ziemlich schnell wieder geschmolzen war, musste Denise nun leider auf eine weiße Weihnachtshochzeit verzichten. Dennoch war der kurze Wintereinbruch zauberhaft gewesen, und Hollys Stimmung hatte sich nach dem Abend im Kreis ihrer Familie deutlich gebessert, zumindest kurzfristig. Doch jetzt wollte sie nur schnell in ihr Zimmer. Sie hatte gewisse Zweifel, ob ihr das Brautjungfernkleid nach der weihnachtlichen Völlerei überhaupt noch passte, aber davon erzählte sie Denise lieber nichts, denn sie hätte womöglich auf der Stelle einen Herzanfall bekommen. Vielleicht ließ sich im Notfall eine kleine Änderung vornehmen … Sie hätte auch Sharon lieber nicht von ihren Befürchtungen erzählen sollen, denn die hatte vollkommen hysterisch reagiert und herumgeschrien, dass sie sich nicht mal mehr in die Sachen reinquetschen konnte, die ihr gestern noch gepasst hatten, und Holly solle sich nicht so anstellen.

So schleifte sie ihre Tasche über das Kopfsteinpflaster, aber plötzlich bekam sie einen heftigen Stoß in den Rücken. Jemand war über ihr Gepäck gestolpert.

»Tut mir Leid«, hörte sie eine singende Stimme, und sie sah sich schnell um, wer ihr da beinahe das Genick gebrochen hätte. Hüftschwingend stolzierte eine große Blondine auf das Hotel zu, und irgendwie kam Holly der Gang bekannt vor. Sie wusste, dass sie ihn irgendwoher kannte, aber …

Es war Laura!

Also hatten Tom und Denise sie doch eingeladen! Ob Daniel Bescheid wusste? Holly beschloss, ihn zu warnen, und dann einen günstigen Augenblick abzuwarten, um mit ihm über ihre Beziehung zu sprechen. Falls er überhaupt noch mit ihr sprechen wollte, denn immerhin hatte sie sich einen Monat nicht bei ihm gemeldet. Sie eilte zur Rezeption.

Dort herrschte das absolute Chaos.

Die Rezeption war überfüllt, und in den Korridoren wimmelte es von Leuten, die ärgerlich neben ihrem Gepäck standen und warteten. Über dem ganzen Lärm war deutlich Denises Stimme zu hören.

»Hören Sie, es interessiert mich nicht, dass Sie einen Fehler gemacht haben! Bringen Sie ihn einfach in Ordnung. Ich habe schon vor Monaten fünfzig Zimmer für meine Hochzeitsgäste reserviert. Kapiert? Für meine Hochzeit! Ich werde jetzt nicht zehn meiner Gäste in irgendeine schäbige Pension nebenan schicken. Finden Sie gefälligst eine akzeptable Lösung!«

Der sehr erschrocken wirkende Empfangschef schluckte schwer und nickte wild, während er versuchte, Denise die Situation begreiflich zu machen.

Aber Denise fuchtelte ihm nur wieder mit der Hand vor dem Gesicht herum. »Ich will nichts hören! Besorgen Sie einfach zehn Zimmer für meine Gäste!«

Holly entdeckte Tom, der einen ziemlich hilflosen Eindruck machte.

»Tom!«, rief sie, während sie sich einen Weg durch die Menge bahnte.

»Hallo Holly«, begrüßte er sie.

»Welches Zimmer hat Daniel?«, fragte sie hastig.

»Daniel?« Anscheinend war er ziemlich verwirrt.

»Ja! Daniel, dein Trauzeuge«, erklärte Holly ungeduldig.

»Das weiß ich nicht, Holly«, erwiderte er und wandte sich ab, um einen vorbeieilenden Hotelangestellten abzufangen.

Holly vertrat ihm den Weg. »Tom, ich muss das wirklich wissen!«, rief sie in heller Panik.

»Hör mal, Holly, mit den Zimmern weiß ich nicht Bescheid, frag Denise«, murmelte er und rannte dem Hotelangestellten hinterher.

Holly sah Denise an und schluckte. Ihre Freundin schien nicht ganz bei sich, und in dieser Verfassung wollte Holly sie lieber nicht ansprechen. Also stellte sie sich hinter die anderen Gästen in die Schlange, und zwanzig Minuten später war sie – dank einiger nicht ganz koscherer Manöver – nach vorn gelangt.

»Hallo, ich hätte gern gewusst, ob Sie mir die Zimmernummer von Daniel Connelly sagen können, bitte«, stammelte sie.

Aber der Empfangschef schüttelte den Kopf. »Tut mir Leid, aber wir dürfen die Zimmernummern unserer Gäste nicht weitergeben.«

Holly verdrehte verzweifelt die Augen. »Hören Sie, ich bin eine gute Freundin von ihm«, erklärte sie und setzte ihr freundlichstes Lächeln auf.

Der Mann erwiderte das Lächeln höflich, schüttelte aber erneut den Kopf. »Tut mir Leid, aber in unserem Hotel gilt die Regel …«

»Hören Sie!«, fiel ihm Holly ins Wort, so laut, dass selbst Denise der Mund offen stehen blieb. »Es ist wirklich wichtig!«

Der Mann schluckte und schüttelte nur noch stumm den Kopf. Offenbar war er inzwischen so eingeschüchtert, dass ihm nichts mehr zu sagen einfiel. Endlich wiederholte er »Tut mir Leid, aber …«

»Aaaah!«, unterbrach ihn Holly erneut mit einem frustrierten Aufschrei.

»Holly«, mischte sich Denise ein und legte ihr beruhigend die Hand auf den Arm. »Was ist los?«

»Ich muss wissen, in welchem Zimmer Daniel wohnt«, schrie Holly, und Denise sah sie erschrocken an.

»Zimmer 342«, stotterte sie.

»Danke!«, brüllte Holly wütend, obwohl sie gar nicht mehr richtig wusste, warum sie eigentlich wütend war, und stürmte in Richtung Aufzug davon.

Im dritten Stock stieg sie aus, schleifte ihr Gepäck den Korridor hinunter und hielt Ausschau nach der Nummer 342. Als sie Daniels Zimmer endlich gefunden hatte, klopfte sie laut, aber als sie hörte, wie sich Schritte der Tür näherten, wurde ihr bewusst, dass sie nicht einmal überlegt hatte, was sie sagen wollte. Sie holte tief Luft. Die Tür ging auf.

Und Holly stockte der Atem.

Es war Laura.

»Wer ist das denn?«, hörte sie Daniels Stimme und sah ihn kurz darauf in Lebensgröße aus dem Bad kommen, ein Handtuch um den Körper geschlungen.

»Das glaub ich nicht!«, kreischte Laura.

Achtunddreißig

Wie angewurzelt stand Holly vor Daniels Zimmertür und glotzte von Laura zu Daniel und wieder zurück zu Laura. Sein Handtuch fest umklammert stand Daniel da, zur Salzsäule erstarrt, das Gesicht schreckverzerrt. Laura dagegen funkelte Holly wütend an. Eine ganze Weile sagte keiner ein Wort. Holly konnte förmlich hören, wie ihre Gehirne tickten. Dann endlich sagte jemand etwas, aber Holly wäre ein anderer Jemand lieber gewesen.

»Was haben Sie denn hier zu suchen?«, zischte Laura.

Holly klappte den Mund auf und zu wie ein Fisch auf dem Trockenen. Daniel furchte die Stirn, während er verwirrt von einer Frau zur anderen blickte. »Kennt ihr euch?«

Holly schluckte.

»Ha!« Laura verzog verächtlich das Gesicht. »Kennen ist wohl das falsche Wort! Ich hab die kleine Schlampe erwischt, wie sie meinen Freund geküsst hat!«, schrie sie und brach ab, als ihr klar wurde, was sie soeben gesagt hatte.

»Deinen Freund?«, wiederholte Daniel. Endlich kam Bewegung in ihn, und er näherte sich ebenfalls der Tür.

»Entschuldige, meinen Ex-Freund natürlich«, murmelte Laura und starrte zu Boden.

Ein kleines Lächeln schlich sich über Hollys Gesicht. »Ja, Stevie hieß er doch, stimmt's? Ein guter Freund von Daniel, wenn ich mich recht entsinne.«

Daniel wurde knallrot, während er noch immer ratlos zwischen den beiden hin und her blickte. Laura starrte ihn an.

»Daniel ist ein guter Bekannter von mir«, erklärte Holly und verschränkte die Arme vor der Brust.

»Du hast Stevie geküsst?«, schaltete sich jetzt Daniel ein.

»Nein, ich habe Stevie nicht geküsst«, antwortete Holly und verzog noch bei der Erinnerung an ihr Erlebnis angewidert das Gesicht.

»Wohl hat sie ihn geküsst!«, schrie Laura und hörte sich an wie ein trotziges Kind.

»Würden Sie freundlicherweise mal die Klappe halten?«, entgegnete Holly. »Und überhaupt – was kümmert es Sie denn? Anscheinend sind Sie doch wieder mit Daniel zusammen, da könnte man doch meinen, dass alles nach Ihren Wünschen läuft!«

Wäre die Atmosphäre nicht so angespannt gewesen, hätte Holly über diese irrsinnige Situation beinahe lachen können.

»Nein, Daniel«, fuhr sie fort. »Ich habe Stevie nicht geküsst. Als wir zu Denises Junggesellinnenparty in Galway waren, hat Stevie zu viel getrunken und versucht, sich an mich ranzumachen«, erklärte sie ruhig.

»Ach, die lügt doch«, widersprach Laura. »Ich hab genau gesehen, was passiert ist.«

»Und Charlie ebenfalls.« Holly ignorierte Laura und wandte sich weiterhin nur an Daniel. »Du kannst ihn gerne fragen, wenn du mir nicht glaubst, und wenn du mir glaubst, ist es mir auch egal. Wie dem auch sei«, fuhr sie fort, während sie demonstrativ auf das Handtuch starrte, das Daniels Blöße nur knapp bedeckte, »eigentlich wollte ich mich ein bisschen mit dir unterhalten, Daniel, aber du bist ja offensichtlich beschäftigt. Ich seh euch dann beide später bei der Hochzeit.« Damit machte sie auf dem Absatz kehrt und marschierte den Korridor hinunter zu den Aufzügen, ihren Koffer im Schlepptau.

Erleichtert drückte sie auf den Knopf und schloss die Augen. Sie war nicht einmal richtig wütend auf Daniel, ja, auf eine kindische Art war sie sogar froh, dass das Gespräch nicht zustande gekommen war. Nun hatte er sie sitzen lassen und nicht umgekehrt, wie sie es erwartet hatte. Na ja, dann musste sie ihm wenigstens nicht wehtun … aber sie fand es trotzdem idiotisch von ihm, dass er sich wieder mit Laura eingelassen hatte …

»Willst du jetzt einsteigen oder nicht?«

Erschrocken schlug Holly die Augen auf. Sie hatte gar nicht gehört, dass der Aufzug gekommen war. »Leo!«, begrüßte sie ihren Bekannten lächelnd und stieg zu ihm ein. »Ich wusste ja gar nicht, dass du auch hier bist!«

»Ich mache der Bienenkönigin heute die Haare«, lachte er.

»Ist sie so schlimm?«, fragte Holly.

»Ach, sie war nur völlig aufgelöst, weil Tom sie am Hochzeitstag gesehen hat. Sie glaubt, das bringt Unglück.«

»Das bringt nur Unglück, wenn sie daran glaubt, dass es ihr Unglück bringt«, meinte Holly, die Vernunft in Person.

»Ich hab dich seit einer Ewigkeit nicht mehr gesehen«, sagte Leo und warf einen viel sagenden Blick auf Hollys Haare.

»Oh, ich weiß«, seufzte Holly und verdeckte schnell mit der Hand ihren Haaransatz. »Ich hatte diesen Monat bei der Arbeit so viel zu tun, dass ich nicht dazu gekommen bin.«

Leo zog die Augenbrauen hoch und machte ein belustigtes Gesicht. »Ich hätte nie für möglich gehalten, dass du jemals in diesem Ton über deine Arbeit sprichst. Du hast dich sehr verändert.«

Holly lächelte. »Ja«, räumte sie nachdenklich ein. »Ja, ich glaube, da hast du Recht.«

»Na, dann komm«, schlug Leo beim Aussteigen vor. »Die Trauung ist erst in ein paar Stunden. Ich stecke dir die Haare hoch, dann sieht man den Ansatz nicht.«

»Würdest du das wirklich für mich tun?«, fragte Holly etwas schuldbewusst.

»Ja, gern sogar«, winkte Leo ihre Bedenken beiseite. »Wir können doch nicht zulassen, dass du mit diesen Haaren Denises Hochzeitsfotos verschandelst, oder?«

Im Festsaal des Hotels klirrte eine Gabel gegen ein Glas, und Denise sah gespannt um sich. Die Reden sollten beginnen. Nervös rieb Holly sich die Hände, während sie im Kopf ihre Ansprache noch einmal durchging. Den anderen Rednern hörte sie kaum zu. Der Form halber hatte sie ein permanentes Lächeln aufgesetzt, und sobald Gelächter an ihr Ohr drang, lachte sie mit.

Hätte sie sich doch bloß Notizen gemacht! Sie war so aufgeregt, dass ihr der Anfang nicht mehr einfiel. Ihr Herz begann wild zu pochen, als Daniel sich nach seinem Beitrag wieder setzte und alles applaudierte. Jetzt war sie an der Reihe, und diesmal konnte sie sich nicht auf der Toilette verstecken. Sharon drückte ihr beruhigend die Hand, und Holly lächelte zittrig. Dann kündigte Denises Vater ihre Rede an, und alle wandten sich ihr zu. Ein Meer von Gesichtern. Daniel zwinkerte verschwörerisch. Sie lächelte zu ihm hinüber, und ihr Herz beruhigte sich etwas. Alle ihre Freunde waren da. John hielt aufmunternd die Daumen in die Höhe, und wie durch ein Wunder formte sich in Hollys Kopf eine ganz andere Rede als die, die sie vorbereitet hatte. Sie räusperte sich.

»Bitte verzeiht, wenn ich ein bisschen emotional werde, aber ich freue mich einfach so sehr für Denise. Sie ist meine beste Freundin …« Sie machte eine kurze Pause, sah demonstrativ zu Sharon hinunter und ergänzte: »… eine meiner besten Freundinnen.«

Gelächter im Saal.

»Deshalb bin ich heute sehr, sehr stolz auf sie und freue mich, dass sie die Liebe ihres Lebens gefunden hat, in Gestalt eines so wundervollen Mannes wie Tom.«

Mit einem Lächeln sah sie, wie Denise die Tränen in die Augen traten. Dabei weinte sie doch fast nie.

»Einen Menschen zu finden, den man liebt, und der einen ebenfalls liebt, ist ein wunderschönes Gefühl. Aber einen wahren Seelenverwandten zu finden, ist sogar noch besser. Ein Seelenverwandter ist jemand, der einen besser versteht als alle anderen, der einen liebt wie kein anderer, der immer für einen da ist, komme, was da wolle. Man sagt, dass nichts für ewig ist, aber ich glaube fest daran, dass für manche Menschen die Liebe selbst dann weitergeht, wenn sie tot sind. Davon verstehe ich etwas, und ich weiß, dass Denise in Tom einen Seelenpartner gefunden hat. Denise, ich freue mich, dir sagen zu können, dass ein solches Band ewig hält.« Auf einmal hatte sie einen Kloß im Hals, und sie musste sich einen Moment fassen, ehe sie fortfuhr: »Ich freue mich sehr, dass ich diesen wunderbaren Tag mit euch teilen darf, und ich wünsche euch noch viele schöne Tage!«

Alle applaudierten und griffen nach ihren Gläsern.

»Aber …« Holly hob die Stimme und die Hand. Sofort wurde es leise und die Blicke richteten sich wieder auf sie.

»Einige der hier anwesenden Gäste kennen die Liste, die ein ganz besonderer Mann sich ausgedacht hat«, fuhr sie fort und blickte zu Johns Tisch hinüber, während Sharon und Denise zustimmende Laute von sich gaben. »Und zu den Regeln, die auf dieser Liste zusammengestellt sind, gehört auch, dass man niemals ein teures weißes Kleid tragen sollte.«

Denise prustete schon vor Lachen.

»Ich vergebe dir in Gerrys Namen die Verletzung dieser Regel. Aber nur deshalb, weil du absolut hinreißend aussiehst. Und ich möchte euch alle bitten, auf Tom und Denise anzustoßen, und auf Denises weißes Kleid, das sehr, sehr teuer war – das weiß ich nämlich, weil ich mit ihr in jedem Brautkleidladen von ganz Irland war!«

Die Gäste hoben ihre Gläser und wiederholten: »Auf Tom und Denise und auf Denises sehr, sehr teures weißes Kleid!«

Holly nahm wieder Platz, und Denise umarmte sie mit Tränen in den Augen. »Das war wunderbar, Holly!«

An Johns Tisch wurden die Gläser jetzt auf Hollys Wohl erhoben, und sie strahlte. Dann begann die Party.

Als Holly Tom und Denise zum ersten Mal als Mann und Frau zusammen tanzen sah, traten ihr die Tränen in die Augen, denn sie konnte sich an diesen Moment noch so gut erinnern. Aufregung, Hoffnung, Glück und Stolz, das Gefühl, dass man zwar nicht wusste, was die Zukunft bringen würde, aber bereit war und sich fähig fühlte, allem die Stirn zu bieten. Dieser Gedanke machte sie froh; sie würde nicht darüber weinen, sie würde ihn annehmen und würdigen, sie würde ihm Raum geben. Sie hatte jede Sekunde ihres Lebens mit Gerry genossen. Jetzt war es Zeit weiterzugehen. Zeit, das nächste Lebenskapitel in Angriff zu nehmen, das ganz sicher viele schöne Erlebnisse und Erinnerungen für sie bereithielt, aus denen sie etwas lernen konnte, und die ihr helfen würden, ihre Zukunft zu bewältigen. Es fühlte sich nicht mehr so schwer an wie noch vor wenigen Monaten, und bestimmt würde es in ein paar Monaten sogar noch leichter sein.

Sie hatte ein wundervolles Geschenk erhalten: das Leben. Und sie hatte begriffen, dass nicht jedem dieses Glück gewährt wurde – manchen Menschen wurde das Leben grausam und viel zu früh entrissen. Aber es kam darauf an, was man damit anfing, nicht darauf, wie lange es dauerte.

»Darf ich um diesen Tanz bitten?« Eine Hand erschien vor ihr, und als sie aufblickte, sah sie in Daniels lächelndes Gesicht.

»Na klar«, lächelte sie und nahm seine Hand.

»Darf ich dir sagen, dass du heute Abend sehr schön aussiehst?«

»Das darfst du, danke.« Holly war selbst sehr zufrieden damit, wie sie aussah; Denise hatte ein schönes fliederfarbenes Kleid mit einem eng geschnittenen Oberteil ausgesucht, unter dem ihr Weihnachtsbäuchlein einfach verschwand. Leo hatte ihr die Haare hochgesteckt, sodass ihr nur ein paar Strähnen locker ums Gesicht fielen. Sie fühlte sich schön. Prinzessin Holly. Bei dem Gedanken musste sie unwillkürlich grinsen.

»Deine Rede war toll«, meinte Daniel. »Mir ist übrigens klar geworden, wie egoistisch ich war. Du hast mir gesagt, dass du noch nicht bereit bist, aber ich habe dir nicht zugehört.«

»Schon okay, Daniel, ich glaube, ich bin noch lange nicht bereit. Aber danke, dass du so schnell über mich hinweggekommen bist«, setzte sie mit einem Blick zu Laura hinzu, die allein und mit mürrischer Miene am Tisch saß.

Daniel biss sich auf die Lippe. »Oh, ich weiß. Mir tut es wirklich Leid, Holly. Ich hab versucht, dich zu benachrichtigen, aber du warst unter keiner Nummer zu erreichen. Ich hab sogar mit deiner Mutter gesprochen ...«

»Wann?«, fragte Holly erstaunt.

»Vor ein paar Tagen. Sie hat mir gesagt, wie du über die Sache mit uns denkst, und ich schwöre dir, ich wäre niemals mit Laura hierher gekommen, wenn deine Antwort positiv ausgefallen wäre«, beteuerte er.

Ungläubig schüttelte Holly den Kopf; ihre Mutter war manchmal ganz schön hinterhältig. »Tut mir Leid, dass ich mich nicht gemeldet habe, Daniel. Ich hab ein bisschen Zeit für mich gebraucht. Aber ich finde immer noch, dass du ein Idiot bist«, ergänzte sie und schüttelte den Kopf, als sie Lauras wütenden Blick auf sich ruhen sah.

Daniel seufzte. »Ich weiß. Aber sie und ich haben in nächster Zeit eine Menge zu besprechen, und wir werden es langsam angehen lassen. Wie du gesagt hast, für manche Menschen lebt die Liebe weiter.«

Holly schlug die Augen zum Himmel auf. »Hör bloß auf, mich zu zitieren«, lachte sie. »Solange ihr damit glücklich werdet ... Obwohl ich das nicht für sehr wahrscheinlich halte.« Sie seufzte theatralisch, und Daniel lachte ebenfalls.

»Ich bin glücklich, Holly, aber anscheinend kann ich ohne Drama nicht leben«, erklärte er und schaute ebenfalls zu Laura hinüber, die ihm lächelnd zuwinkte, und sein Blick wurde weich. »Und was ist mit dir? Bist du glücklich?«, fragte er und forschte in ihrem Gesicht.

Holly überlegte. »Heute Abend bin ich glücklich, ja. Wegen morgen mache ich mir dann morgen Gedanken.«

Als der Countdown zum neuen Jahr nahte, gesellte sich Holly zu Sharon, John, Denise und Tom.

»Fünf ... vier ... drei ... zwei ... eins! Frohes neues Jahr!« Alles jubelte, und Ballons in allen Regenbogenfarben fielen von der Decke des Festsaals.

Holly umarmte ihre Freunde, und alle hatten sie Tränen in den Augen.

»Frohes neues Jahr«, sagte Sharon, drückte sie an sich und küsste sie auf die Wange.

Holly legte eine Hand auf Sharons Bauch und die andere auf Denises Schulter. »Ein frohes neues Jahr uns allen!«

Epilog

Holly blätterte die Zeitungen durch, um zu sehen, in welcher ein Bild von Denises und Toms Hochzeit zu finden war. Schließlich war es ein Ereignis, wenn Irlands Spitzen-Radiomoderator ein »Girl in the City« heiratete.

»Hey!«, rief der schlecht gelaunte Ladenbesitzer. »Hier ist keine Leihbibliothek, entweder kaufen Sie die Zeitung oder Sie legen sie gefälligst wieder hin.«

Holly seufzte und sammelte resigniert wieder einmal sämtliche Tageszeitungen ein. Der Stapel war so schwer, dass sie zweimal laufen musste, und der unfreundliche Mann machte keinerlei Anstalten, ihr zu helfen. Nicht dass Holly Wert darauf gelegt hätte. Wieder bildete sich eine Schlange hinter ihr, aber diesmal lächelte Holly in sich hinein und ließ sich nicht aus der Ruhe bringen. Der Kerl war selbst schuld – wenn er sie einfach die Zeitungen hätte durchsehen lassen, müsste sie jetzt niemanden aufhalten. Mit dem letzten Zeitungspacken trat sie an die Kasse und legte noch ein paar Schokoriegel und Chipstüten obendrauf.

»Und eine Tüte, bitte«, sagte sie mit einem Augenaufschlag und einem süßen Lächeln.

Der Mann starrte sie über den Rand seiner Brille hinweg an, als wäre sie ein ungezogenes Schulmädchen. »Mark!«, brüllte er ungnädig.

Der picklige Teenager erschien zwischen den Regalen, wie damals mit der Auspreismaschine bewaffnet.

»Mach die andere Kasse auf, Junge«, befahl der Alte, und Mark tat widerwillig, wie ihm geheißen. Ungefähr die Hälfte der Schlange wechselte zu ihm hinüber.

»Danke«, lächelte Holly und ging zur Tür. Gerade als sie sie aufziehen wollte, drückte jemand von der anderen Seite dagegen, und ihre Zeitungen purzelten in buntem Durcheinander auf den Boden.

»Oh, das tut mir sehr Leid«, sagte der Neuankömmling, bückte sich und half Holly beim Einsammeln.

»Ach, halb so schlimm«, antwortete Holly höflich. Sie wollte sich nicht umdrehen, weil sie den selbstgefälligen Blick des Ladenbesitzers im Rücken spürte.

»Ach, die Zeitungssüchtige!«, sagte der hilfsbereite Kunde plötzlich, und Holly blickte auf.

Es war der nette Mann mit den seltsamen grünen Augen, der ihr schon damals geholfen hatte. Holly lachte: »So trifft man sich wieder.«

»Holly war dein Name, stimmt's?«, fragte er lächelnd und reichte ihr die Schokoriegel.

»Ja, und du heißt Rob, richtig?«

»Du hast aber ein gutes Gedächtnis«, lachte er.

»Du auch«, grinste sie zurück. Nachdenklich packte sie alles in ihre Tüte und rappelte sich auf.

»Na ja, wir sehen uns bestimmt bald mal wieder«, meinte Rob und stellte sich ans Ende der Schlange.

Nachdenklich sah Holly ihm nach. Schließlich gab sie sich einen Ruck und ging zu ihm hinüber. »Rob, hast du vielleicht heute Lust, mit mir einen Kaffee zu trinken?« Sie biss sich auf die Lippe.

Er lächelte und sah nervös auf ihren Ring hinunter.

»Ach«, sagte sie schnell und streckte die Hand aus. »Das ist nur eine Erinnerung an eine sehr schöne Zeit.«

»Na ja, in diesem Fall möchte ich sehr gern einen Kaffee mit dir trinken«, antwortete er sichtlich erfreut.

Sie überquerten die Straße zum Greasy Spoon gegenüber. »Übrigens möchte ich mich dafür entschuldigen, dass ich das letzte Mal einfach so weggelaufen bin«, meinte er und sah ihr in die Augen.

»Ach, das macht nichts; ich fliehe normalerweise nach dem ersten Drink durchs Klofenster«, scherzte Holly.

Er lachte.

Kurz darauf saß Holly an ihrem Tisch im Café und wartete darauf, dass Rob mit den Getränken zurückkehrte. Er schien wirklich nett zu sein. Zufrieden lehnte sie sich zurück und schaute aus dem Fenster, vor dem die Bäume sich im kalten Januarwind bogen. Sie dachte daran, was sie gelernt hatte, wer sie einmal gewesen und was aus ihr geworden war. Der Mann, den sie liebte, hatte sie mit guten Ratschlägen unterstützt, hatte ihr geholfen, sich selbst zu heilen. Jetzt hatte sie einen Job, der ihr Spaß machte, und spürte genug Selbstvertrauen in sich, um die Hand nach dem auszustrecken, was sie sich wünschte.

Sie machte Fehler, sie weinte manchmal morgens oder auch mitten in der Nacht, weil sie sich einsam fühlte. Oft fand sie den Alltag langweilig, und es fiel ihr schwer, morgens aufzustehen und rechtzeitig zur Arbeit zu kommen. Meistens war sie unzufrieden mit ihren Haaren, und gelegentlich schaute sie in den Spiegel und fragte sich, warum sie sich nicht öfter dazu aufraffen konnte, ins Fitnessstudio zu gehen. Hin und wieder hasste sie sogar ihren geliebten Job und überlegte, was für einen Sinn ihr Leben auf diesem Planeten hatte.

Auf der anderen Seite konnte sie auf viele wunderschöne Erinnerungen zurückblicken; sie kannte das Gefühl, wirklich geliebt zu werden, und sie war bereit, noch mehr vom Leben, mehr von der Liebe zu erfahren und neue Erinnerungen zu sammeln. Ob es in zehn Monaten oder in zehn Jahren passierte – Holly würde tun, was Gerry ihr in seinem letzten Brief geraten hatte. Was immer vor ihr liegen mochte, sie würde ihr Herz öffnen und gehen, wohin es sie führte.

Und unterdessen würde sie einfach leben.